LINCHUANG YAOWU YINGYONG SHIJIAN

临床药物应用实践

主 编　周林光　吴　韶　李素娟　等

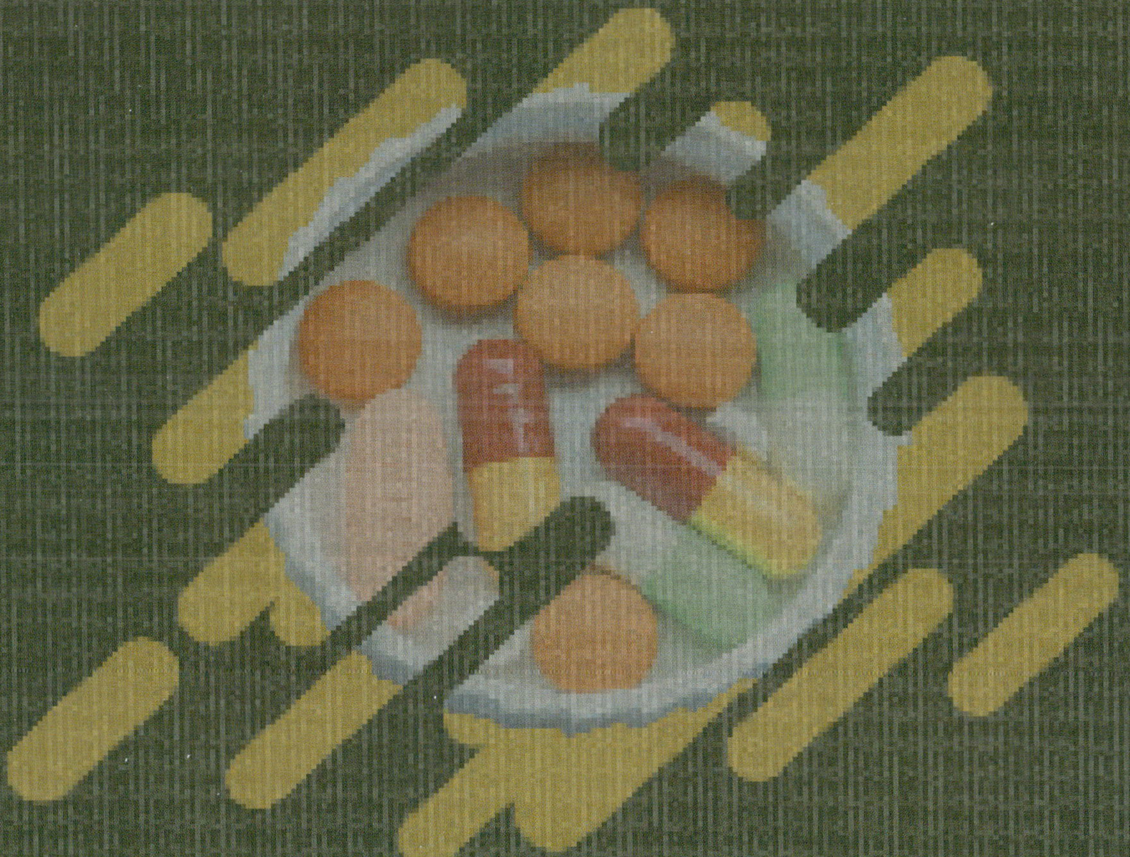

河南大学出版社
HENAN UNIVERSITY PRESS
·郑州·

图书在版编目（CIP）数据

临床药物应用实践 / 周林光等主编 .— 郑州 ：河南大学出版社，2019.11
ISBN 978-7-5649-4037-9

Ⅰ . ①临… Ⅱ . ①周… Ⅲ . ①临床药学
Ⅳ . ① R97

中国版本图书馆 CIP 数据核字（2019）第 268901 号

责任编辑： 陈　巧
责任校对： 张雪彩
封面设计： 卓弘文化

出版发行： 河南大学出版社
地址：郑州市郑东新区商务外环中华大厦 2401 号
邮编：450046
电话：0371-86059750（高等教育与职业教育出版分社）
0371-86059701（营销部）
网址：hupress.henu.edu.cn
印　　刷： 北京虎彩文化传播有限公司
版　　次： 2019 年 11 月第 1 版
印　　次： 2019 年 11 月第 1 次印刷
开　　本： 880 mm × 1230 mm　1/16
印　　张： 13.5
字　　数： 437 千字
定　　价： 80.00 元

编　委　会

主　编　周林光　吴　韶　李素娟　胡　虹
　　　　　钟伟权　曹季平　胡婧楠

副主编　刘红淼　詹诗琦　范永莉
　　　　　薛　磊　王　琴

编　委　（按姓氏笔画排序）

王　琴　襄阳市中医医院（襄阳市中医药研究所）
刘红淼　河北医科大学第一医院
李素娟　广东省第二人民医院
吴　韶　广州医科大学附属第一医院
范永莉　焦作市中医院
周林光　北京大学国际医院
胡　虹　北京大学深圳医院
胡婧楠　河北省中医院
钟伟权　深圳市龙岗区第五人民医院
曹季平　南通市第一人民医院（南通大学第二附属医院）
詹诗琦　广东医科大学附属医院
薛　磊　河南中医药大学第一附属医院

前 言

随着人民生活水平的提高及对身体健康的重视，公众对医疗保健服务的要求越来越高。而药物作为当今疾病治疗的主要手段之一，在发挥防病治病的同时，又不可避免地会影响或损害患者的身体。如何安全合理的使用药品，已经成为备受关注的焦点。为了提高医药工作人员临床用药水平，进一步满足医院工作者的实际临床需求，保证患者用药安全有效，编委们参阅了大量医药文献，并结合临床用药现状和实践经验，倾力合著此书。

本书首先系统地介绍了药理学基础、药物剂型概论等药学基础内容，然后重点介绍了呼吸系统药物、循环系统药物、抗生素、妇产科疾病药物、儿科疾病药物以及临床其他科用药。本书内容深入浅出，简明精练，有较强的科学性和实用性，可以作为临床医师、药师、护师以及实习医师的参考用书。

由于参编人数较多，文笔不尽一致，加上水平有限，书中难免存在疏漏和不足之处，恳请广大读者提出宝贵修改建议，以便我们再版时改正。

编 者

2019 年 11 月

目　录

第一章

药理学基础

第一节 药理学概述

一、药理学的性质与任务

药理学的英文 pharmacology 一词，由希腊文字 pharmakon（药物、毒物）和 logos（道理）缩合演变而成。顾名思义，药理学就是研究药物与机体相互作用及其作用规律的学科，其研究的主体是药物。

药物指能改变或查明机体生理功能和病理状态，用于预防、诊断、治疗疾病的物质。

药品与药物的区别：药品是指经过国家药品监督部门审批，允许其生产销售的药物，即已获得商品属性的药物，不包括正在上市前临床试验中的药物。而药物不一定经过审批，也不一定市面上有售。《中华人民共和国药品管理法》第 102 条关于药品的定义：药品是指用于预防、治疗、诊断人的疾病，有目的地调节人的生理功能并规定有适应证或者功能主治、用法和用量的物质，包括中药材、中药饮片、中成药、化学原料药及其制剂、抗生素、生化药品、放射性药品、血清、疫苗、血液制品和诊断药品等。

药物与毒物：在一定条件下，较小剂量就能够对生物体产生毒性作用或使生物体出现异常反应的化学物质称为毒物（toxicant）。毒物的概念是相对的，药物与毒物难以严格区分，任何药物剂量过大或用药时间过长都可能产生毒性反应。毒理学（toxicology）是研究外源性化学物质及物理和生物因素对机体的有害作用及作用机制的应用学科，也属于药理学范畴。

药理学的学科任务是为阐明药物作用机制、改善药物质量、提高药物疗效、开发新药、发现药物新用途并为探索细胞生理生化及病理过程提供实验和理论依据；在正确用药、提高药物防病治病效果、促进医药学发展及协同其他生物学科阐明生命活动基本规律等方面，具有重要的作用；在药理学科学的理论指导下进行临床实践，在实验研究的基础上丰富药理学理论。药理学既是基础医学与临床医学的桥梁学科，也是医学与药学之间的桥梁学科。

药理学与临床药理学：近年来逐渐发展而设立的临床药理学是以临床患者为研究和服务对象的应用科学，其任务是将药理学基本理论转化为临床用药技术，即将药理效应转化为实际疗效，是基础药理学的后继部分。

二、药理学的研究方法与内容

药理学的研究方法是实验性的，即在严格控制的条件下观察药物对机体或病原体的作用规律并分析其客观作用原理。药物的研究和应用除了要尊重科学规律，还要依照法律、法规和相关指导原则的规定，以保障人们的生命健康。

药理学研究内容：不仅要阐明药物对人体与病原体的作用和作用机制；而且要研究人体与病原体对药物的反作用（药物的体内过程），前者属于药物效应动力学（pharmacodynamics）的范畴，后者属于药物代谢动力学（pharmacokinetics）的范畴。

第二节　药物效应动力学

药物效应动力学（pharmacodynamics），简称药效学，是研究药物对机体作用及作用机制的科学。即研究药物对机体的影响，包括药物给机体带来的治疗效应（疗效）或者非预期甚至不好的作用（不良反应、毒性作用等）。

药效学的研究内容包括药物与作用靶位之间相互作用所引起的生物化学、生理学和形态学变化，药物作用的全过程和分子机制（药物作用、药理效应和药物作用机制）；药物作用的二重性（治疗作用和不良反应）；药物的效应关系（量效关系、构效关系和时效关系）；以及对药物的安全性评价。药效学的研究为临床合理用药、避免药物不良反应和新药研究提供依据，在促进生命科学发展中发挥着重要作用。

一、药物作用和药理效应

药物作用（drug action）是指药物与机体生物大分子相互作用所引起的初始作用，是动因，有其特异性（specificity）。特异性指药物能与人体内相应的作用靶位（如受体）结合，从而产生特定的生理效应。

药理效应（pharmacological effect）是药物引起机体生理、生化功能的继发性改变，是药物作用的具体表现，对不同脏器有其选择性（selectivity）。选择性指药物对某组织、器官产生明显的作用，而对其他组织、器官作用很弱或几无作用。

通常药理效应与药物作用互相通用，但当两者并用时，应体现先后顺序，即两者的因果关系，药物作用是因，药理效应是药物作用的结果。以肾上腺素升高血压为例，说明药物作用与药理效应的关系，如图 1–1 所示。

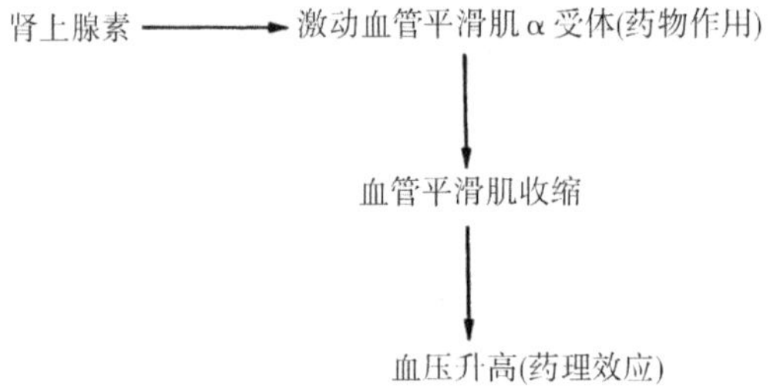

图 1–1　药物作用与药理效应的关系

药理效应的基本类型：机体功能的提高称为兴奋（excitation）、亢进（hyperfunction），功能的降低称为抑制（inhibition）、麻痹（paralysis）。过度兴奋转入衰竭（failure），是另外一种性质的抑制。近年来随着生命科学的迅速发展，能使细胞形态与功能发生质变的药物引起注意，例如某些物质可以诱发细胞癌变。

药物作用特异性强的药物不一定产生选择性高的药理效应，两者不一定平行。例如阿托品特异性阻断 M 胆碱受体，但其药理效应选择性并不高，由于 M 胆碱受体的广泛分布，阿托品对心脏、血管、平滑肌、腺体及中枢神经功能都有影响，而且有的表现为兴奋效应，有的表现为抑制效应。作用特异性强及（或）效应选择性高的药物应用时较有针对性，不良反应较少。反之，效应广泛的药物不良反应较多。但广谱药物在多种病因共存或诊断未明时选用也有其方便之处，例如广谱抗生素、广谱抗心律失常药等。

药物作用的方式：①局部作用和吸收作用：局部作用指在给药部位发生作用，几无药物吸收，如乙醇、碘酒对皮肤黏膜表面的消毒作用；吸收作用又称全身作用，指药物经吸收入血，分布到机体有关部位后再发挥作用。②直接作用和间接作用：直接作用指药物与器官组织直接接触后所产生的效应；间接作用又称继发作用，指由药物的某一作用而引起的另一作用，常常通过神经反射或体液调节引起。洋地黄的直接作用是兴奋心肌，加强心肌收缩力，改善心力衰竭症状，而随之产生的利尿、消肿等则属继发作用。

药理效应与治疗效果（简称疗效，therapeutic effect），两者并非同义词，例如具有扩张冠脉效应的药物不一定都是抗冠心病药，抗冠心病药也不一定都会取得缓解心绞痛临床疗效，有时还会产生不良反应（adverse reaction），这就是药物效应的二重性：药物既能治病也能致病。

二、药物作用的二重性

1. 药物的治疗作用

这是指患者用药后所引起的符合用药目的的作用，有利于改善患者的生理、生化功能或病理过程，使机体恢复正常。根据药物所达到的治疗效果分为对因治疗、对症治疗和补充治疗或替代治疗。

对因治疗（etiological treatment）用药目的在于消除原发致病因子，彻底治愈疾病称为对因治疗，或称治本，例如抗菌药物清除体内致病菌。

对症治疗（symptomatic treatment）用药目的在于改善症状称为对症治疗，或称治标。对症治疗未能根除病因，但在诊断或病因未明时，对暂时无法根治的疾病却是必不可少的。在某些重危急症如休克、惊厥、心力衰竭、高热、剧痛时，对症治疗可能比对因治疗更为迫切。

补充治疗（supplement therapy）用药目的在于补充营养物质或内源性活性物质的不足，可部分起到对因治疗的作用，急则治其表，缓则治其本，但需注意病因。或者作为替代治疗（replacement therapy），如肾衰竭患者的透析治疗。

2. 药物的不良反应

凡是不符合用药目的并给患者带来不适或痛苦的反应统称为药物的不良反应（adverse drug reaction，ADR）。多数ADR是药物固有效应的延伸，在一般情况下是可以预知的，但不一定可以避免。少数较严重的ADR较难恢复，称为药源性疾病（drug induced disease），例如庆大霉素引起神经性耳聋。根据治疗目的，用药剂量大小或不良反应严重程度，分为以下方面。

不良反应（side reaction）：指药物在治疗剂量时，出现的与治疗目的无关的不适反应。这与药理效应选择性低有关，当某一效应用作治疗目的时，其他效应就成为不良反应。例如阿托品用于解除胃肠痉挛时，将会引起口干、心悸、便秘等不良反应。不良反应是在常用剂量下发生的，一般不太严重，但是难以避免。

毒性反应（toxic reaction）：指在剂量过大或蓄积过多时发生的危害性反应，一般比较严重，但是可以预知也是应该避免发生的ADR。企图增加剂量或延长疗程以达到治疗目的是有限度的，过量用药会增加临床治疗风险。急性毒性反应多损害循环、呼吸及神经系统功能，慢性毒性反应多损害肝、肾、骨髓、内分泌等功能。致癌（carcinogenesis）、致畸胎（teratogenesis）、致突变（mutagenesis）的三致反应也属于慢性毒性范畴。

后遗效应（residual effect）：是指停药后血药浓度已降至阈浓度以下时仍残存的药理效应。例如长期应用肾上腺皮质激素，停药后肾上腺皮质功能低下，数月内难以恢复。

停药或撤药反应（WithdraWal reaction）：指长期服用某些药物，突然停药后原有疾病的加剧，又称反跳现象（rebound phenomenon）。例如长期服用可乐定降血压，停药次日血压将回升。

继发反应（secondary reaction）：指由于药物的治疗作用引起的不良后果。如长期应用广谱抗菌药物导致的二重感染。

变态反应（allergic reaction）：指机体受药物刺激所发生的异常免疫反应，可引起机体生理功能障碍或组织损伤，也称过敏反应（hypersensitive reaction）。常见于过敏体质患者。临床表现各药不同，各人也不同。反应性质与药物原有效应无关，用药理拮抗药解救无效。反应严重度差异很大，与剂量无关，从轻微的皮疹、发热至造血系统抑制、肝肾功能损害、休克等。可能只有一种症状，也可能多种症状同时出现。停药后反应逐渐消失，再用时可能再发。致敏物质可能是药物本身，可能是其代谢物，也可能是药剂中杂质。青霉素类抗生素临床用药前常做皮肤过敏试验，但仍有少数假阳性或假阴性反应。可见这是一类非常复杂的药物反应。

特异质反应（idiosyncratic reaction）：指某些药物可使少数患者出现特异质的不良反应，与遗传有关，属于遗传性生化缺陷。反应性质也可能与常人不同，但与药物固有药理作用基本一致，反应严重度与剂量成比例，药理拮抗药救治可能有效。这种反应不是免疫反应，故不需预先敏化过程。现在知道这是一类药理遗传异常所致的反应，例如葡萄糖-6-磷酸脱氢酶（glucose-6-phosphate dehydrogenase，G-6-PD）

缺乏的患者，服用磺胺类药物会引起溶血反应。

药物耐受（drug tolerance）：指机体对药物反应的一种适应性状态和结果。当反复使用某种药物时，机体对该药物的反应性减弱，效价降低；为达到与原来相等的反应性和药效，就必须逐步增加用药剂量，这种叠加和递增剂量以维持药效作用的现象，称药物耐受。对于化疗药物，则存在病原体产生耐受的问题，称为耐药性（drug resistance）或抗药性。

药物依赖（drug dependence）：又称药瘾（drug addiction），是指对药物强烈的渴求。患者为了谋求服药后的精神效应以及避免断药而产生的痛苦，强制性地长期连续或周期性地服用。

WHO 对药物不良反应的定义是：正常剂量的药物用于预防、诊断、治疗疾病或调节生理功能时出现有害的或与用药目的无关的反应。药物不良反应按与其正常药理作用有无关联而分为 A、B 两类。A 型又称剂量相关的不良反应。该反应为药理作用增强所致，常和剂量有关，可以预测，发生率高而病死率低。临床上出现药物不良反应、毒性反应、过度效应、撤药反应、继发反应等皆属 A 型 ADR。

B 型又称剂量不相关的不良反应，是和药理作用无关的异常反应。一般与剂量无关，难以预测，发生率低而病死率高，如药物变态反应和特异质反应，属 B 型 ADR。

WHO 又细划了药物不良反应，除 A、B 型外，又增加了 C 型（迟发不良反应）、D 型（时间不良反应）、E 型（停药型）、F 型（治疗意外失败型）。

三、药物的效应关系

药物的效应取决于三种关系：量效关系、构效关系和时效关系。

1. 量效关系（dose-effect relationship）

在一定范围内，药理效应的强弱与单位时间内药物剂量大小或浓度高低呈一定的关系，即剂量－效应关系，简称量效关系。

2. 量效曲线（dose-effect curve）

以药理效应为纵坐标，药物剂量或浓度为横坐标作图的量效曲线，如以药物的效应（E）为纵坐标，药物的剂量或浓度（C）为横坐标作图，则得到直方双曲线；如将药物浓度或剂量改用对数值（lgC）作图，则呈典型的 S 形曲线，见图 1-2A。

定量阐明药物的剂量（浓度）与效应之间的关系，有助于了解药物作用的性质，为临床用药提供参考。药理效应是连续增减的量变，可用具体数量或最大反应的百分数表示的，称为量反应（quantitative response），如血压、心率、血糖浓度等，其研究对象为单一的生物单位。如果药理效应表现为反应性质的变化，而不是随着药物剂量或浓度的增减呈连续性量的变化，则称为质反应（qualitative response），其反应只能用全或无、阳性或阴性表示，如存活与死亡、惊厥与不惊厥等，其研究对象为一个群体。量效曲线以累加阳性率与剂量（或浓度）作图，也呈 S 形曲线，如图 1-2B。

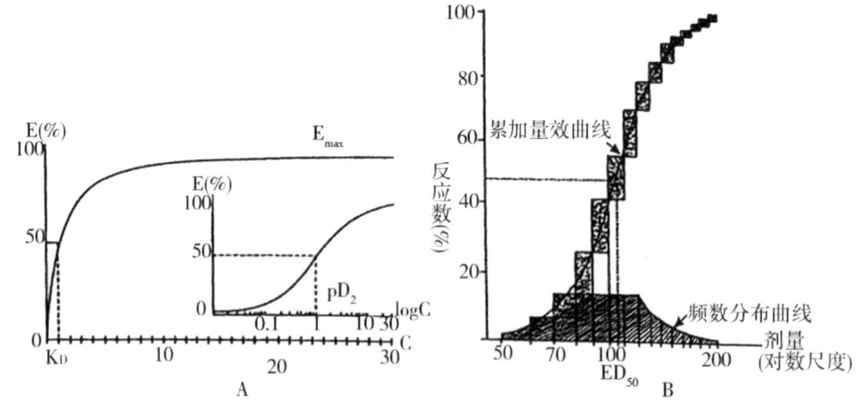

图 1-2　药物作用的量效关系曲线

A. 药物作用量反应的量效关系曲线（E：效能；C：浓度；E_{max}：最大效应；KD：药物与受体的结合能力；亲和力指数 pD_2=-$\log K_D$）；B. 药物作用质反应的累加量效关系曲线 ED_{50} 半数有效剂量

量效曲线在药理学上有重要意义，分析S形量效曲线，可解释如下概念。

（1）最小有效量（minimum effective dose）：药物产生效应的最小剂量，亦称阈剂量（threshold dose）。

（2）最小有效浓度（minimum effective concentration）：药物产生效应的最小浓度，亦称阈浓度（threshold concentration）。

（3）半数有效量（median effective dose，ED_{50}）：在量反应中是指能引起50%最大反应强度的药物剂量; 在质反应中是指引起50%实验动物出现阳性反应的药物剂量。量效曲线在50%效应处的斜率最大，故常用半数有效量计算药物的效应强度。半数有效量常以效应指标命名，如果效应指标为死亡，则称为半数致死量（median lethal dose，LD_{50}）。

（4）半数有效浓度（median effective concentration，EC_{50}）：在量反应中指能引起50%最大反应强度的药物浓度，在质反应中指引起50%实验对象出现阳性反应时的药物浓度。

（5）中毒量（toxic dose，TD）和最小中毒量（minimum toxic dose）：分别为引起中毒的剂量和引起中毒的最小剂量。

（6）极量（maximum dose）和致死量（lethal dose）：分别为最大治疗剂量和引起死亡的剂量。

（7）治疗指数（therapeutic index，TI）和安全范围（margin of safety，MOS）：表示药物安全性的两个指标。治疗指数一般常以药物的LD_{50}（临床用TD_{50}）与$ED5_{50}$的比值称为治疗指数用以表示药物的安全性，药物的ED_{50}越小，LD_{50}（或TD_{50}）越大说明药物越安全。当药物的量效曲线与其剂量毒性曲线不平行，则TI值不能完全反映药物的安全性，此时，需要采用安全范围来表示药物的安全性。安全范围以LD_5（临床用TD_5）与ED_{95}值或/LD_1（临床用TD_1）与ED_{99}之间的距离表示药物的安全性。药物安全范围越窄，用药越不安全，有的药物安全范围为负值（ED_{95}与LD_5或TD_5相互重叠），说明该药极易中毒。

（8）治疗窗（therapeutic window）：一般来说，药物剂量在安全范围内不会发生严重毒性反应。近年来提出"治疗窗"的概念，指疗效最佳而毒性最小的剂量范围，比安全范围更窄。下列情况须确定治疗窗：①药理效应不易定量；②用于重症治疗，不允许无效；③安全范围小且毒性大的药物。

上述见图1-3。

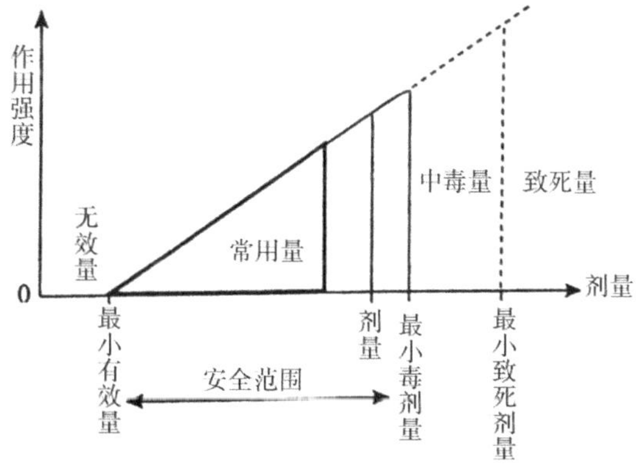

图1-3 剂量与药物作用关系

（9）效能（efficacy）：也称最大效应（maximum effect，E_{max}），指药物随着剂量或浓度的增加，效应也相应增加，当剂量增加到一定程度时再增加剂量或浓度其效应不再继续增强时的药理效应，即药物产生最大效应的能力。具有高效能的完全激动药（full agonist）占领很少部分受体可产生很大效应；具有低效能的部分激动药（partial agonist）或拮抗药（antagonist），即使占领极大部分受体，仅能产生较小或不产生效应。

（10）效价强度（potency）：能引起等效反应的药物相对浓度或剂量，其值越小则效价强度越大。药效性质相同的两个药物的效价强度进行比较称为效价比，如10mg吗啡的镇痛作用与100mg哌替啶的镇痛作用强度相当，则吗啡的效价强度为哌替啶的10倍。

效能与效价强度，是比较同类药物作用强弱的两个指标，评价一个药物需从效能与效价强度两个方面分析。药物的效能取决于药物本身的内在活性和药理作用特点。以利尿药呋塞米和环戊噻嗪为例，呋塞米的效能为每日能排出钠250mmol/L，而环戊噻嗪的效能为每日能排出钠160mmol/L，按效能呋塞米大于环戊噻嗪，约为环戊噻嗪的1.5倍；呋塞米每日排出钠100mmol/L时需要35mg，而环戊噻嗪只需用0.4mg，呋塞米和环戊噻嗪产生等效效应的剂量比为88（35/0.4），因此，按效价强度环戊噻嗪是呋塞米的88倍。临床上选用产生同种药理效应的药物时，当然希望选用高效能的药物。高效能药物产生的疗效是低效能药物无论多大剂量也不能产生的。就呋塞米和环戊噻嗪的利尿作用而言，虽然环戊噻嗪的效价强度大于呋塞米，但其利尿效能却比呋塞米弱。当然高效能药物与低效能药物的适用范围和适应证也不同。如环戊噻嗪用于轻度水肿，而呋塞米用于严重水肿、急性肺水肿、脑水肿和急性肾衰竭。

3. 量效关系相关因素

（1）量效关系与个体差异（individual variability），药物效应的各种数据带有群体均值的性质，但人体对药物的反应存在着个体差异，有的差异甚至很大。例如，有的人对小剂量某种药物即产生强烈反应，称为高敏性，而有的人则需很大剂量才能产生反应，称为高耐受性，还有人对药物的反应与常人有质的不同，称为特异质。对个体差异大而且安全范围窄的药物应实行剂量（或用药方案）个体化。个体差异表现为两种情况：一是达到同样效应时不同患者需药剂量不同；二是用同等剂量时不同患者的效应不同。

（2）量效关系与连续用药，就同一个体而言，有些药物连续使用可产生耐受性，药量需不断加大，有的药物则形成依赖性。仅仅是心理或精神上的依赖性称习惯性；有的药物如麻醉性镇痛药、某些中枢兴奋药，能形成生理或功能上的依赖，即有成瘾性，停用则出现戒断症状。后一种情况已成为严重的社会问题，故对这些药品应严格控制，避免滥用。

（3）量效关系与药物剂型和给药途径，不同剂型可影响量效关系，这是因为个体使用不同剂型，药物实际吸收进入血液循环的药量不同，即人体对药物的生物利用度不同。同种药物的同一剂型，由于生产工艺、配方、原料质量的差别，不同厂家的产品即使所含药物的标示量相同，其效应也可能不同，称之为相对生物利用度不同，这是当前较普遍的问题，应引起注意。此外，随着药学的发展，出现了一些新的剂型，如缓释制剂和控释制剂等，影响药物的起效、达峰和维持时间，当然也影响量效关系。不同的给药途径也可影响量效关系，因为不同的给药途径，药物的生物利用度不同。

4. 构效关系（structure activity relationship，SAR）

这是指药物或其他生理活性物质的化学结构与其生理活性之间的关系，是药物化学的主要研究内容之一。最早期的构效关系研究以直观的方式定性推测生理活性物质的结构与活性的关系，进而推测靶酶活性位点的结构和设计新的活性物质结构。随着信息技术的发展，以计算机为辅助工具的定量构效关系（quantitative structure-activity relationship，QSAR）成为构效关系研究的主要方向，QSAR也成为药物设计的重要方法之一。

非特异性结构药物和特异性结构药物：根据药物的化学结构对生物活性的影响程度，宏观上将药物分为非特异性结构药物和特异性结构药物。前者的生物活性与结构的关系主要是由这些药物特定的理化性质决定的。而多数药物，其化学结构与活性相互关联，药物一般通过与机体细胞上的受体结合然后发挥药效，这类药物的化学反应性、官能团分布、分子的外形和大小及立体排列等都必须与受体相适应，即药物对受体的亲和力及其内在活性是由药物的化学结构决定的。如拟胆碱药物的化学结构与乙酰胆碱相似，都有季铵或叔胺基团。

构效关系没有普遍规律，自从Hansch提出用回归方程表示构效关系以来，定量构效关系的研究发展迅速，而将化合物的量子化学指数和分子连接性指数等引入到Hansch方程中，使药物的定量构效关系研究更趋成熟。1990年以后，随着计算机计算能力的提高和众多生物大分子三维结构的准确测定，基于结构的药物设计逐渐取代了定量构效关系在药物设计领域的主导地位。

在另一些情况下，相似的化合物也可具有相反或拮抗作用。这是由于这些药物虽然能与受体结合，但没有内在活性，同时还阻碍了激动药与受体的结合，因此具有对抗作用。如在去甲肾上腺素的同系物中，如果氮原子上的取代基逐渐增大，虽然与受体仍有亲和力，但其内在活力随碳原子数目的增加而逐渐降低，其作用也就由激动变为拮抗。

光学异构体（optical isomerism）：指分子结构完全相同，物理化学性质相近，但旋光性不同的物质。

凡含有不对称碳原子的化合物就有光学异构体，在其两个对映体中，只有一个能与特定受体的分子相吻合。有的药物，其左旋体与右旋体的药理作用可完全不同，如奎尼丁为奎宁的右旋体，但奎尼丁为抗心律失常药而奎宁则为抗疟药。

药物的理化性质对药物的吸收与分布影响很大。药物结构中不同官能团的改变可使整个分子的理化性质、电荷密度等发生变化，进而影响或改变药物与受体的结合，影响药物在体内的吸收和转运，最终影响药物的药效，有时甚至会产生药物不良反应。因为不论是吸收还是分布，药物都必须借助主动或被动转运，越过重重生物膜的障碍。药物的油水分配系数与电离度等理化性质是决定其能否被动扩散通过生物膜的关键。离子化的物质亲水性很强，极易溶于水而难以溶于脂，因此不易透过生物膜。反之非离子化的物质亲脂性强，易溶于脂而难溶于水，易于通过生物膜。

5. 时效关系（time-effect relationship）

指药物进入人体后在不同时间内，其呈现的效应亦不同，这种时间与效应的关系称为时效关系。以横坐标为给药后时间，纵坐标为药物效应，根据给药后产生的药效随时间的变化（时效关系）绘制出的曲线，称时效曲线（time-effect curve）（图 1-4）。

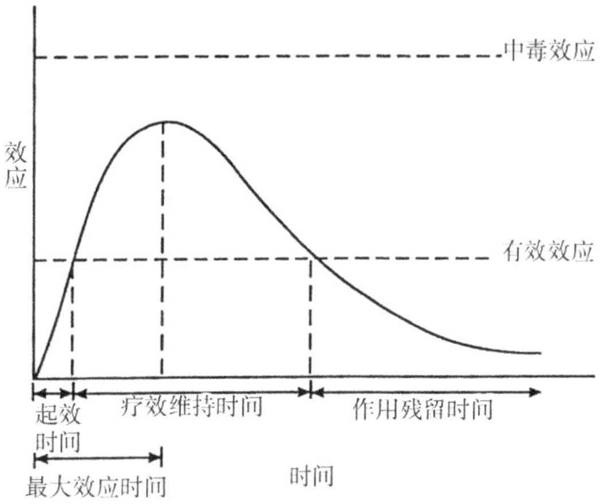

图 1-4 时效关系曲线示意图

四、药物作用的机制

药物效应多种多样，是不同药物分子与机体不同靶细胞间相互作用的结果。药理效应是机体细胞原有功能水平的改变，从药理学角度来说，药物作用机制要从细胞功能方面去探索。

（1）理化反应：抗酸药中和胃酸以治疗溃疡病，甘露醇在肾小管内提升渗透压而利尿等，分别是通过简单的化学反应及物理作用而产生的药理效应。

（2）参与或干扰细胞代谢：补充生命代谢物质以治疗相应缺乏症的药物很多，如铁盐补血、胰岛素治疗糖尿病等。有些药物化学结构与正常代谢物非常相似，掺入代谢过程却往往不能引起正常代谢的生理效果，实际上导致代谢抑制或阻断，称为伪品掺入也称抗代谢药。例如氟尿嘧啶结构与尿嘧啶相似，掺入肿瘤细胞 DNA 及 RNA 中可干扰蛋白合成而发挥抗肿瘤作用。

（3）影响生理物质转运：很多无机离子、代谢物、神经递质、激素在体内主动转运需要载体参与。干扰这一环节可以产生明显药理效应。例如利尿药抑制肾小管 Na^+-K^+、Na^+-H^+ 交换而发挥排钠利尿作用。

（4）对酶的影响：酶的品种很多，在体内分布极广，参与所有细胞生命活动，而且极易受各种因素的影响，是药物作用的一类主要对象。多数药物能抑制酶的活性，如新斯的明竞争性抑制胆碱酯酶，奥美拉唑不可逆性抑制胃黏膜 H^+-K^+-ATP 酶（抑制胃酸分泌）。尿激酶激活血浆纤溶酶原，苯巴比妥诱导肝微粒体酶，解磷定能使被有机磷酸酯抑制的胆碱酯酶复活，而有些药本身就是酶，如胃蛋白酶。

（5）作用于细胞膜的离子通道：细胞膜上无机离子通道控制 Na^+、Ca^{2+}、K^+ 等离子跨膜转运，药物可以直接对其产生作用，而影响细胞功能。

（6）影响核酸代谢：核酸（DNA 及 RNA）是控制蛋白质合成及细胞分裂的生命物质。许多抗肿瘤药是通过干扰肿瘤细胞 DNA 或 RNA 代谢过程而发挥疗效的。许多抗菌药物，如喹诺酮类也是作用于细菌核酸代谢而发挥抑菌或杀菌效应的。

（7）影响免疫机制：除免疫血清及疫苗外，免疫增强药（如左旋咪唑）及免疫抑制药（如环孢霉素）通过影响免疫机制发挥疗效。某些免疫成分也可直接入药。根据药物作用的性质，可以把它们分为非特异性（nonspecific action）和特异性（specific action）两大类。

非特异性作用一般与药物的理化性质如离子化程度、溶解度、表面张力等有关，而与药物的化学结构关系不大。它们的作用可能是由于药物累积在一些对细胞功能有重要作用的部位上，导致一系列代谢过程发生紊乱，影响细胞功能。例如许多烃、烯、醇、醚等化合物由于具有较高的油水分配系数，亲性大，对神经细胞膜的脂相有高度的亲和力，因而可能抑制神经细胞的功能，如乙醚、氟烷具有麻醉作用，用于手术麻醉。又如消毒防腐药对蛋白质的变性作用，因此只能用于体外杀菌或防腐。还有一些药物的作用在于改变细胞膜兴奋性，但不影响其静息电位。膜稳定药可阻止动作电位的产生及传导，如局部麻醉药，某些抗心律失常药等，反之，称为膜易变药，如藜芦碱等，都是作用特异性低的药物。

特异性作用则不然，和药物的分子整体结构有密切关系，包括基本骨架、活性基团、侧链长短及立体构形等因素。凡是有相同有效基团的药物，一般都有类似的药理作用。有效基团的改变或消失，往往能使药物的作用强度或作用性质发生很大的变化。绝大多数药物的作用都属于这一类，引起的效应是药物与机体大分子组分（作用靶点）相互作用的结果。

药物作用靶点类型多样，研究表明蛋白质、核酸、酶、受体等生物大分子不仅是生命的基础物质，有些也是药物的作用靶点。现有药物中，以受体为作用靶点的药物超过 50%，是最主要和最重要的作用靶点；以酶为作用靶点的药物占 20% 之多，特别是酶抑制药，在临床用药中具有特殊地位；以离子通道为作用靶点的药物约占 6%；以核酸为作用靶点的药物仅占 3%；其余近 20% 药物的作用靶点尚待研究中。

药物的作用靶点不仅为揭示药物的作用机制提供了重要信息和入门途径，而且对新药的开发研制、建立筛选模型、发现先导化合物，也具有特别意义。例如，第一个上市的 H_2 受体拮抗药西咪替丁，在极短的时间内就成为治疗胃肠溃疡的首选药物；第一个用于临床的 3- 羟基 -3- 甲基戊二酰辅酶 A（HMG-CoA）还原酶抑制药洛伐他汀，对杂合子家族性高胆固醇血症、多基因性高胆固醇血症、糖尿病或肾病综合征等各种原因引起的高胆固醇均有良好的作用，促进了此类药物的发展。上述实例表明，药物的作用靶点一旦被人们认识和掌握，就能获取新药研发的着眼点和切入点. 药物的作用靶点已成为药物设计的重要依托。

五、受体学说（receptor theory）

早在 19 世纪末与 20 世纪初，Langley 曾设想在肾上腺素作用的神经肌肉之间有“接受物质”（receptive substance）存在的可能。1910 年 Ehrlich 又用“钥与匙”的比喻首先提出“受体”（receptor）假说，以解释药物的作用。以后，随着神经递质传递研究的进展，进一步为受体下了定义，认为受体是“细胞膜上可以与药物相互作用的特殊部位”。通过药理学实验方法，采用核素标记技术，发现并证实了多种神经递质的受体、多肽类和甾体激素类的受体。现在发展到采用分子生物学方法寻找新型受体，受体家族将被不断地鉴定和扩充。

1. 受体（receptor）

受体是一类介导细胞信号转导的功能蛋白质，能识别周围环境中的某些微量化学物质，首先与之结合，并通过中介的信息放大系统，如细胞内第二信使的放大、分化、整合，触发后续的药理效应或生理反应。一个真正的受体具有以下特性：①饱和性（saturability）；②特异性（specificity）；③可逆性（reversibility）；④高亲和力（high affinity）；⑤多样性（multiple-variation）；⑥灵敏性（sensitivity）。

2. 配体（ligand）

配体是指能与受体特异性结合的生物活性物质（如神经递质、激素、自体活性物质或药物）。

3. 受体类型和调节

（1）受体类型：根据受体蛋白结构、信息转导过程、效应性质、受体位置等特点，可分为：①配体门控离子通道受体（ligand-gated ion channel receptor），这一家族是直接连接有离子通道的膜受体，存在于快反应细胞膜上，由数个亚基组成，起着快速的神经传导作用，CABA 受体等属配体门控离子通道型受体；② G 蛋白偶联受体（G protein coupled receptor），这一家族是通过 G 蛋白连接细胞内效应系统的膜受体，α 肾上腺素、β 肾上腺素、多巴胺、5-HT、M 胆碱、阿片、嘌呤受体等属 G 蛋白偶联受体，见图 1-5B；③具有酪氨酸激酶活性的受体（tyrosine kinase receptor），这类受体可激活细胞内蛋白激酶，一般为酪氨酸激酶的膜受体。胰岛素（insulin）、表皮生长因子（epidermal growth factor，EGF）、血小板衍生的生长因子（platelet-derived growth factor，PDGF）、转化生长因子 β（transforming growth factor-B，TGF-β）、胰岛素样生长因子（insulin-like growth factor）受体等属具有酪氨酸激酶活性的受体；④细胞内受体（cellular receptor），甾体激素、维生素 A、维生素 D、甲状腺激素受体等属细胞内受体；⑤细胞因子受体（ cytokin receptor），白细胞介素（interleukin）、红细胞生成素（erythropoietin）、粒细胞巨噬细胞集落刺激因子（granulocyte macrophage colony stimulating factor）、粒细胞集落刺激因子（granulocyte colony stimulating factor）、催乳素（prolactin）、淋巴因子（lymphokine）受体等属细胞因子受体。如图 1-5A。

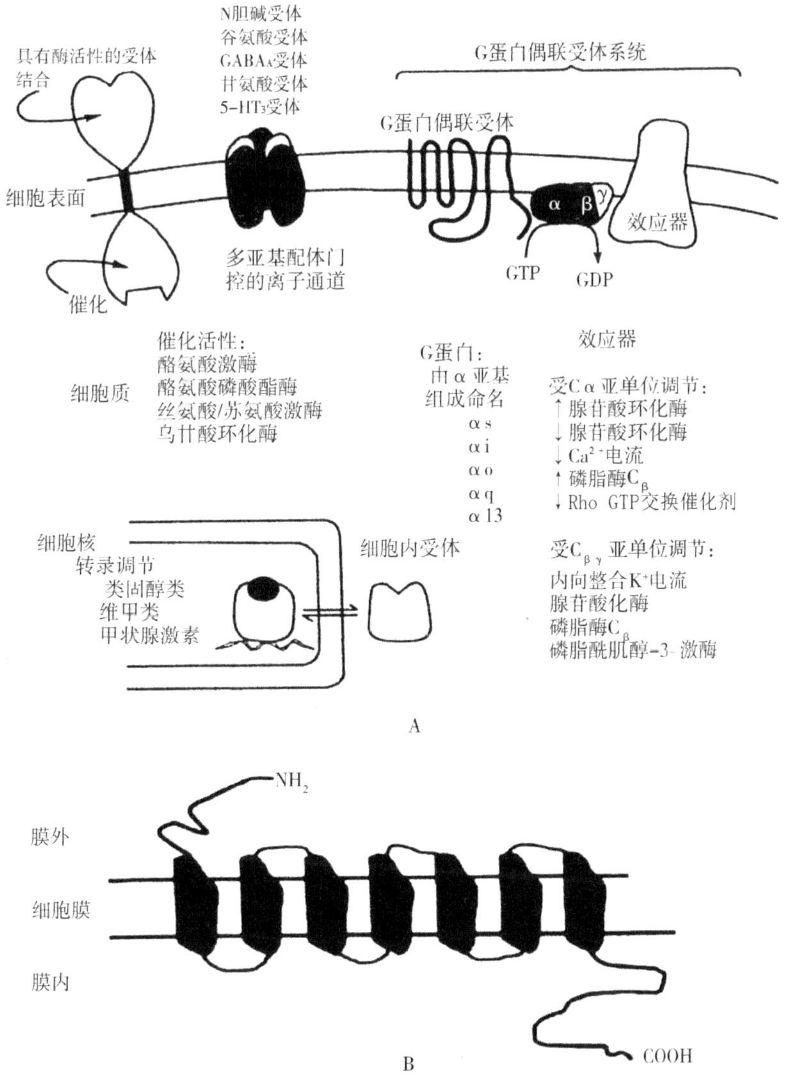

图 1-5 生理性受体及其信号转导途径与 G 蛋白偶联受体模式

A. 生理性受体及其信号转导途径；B. G 蛋白偶联受体模式

G 蛋白偶联受体（图 1-5B），一种与三聚体 G 蛋白偶联的细胞表面受体。含有 7 个穿膜区，是迄今发现的最大的受体超家族，其成员有 1 000 多个。与配体结合后通过激活所偶联的 G 蛋白，启动不同的信号转导通路并导致各种生物效应。分 α、β、γ 三种亚型，其中 Gα 又分为 Gs（兴奋性 G 蛋白）、Gi（抑制性 G 蛋白）、Gp（磷脂酶 C 型 G 蛋白）、Gt（转导素 G 蛋白）、Go（在脑内含量最多，参与钙、钾通道的调节）。

图 1-5 显示内源性物质通过细胞表面或细胞内受体来控制细胞功能的各种机制以及 G 蛋白偶联模式。

（2）受体的调节（regulation of receptor）：①向下调节（down-regulation）：受体脱敏（receptor desensitization），受体长期反复与激动药接触产生的受体数目减少或对激动药的敏感性降低，如异丙肾上腺素治疗哮喘产生的耐受性；②向上调节（up-regulation）：受体增敏（receptor hypersitization），受体长期反复与拮抗药接触产生的受体数目增加或对药物的敏感性升高，如长期应用普萘洛尔突然停药的反跳现象（rebound phenomenon）。

4. 占领学说（occupation theory）

1933 年 Clark 提出，药物对受体有亲和力。药物作用强度与药物占领受体的数量成正比，药物与受体的相互作用是可逆的；药物浓度与效应服从质量作用定律；药物占领受体的数量取决于受体周围的药物浓度、单位面积或单位容积内受体总数；被占领的受体数目增多时，药物效应增强，当全部受体被占领时，药物效应达 Emax。

5. 内在活性（intrinsic activity，α）

指药物激动受体的能力，是同系药物的效应大小之比，一般用 0–1 表示。对占领学说进行了修正，认为为了产生药理效应，药物至少具备两个条件，首先是与特殊受体之间必须有亲和力，才能形成药物 - 受体复合物；其次，这种复合物必须具有刺激组织代谢的生物化学和生物物理过程的性质，即内在活性。而且只要受体的临界部分被占领就可发生作用，这说明有空闲受体（spare receptor）或储备受体（reserve receptor）存在。根据他们的学说，内在活性低或缺乏内在活性的药物虽然也能与受体结合，但是不论剂量如何大都不能引起最大反应，或者甚至拮抗另一激动剂的药理效应。

6. 速率学说（rate theory）

指药物分子与受体碰撞的频率。药物效应的强弱，与药物占领受体的速率成正比，与药物所占领受体的数量无关。

7. 二态学说（two-model theory）

认为受体的构象有两种状态，Ri（静息状态）和 Ra（活动状态）。两者处于动态平衡，可发生转变。按此学说认为激动药为与受体 Ra 结合的药物；部分激动药为与受体 Ra 具有结合优势的药物；而拮抗药则是与 Ri 结合的。

六、联合用药及药物相互作用

同时使用两种或两种以上药物时，由于一种药物在体内对另一种药物药动学或药效学的影响，从而使药效减弱，失效，增强或引起不良反应。

在药效学上，药物以直接或间接的方式改变另一药物作用称为药效学的相互作用。如中枢抑制药（镇静催眠药、镇痛药）与另一种中枢抑制药（氯丙嗪）合用，会增强上述药物的中枢抑制作用，反之中枢抑制药与中枢兴奋药（如咖啡因）合用，则出现中枢作用的相互拮抗。故药物相互作用的效果可表现为协同作用和拮抗作用。

1. 协同作用

相加：合用时效应是各药分别作用的代数和，如复方磺胺甲噁唑片。

增强：合用时效应大于各药分别效应的代数和，如普鲁卡因中加入微量肾上腺素，使普鲁卡因毒性下降，局麻时间延长。

增敏：一药可使组织或受体对另一药敏感性增加，如可卡因使去甲肾上腺素或肾上腺素作用增强。

2. 拮抗作用

（1）药理性：药物与特异性受体结合后，阻止激动药与受体结合，如普萘洛尔拮抗异丙肾上腺素的 β 受体激动作用。

（2）生理性：两激动药分别作用于生理作用相反的特异性受体，如组胺和肾上腺素对支气管血压的效应。组胺可作用于 H_1 组胺受体，引起支气管平滑肌收缩，使小动脉、小静脉和毛细血管扩张，毛细血管通透性增加，引起血压下降，甚至休克；肾上腺素作用于 β 肾上腺素受体，使支气管平滑肌松弛，小动脉、小静脉和毛细血管前括约肌收缩，可迅速缓解休克，用于治疗过敏性休克。

（3）生化性：苯巴比妥诱导肝药酶，使苯妥英钠的代谢加速。

（4）化学性：鱼精蛋白对抗肝素的效应。硫酸鱼精蛋白具有一个强碱性基因，能与强酸性肝素钠或肝素钙形成稳定的盐而使肝素失去抗凝作用。

七、药物安全性评价

药效学的研究有助于药物安全性评价。药物安全评价又称非临床药物安全性评价，是指通过实验室研究和动物体外系统研究，对治疗药物的安全性进行评估，是新药品进入最终临床试验和获得最终批准前的必要程序和重要步骤。药物安全性评价是整个新药发现和开发的一部分。研究内容包括：一般急性慢性毒性研究，病理组织学研究，生殖毒性试验，遗传毒性研究，安全药理学研究，调查研究，毒性和安全性生物标志物的研究。药物安全性研究必须先起草方案和协议，从而帮助制药科学家，毒理学家，生物化学家和分子生物学家以及其他所有相关学科的科学家了解相关药品的毒性信息。药物的安全性与药物剂量（或浓度）有关。药物安全性评价指标有

（1）治疗指数：$TI=LD_{50}/ED_{50}$。当药物的量效曲线与其剂量毒性曲线不平行，则 TI 值不能完全反映药物的安全性。此时，需要采用安全范围来表示。

（2）安全范围：指 ED_{95} ~ LD_5 之间的距离，其值越大越安全。

（3）安全指数：为 LD_5/ED_{95} 的比值。

（4）安全界限：（LD_1-ED_{99}）/ED_{99} 的比值。

八、临床药效学

药物和机体间可产生影响。临床使用的药物对机体所产生的作用，属临床药效学范畴。研究的对象是使用药物的患者，目的是对已供临床使用的药物进行再评价，为临床筛选疗效高、毒性小的药物，免药物不良反应，达到安全、合理用药的目的。临床药效学的研究内容如下。

（1） 兴奋作用与抑制作用：使机体功能增强的作用称为兴奋作用；使机体功能减弱的作用称为抑制作用。

（2）局部作用与吸收作用：药物未吸收入血流之前在用药部位出现的作用称为局部作用；当药物吸收入血流后所出现的作用称为吸收作用。

（3）直接作用与间接作用：药物对所接触的组织器官直接产生的作用称为直接作用；由直接作用所引起其他组织器官的效应称为间接作用。

（4）药物作用的选择性：药物吸收后对某组织器官产生明显的作用，而对其他组织器官作用很弱或几无作用，这种作用称为选择性作用。

（5）防治作用与不良反应：与防治疾病目的有关的作用称为防治作用。与防治目的无关甚至有害的的作用称为不良反应，其中包括不良反应、毒性反应、过敏反应、继发反应等。

（6）药物作用的机制：改变理化环境；酶促或酶抑作用；对代谢影响；影响细胞膜的通透性；影响活性物质释放；作用于受体。

第三节　药物代谢动力学

药物代谢动力学（pharmacokinetics）是近30年迅速发展起来的一门新学科。“药物代谢动力学”中“代谢”二字是广义的，包括药物在体内的吸收、分布、代谢（生物转化）与排泄，而非狭义地指药物在体内生物转化的动力学。药物代谢动力学对于药理学、临床药学、药效学、药物设计及生物药剂学等研究都具有重要指导意义，如可根据药物的药代动力学特征，设计新药、改进药物剂型以提高其吸收或延长其作用持续时间，优选给药方案以发挥其最大疗效或减少其毒副反应等。

一、基本概念

药物代谢动力学应用动力学原理与数学模型，定量描述药物在生物体内吸收、分布、代谢和排泄过程随时间变化的动态规律，研究体内药物的存在位置、数量与时间之间的关系。药物代谢动力学从速度论的观点出发，研究体内药量的变化规律，通过数学公式表示药物在体内的位置（隔室）、数量（或浓度）与时间的关系。体内药物动力学研究，根据药物的移行（转运）速度与药物的量（或浓度）之间的关系，将转运速度分为零级速率（或零级动力学、非线性动力学）、一级速率（或一级动力学、线性动力学）等。

（一）线性与非线性动力学过程

药物在机体内的生物转化、肾小管分泌以及胆汁排泄通常需要酶或载体系统参与，这些系统具有较高的专属性，且有一定的能力限度，即饱和。药物在某部位的转运速率与该部位的药量或浓度的一次方成正比，即单位时间内转运恒定比例的药量，为一级消除动力学过程。常规治疗剂量范围内，多数药物的体内转运为简单扩散，属于一级速率过程，即线性动力学过程，其特点是药物体内动力学过程，可用线性微分方程描述。线性动力学分析基于以下三点假设。

（1）相对消除而言，药物分布过程迅速完成。

（2）药物消除（包括生物转化和排泄）可作为一级速率过程处理。

（3）药物吸收或可作一级速率过程处理，或因迅速完成而忽略不计。若采用酶诱导剂使酶量增加（Vm增加），那么，此消除过程的一级速度常数亦相应增加。事实上，通常所观察到的药物一级消除速度过程是表观一级动力学，因为对大多数药物，通常治疗方案和剂量所产生的血浓度比km小得多。零级（非线性）动力学药物转运速度以恒定数量转运，即在一定时间内转运一定数量的药物，药物消除半衰期随剂量的增加而延长。

具有非线性药物动力学特性的药物，若以消除速率对血浓度C作图，可发现开始血药浓度很低时，消除速率随浓度呈线性上升，表现为一级动力学特点。血浓度C进一步增加，则消除速率以低于与浓度成比例的速度上升。最后，消除速率逐渐接近于Vm，此时，消除速率不再增大，与浓度无关，即为零级动力学过程。

线性动力学与非线性动力学存在着原则的区别，但实际上两者又不易区分。非线性药物动力学过程只能用非线性微分方程描述；血浓度及AUC与给药剂量不成正比关系。一个非线性动力学的药物，可因试验设计，或受检验水平限制，而未能发现其非线性特征。实际工作中，识别非线性药物动力学的方法可归纳为以下三种。

（1）以若干不同剂量静脉注射某一药物，分别在不同时间测定血清或血浆药物浓度，然后各个浓度数据分别除以相应剂量，并对时间t作图。若所得曲线明显不重叠，则可以预测该药物存在非线性过程；或各个浓度—时间曲线下面积分别除以相应剂量，若所得各个比值明显不同，则可认为该药物存在非线性过程。

（2）将每个浓度-时间数据按线性模型处理，计算各动力学参数，若某些或所有的药代动力学参数明显随剂量不同而改变，则可认为存在非线性过程。

（3）动物静脉单次给药，测定不同时间、不同剂量的组织和血浓度，如果是线性动力学过程，则以组织浓度对相应的游离药物浓度作图，数据应呈直线分布，且通过零点。如果不呈直线分布，则存在非线性过程。

（二）房室模型

为了分析药物在体内运动（转运和转化）的动态规律，并以数学方程式加以表示，就需要建立一个模型模拟机体（动力学模型），故将机体视为一个系统，并将该系统内部按动力学特点分为若干房室（隔室，Compartment），也就是说，机体模型由若干房室组成，房室是模型的组成单位，是动力学上彼此可以区分的药物"储存处"。

Teorell 首次应用多室模型模拟体内药物分布的动态过程。模型中的两个房室由代表血管内腔的中央室及代表非代谢组织的外周室组成。房室的划分主要是根据药物在体内转运速率不同而概括为不同的房室，解剖学上大体并不存在这种房室。机体解剖位置上不同的各组织器官，只要药物在其间的转运速率相同，则被归纳成为一个房室。然而，房室概念又与体内各组织器官的解剖生理学特性（如血流量、膜通透性等）有一定联系。

通常根据药物代谢动力学特性，将房室数目分作一室（单室）、二室乃至多室模型。一室模型指给药后药物一经进入血液循环，即均匀分布至全身，因而把整个机体视为一个房室。二室模型将身体分为二个房室，即中央室与周边（外周）室。中央室是药物首先进入的区域，除血浆外通常还有细胞外液及心、肝、肾、脑等血管丰富、血流畅通的组织。药物可在数分钟内分布到整个中央室，血浆浓度和这些组织浓度可迅速达到平衡，并维持平衡状态。周边室一般是血管稀少、血流缓慢的组织，如脂肪组织、静止状态的肌肉等，药物进入这些组织缓慢。

对于一个具体药物来说，判断属于哪种房室模型，需根据试验结果所绘制的血药浓度－时间曲线具体分析，常用的有以下几种方法。

1. 根据图形判断

以 lgC 对 t 作图，直线者为单室模型。若不是直线，则可能是多室模型。

2. 残差平方和判断法

按假定的模型计算血药浓度拟合值，拟合值与实测值之差的平方和小的，为合理的房室模型。

3. 拟合度判别法

根据假定的模型计算血药浓度拟合值，进一步计算拟合度，拟合度 r^2 越大选择的房室模型越合理。

4. AIC 判别法

采用残差平方和及拟合度法仍然不能进行很好的判断时，可采用 AIC 法。采用最小二乘法计算血药浓度估计值，进一步计算 AIC 值。权重系数相同时，AIC 值越小，说明拟合越好。

5. F 检验法

计算各种权重下不同房室模型的 F 值，并与 F 值表中自由度及 df^2 的 F 界值比较判定。

（三）统计矩模型

经典的药物代谢动力学研究是以房室模型理论为基础的分析方法，计算药代动力学参数过程较为复杂，且模型的确定受试验设计和药物浓度测定方法的影响。有时一种药物以不同途径给药，或药物浓度测定方法不同可以有不同的房室模型。

以统计矩理论为基础的非房室模型分析方法在药物浓度－时间曲线下面积的基础上估算药代动力学参数，不需要预先设定药物或其代谢产物属于何种房室模型。如果药物体内过程符合线性药物动力学特性，该方法适用于任何房室模型。非房室模型分析方法可用于估算药物制剂的生物利用度、体内总清除率、生物半衰期、表观分布容积、平均稳态血浓度、消除速率常数和吸收速率常数等药物动力学参数。

概率统计采用矩表示随机变量的某种分布特征。在药代动力学研究过程中，以一定剂量给药，不论是在给药部位或在整个机体内，药物滞留时间的长短均属随机变量。药物的吸收、分布及消除可视为这种随机变量相应的总体效应。

（四）主要药代动力学参数

临床用药设计方案的基本要求是使血浓度保持在有效的治疗范围之内，有效且不引起毒性。药物的体内过程可以药代动力学参数表示，如生物半衰期、表观分布容积、峰浓度、消除速率常数、稳态血药浓度、生物利用度等，对确定临床用药方案、预测药物疗效和毒性以及合理用药有着重要意义。

1. 表观分布容积（apparent volume of distribution，V_d）

房室的大小用表观分布容积表示。表观分布容积是一个重要的药代动力学参数，但其数值并非表示身体中的真正容积，也就是说不应把表观分布容积看成体内的特殊生理空间，而只是一种比例因素或数学概念。根据表观分布容积可以推测某一药物在体液和组织中的摄取、分布情况，如表观分布容积大，表示其分布广，或提示药物与生物大分子有大量结合，或兼而有之；表观分布容积小，表示分布有限。

将药物的表观分布容积与机体体液的数值进行比较，可推测药物在体内分布的情况，如：

V_d=5L，表示药物基本分布于血浆。

V_d=10 ~ 20L，表示药物分布于体液中。

V_d=40L，表示药物分布于全身血浆和体液。

V_d=100 ~ 200L，表示药物大量储存在某一器官或组织，或药物与组织或血浆蛋白大量结合。

2. 总清除率（total body clearance，CL）

机体总清除率是指单位时间内从体内清除的药物的血液容积数。

3. 消除速率常数（ke）

药物代谢动力学研究经常涉及通过生物膜的药量及其转运速率。按转运速率不同，机体可分为若干房室，并设想房室为一个均匀的系统，药物进入某一房室后，可在该房室内迅速地自由扩散。但在房室之间或房室内外则设想存在屏障，其出入必须遵从一定的规律，出入的快慢用转运速率常数 k 表示，而且出与入的速率常数常不相等。转运速率常数不随时间发生变化，可定量描述药物体内过程的快慢，k 值越大，转运速率越快。

药物自机体或房室的消除速度常以消除速率常数 ke 表示。某一药物的消除速率常数是根据该药物所测定的血浓度所做血浓度 – 时间曲线，确定其房室模型种类，按一定公式计算所得。不同房室模型的药物消除速率常数的计算不相同。

4. 生物半衰期（biological half life，$t_{1/2}$）

药物自体内消除一半（或药物浓度减少 50%）所需的时间即为药物的生物半衰期。

$t_{1/2}$ 是药物代谢动力学中很重要的、最基本的一个参数，对制订给药方案和调整给药方案具有重要的作用。

5. 血药浓度 – 时间曲线下面积（area under curve，AUC）

血药浓度 – 时间曲线下面积简称药 – 时曲线下面积，是指在直角坐标系中，以血药浓度为纵坐标，时间为横坐标，以血药浓度对时间描点作图所得曲线与横坐标所围成曲线下面积，用 AUC 表示。

6. 生物利用度（bioavailability，F）

生物利用度是指药物剂型中能被吸收进入体循环的药物相对分量及相对速率，一般用百分数表示。生物利用度是一个相对概念，与疗效的意义并不相等，仅仅是比较各种制剂之间利用度的尺度。

同一药物的制剂由于各药厂的生产工艺不同，甚至同一药厂生产批号不同的同一制剂，生物利用度也可有较大的差异。可用相同剂型中质量比较好的制剂作为标准与被测制剂进行对照，计算该制剂的相对生物利用度。

7. 达峰时（T_{max}）与峰浓度（C_{max}）

单室模型血管外途径给药，当药物按一级速率吸收进入体内，则血药浓度 – 时间曲线为一单峰曲线。单次血管外途径给药，血药浓度达到最大值所需的时间即为达峰时；药物吸收后，血药浓度达到的最大值即为峰浓度。药物制剂的达峰时和峰浓度可表明该制剂中药物吸收的快慢和程度。如某口服制剂能很快崩解和较好地被吸收，则达峰时短，峰浓度高。

8. 稳态血药浓度（steady-state plasma concentration，C_{ss}）

临床若按一定剂量、一定时间间隔多次重复给药，体内血药浓度逐渐增加，并趋向达到稳定状态。

连续恒速滴注给药或按半衰期的间隔时间恒量给药，经过 4 ~ 6 个半衰期可基本到达稳态血浓度。增加用药量则只能增加血药浓度，而不能缩短到达稳态的时间。单位时间内用药量不变，缩短给药间隔，只能减少血药浓度的波动范围，也不能影响稳态血药浓度和到达稳态血药浓度的时间。如反复给药的间隔时间为一个半衰期，首次剂量加倍，则可迅速到达稳态血药浓度。

某些药物制剂吸收特性易造成血药浓度的谷峰现象，使血药峰浓度超过药物的中毒量，发生严重的毒副反应，对此类药物应进行制剂改进，如改为缓控释制剂，可使释药缓慢，血浓度平稳，减小波动度，延长作用时间，减少不良反应。

二、研究方法与研究内容

药物代谢动力学研究旨在全面阐明药物体内的吸收、分布、代谢和排泄规律。生物样品中药物及其代谢物浓度一般很低，且生物样品成分复杂，内源杂质较多，因此直接从尿液、胆汁、血液中分离检测代谢物较为困难。另外，体内整体动物实验周期长，受干扰因素多，生物样品处理复杂，尤其不能适应现代药物开发研究的高通量代谢筛选要求。因此，在进行体内药代动力学研究之前，可首先进行体外研究，如观察动物和人肝等组织匀浆、细胞悬液、微粒体或灌流器官对药物的代谢作用，为全面认识药物体内处置过程提供依据。

（一）体外药代动力学研究

采用体外方法研究代谢途径和动力学特点不仅方便，还可节省动物资源，获得更多信息，例如代谢模式、代谢酶对药物作用的动力学参数、药物及其代谢物与蛋白、DNA 等靶分子的亲和力等。这些信息有利于补充说明体内研究结果，进一步阐明药理和毒理作用机制。体外代谢研究还可排除体内因素干扰，直接观察酶对底物的选择代谢性，为整体试验提供可靠的理论依据。对于体内代谢转化率低、毒性大及缺乏灵敏检测手段的药物，体外代谢研究为良好的研究手段。随着新药研究水平的不断提高，一些新的体外药代动力学研究手段也逐渐成熟，如体外吸收模型（Caco-2 细胞模型）、体外肝代谢系统研究等。

1. 血浆蛋白结合率

研究药物与血浆蛋白结合可采用多种试验方法，如平衡透析法、超过滤法、分配平衡法、凝胶过滤法、光谱法等。根据药物的理化性质及试验条件，可选择使用一种方法进行至少三个浓度（包括有效浓度）的血浆蛋白结合试验，每个浓度至少重复三次，以了解药物的血浆蛋白结合率是否有浓度依赖性。

一般情况下，只有游离型药物才能通过脂膜向组织扩散，被肾小管滤过或被肝代谢，因此药物与蛋白结合可明显影响药物分布与消除的动力学过程，并降低药物在靶部位的作用强度。根据药理毒理研究所采用的动物种属，进行动物与人血浆蛋白结合率比较试验，以预测和解释动物与人药效和毒性反应的相关性。

蛋白结合率高于 90% 以上的药物应开展体外药物竞争结合试验，即选择临床上有可能合并使用的高蛋白结合率药物，考察对所研究药物蛋白结合率的影响。

2. 药物体外代谢研究

肝是药物代谢的重要器官，是机体进行生物转化的主要场所，富含参与药物代谢的细胞色素 P_{450} 混合功能氧化酶系统，多数药物的 I 相反应和 II 相反应均依赖于肝脏酶系统。以肝为基础的体外代谢模型以其特有的优势在药物代谢研究中得到广泛应用。

对于创新药物，应观察药物对药物代谢酶，特别是细胞色素 P_{450} 同工酶的诱导或抑制作用。在临床前阶段可采用底物法观察对动物和人肝微粒体 P_{450} 酶的抑制作用，比较种属差异。药物对酶的诱导作用可观察整体动物多次给药后的肝 P_{450} 酶或药物反复作用后的肝细胞（最好是人肝细胞）P_{450} 酶活性的变化，以了解该药物是否存在潜在的代谢性相互作用。

常用的肝体外代谢研究方法有肝微粒体体外温孵法、肝细胞体外温孵法、离体肝灌流法及器官组织切片法等，这些方法广泛应用于药物的代谢途径、体内代谢清除及药物间相互作用等研究。

（1）肝微粒体体外温孵：肝微粒体法是以制备的肝微粒体辅以氧化还原型辅酶，在模拟生理温度及生理环境条件下进行生化反应的体系。首先采用差速离心法制备肝微粒体，然后运用肝微粒体及 NADP+ 与异柠檬酸还原酶系再生 NADPH 系统进行药物体外代谢途径的研究。细胞色素 P_{450} （$CYP_{450}s$）是肝微粒体混合功能氧化酶系的主要成分，是一组由许多同工酶组成的超基因大家族，涉及大多数药物代谢的 P_{450}

酶系主要有 CYP1、CYP2、CYP3 三个家族，根据代谢转化的特点，可有目的地进行诱导，影响酶亚型，使其对底物的代谢选择性更强，转化率更高。

肝微粒体体外温孵法与其他体外肝代谢方法相比，酶制备技术简单，代谢过程快，结果重现性好，易大量操作，便于积累代谢样品供结构研究。同时，该方法可用于药酶抑制及体外代谢清除研究，因而实际工作中应用较为普及。但肝微粒体体外温孵法同其他体外肝代谢方法相比，与体内的一致性存在不足，因而结果用于预测体内代谢仍需进一步的确证。目前越来越多运用肝微粒体体外温孵法预测药物在体内的代谢清除，一般通过测定药物体外代谢酶促动力学获得 Vm 及 Km（米氏常数），运用合理的药代动力学模型推断体内药物的代谢清除。

（2）基因重组 P_{450} 酶系：基因重组 P_{450} 酶即利用基因工程及细胞工程，将调控 P_{450} 酶表达的基因整合到大肠杆菌或昆虫细胞，经细胞培养，表达高水平的 P_{450}，纯化后获得较纯的单一 P_{450} 同工酶。基因重组 P_{450} 酶系具有分子水平的优势，因而对于药酶特异性和选择性研究优于其他体外方法，并可为药物与酶结合位点的相互作用研究提供更多的信息。基因重组 P_{450} 酶系还可用于人 P_{450} 酶系功能和特异性研究及药物的高通量筛选。因研究结果的实用性和科学性更强，故适于药物代谢领域的微观研究。但成本较高，难以大范围推广普及。

（3）肝细胞体外温孵：肝细胞体外温孵法与肝微粒体法相似，也是以制备的肝细胞辅以氧化还原型辅酶，在模拟生理温度及生理环境条件下进行生化反应的体系。适于研究蛋白及 mRNA 水平药物代谢酶诱导及酶活性，被广泛用于评估药物代谢过程中药物－药物间相互作用。但肝细胞制备技术较复杂，目前以胶原酶灌注技术为主。体外肝细胞活性仅能维持 4h，不利于储存和反复使用。为了解决肝细胞活性在体外维持时间短的问题，减少新鲜肝组织消耗，优化肝细胞冷冻技术，与新鲜肝细胞相比，经过该技术冷冻储藏的肝细胞活性仍为新鲜肝细胞的 80% 以上，而其Ⅰ相、Ⅱ相代谢酶的活性 >60%。因此该冷冻的肝细胞可用于温孵时间不超过 8h 的代谢研究，亦可用于药酶的诱导研究。

肝细胞体外温孵法同肝微粒体法相比，在代谢物生成、体外代谢清除等研究方面有许多相似性，但针对具体药物在代谢物种类、生成主要代谢物及所反映的代谢特性上存在着程度不同的质或量的差异。在药物代谢酶诱导研究中，肝细胞体外温孵法占主导地位，且随着肝细胞冷冻技术的发展，因肝细胞在体外活性维持时间短而应用受限的状况也会不断得到改善。

（4）离体肝灌流：与肝微粒体法、肝细胞体外温孵法比，离体肝灌流法一方面保留着完整细胞的天然屏障和营养液的供给，能在一段时间内保持肝的正常生理活性和生化功能；另一方面，具有离体系统的优点，能够排除其他器官组织的干扰，控制受试物质的浓度，定量观察受试物质对肝的作用。

由于具有器官水平的优势，兼备体外实验和整体动物实验的优点，离体肝灌流法更适于定量研究药物体外代谢行为和特点，解决其他体外肝代谢模型和整体动物实验不能解决的难点，因而在药理学和毒理学的研究中受到广泛重视。同时离体肝灌流亦应用于对药物药代动力学参数的考察。但由于本方法对实验设备及技术有较高要求，一定程度上限制了其应用。

（5）器官组织切片法：器官组织切片法也是研究药物代谢及其毒性的有效的体外系统，该方法不破坏器官的细胞构成和组织结构，所得结果与体内法相近。在各种器官组织切片中以肝切片应用最多。相对于纯化的 P_{450} 同工酶、P_{450} 混合酶、肝微粒体、游离的肝细胞，肝切片不仅完整保留了所有肝药酶及各种细胞器的活性，而且保留了细胞与细胞间的联系及一定的细胞间质，更能反映药物在体内生理情况下的实际代谢过程，且可在较长的孵育时间（8 ~ 24h）内保持代谢活性。其缺点为切片机价格昂贵，使用受限。以利多卡因、睾酮及 7- 乙氧基香豆素为探针药物，进行了器官切片温孵实验，结果表明该系统具有Ⅰ相及Ⅱ相多相代谢途径，且易于比较不同器官组织的代谢差别。

以上各种方法具有各自的特点，不同方法得出的结果也会有很大差异，应根据不同的要求和目的选择合适的方法。例如，Alison 等对选择性的 5-HT_4 受体药物替加色罗的体外代谢途径的研究结果表明，O- 去甲基化物是其在肝微粒体代谢中的主要产物。而应用人肝组织切片及小肠组织切片的代谢研究，采用 LC/MS 分析技术，N- 葡萄糖醛酸化产物为其主要的代谢产物，未检出 O- 去甲基化产物。说明肝微粒体与肝组织切片代谢酶系组成存在差异，催化不同的代谢途径，而哪一种更接近于体内情况仍需进一步的研究。

体外肝代谢研究可针对先导化合物代谢过快或生成毒性代谢物的特性进行结构改造，以获得安全稳定的候选物，并根据候选物的代谢特征（如药酶诱导、抑制、参与代谢的药酶种类、活性代谢物的生成等）确定药物的开发价值，因而具有广阔的应用前景。

（二）体内药代动力学研究

整体动物或人体药代动力学研究最能反映药物代谢的体内整体特征，但出于伦理考虑，一般先于成年健康动物，如小鼠、大鼠、兔、犬、小型猪和猴等进行非临床（临床前）研究，再于人体进行临床研究。

1. 非临床药代动力学研究

首选动物类型应尽可能与药效学和毒理学研究一致，尽量在清醒状态于同一动物多次采样；一般应选用两种或两种以上的动物，其中一种为啮齿类动物，另一种为非啮齿类动物（如犬、小型猪或猴等）。如选用一种动物，应首选非啮齿类动物；经口给药不宜选用兔等食草类动物。高等动物如小型猪、灵长类动物，由于生理结构上更接近人体，可提供更多有关人体代谢的信息。

非临床药代动力学研究通过动物体内、外和人体外研究方法，揭示药物体内动态变化规律，获得药物的基本药代动力学参数，阐明药物的吸收、分布、代谢和排泄的过程和特点。

非临床药代动力学研究在新药研究开发的评价过程中起着重要作用。药物或活性代谢物浓度数据及其相关药代动力学参数是产生、决定或阐明药效或毒性大小的基础，可提供药物对靶器官效应（药效或毒性）的依据，可用于评价药物制剂特性和质量，可为设计和优化临床研究给药方案提供有关参考信息。

动物体内药代动力学研究应至少设置三个剂量组，高剂量接近最大耐受剂量，中、小剂量根据动物有效剂量的上下限范围选取。主要考察所试剂量范围，药物的体内动力学过程是属于线性还是非线性，以利于解释药效学和毒理学研究中的发现，并为新药的进一步开发和研究提供信息。所用的给药途径和方式，应尽可能与临床一致。

（1）吸收：对于经口给药的新药，应进行整体动物实验，尽可能同时进行血管内给药实验，获得绝对生物利用度数据。如有必要，可进行在体或离体肠道吸收试验以阐述药物吸收特性。而对于其他血管外给药的药物及某些改变剂型的药物，应根据立题目的，尽可能获得绝对生物利用度数据。

（2）分布：选用大鼠或小鼠做组织分布实验较为方便。选择一个剂量（一般以有效剂量为宜）给药，测定其在心、肝、脾、肺、肾、胃肠道、生殖腺、脑、体脂、骨骼肌等组织浓度，以了解药物主要分布组织。应特别注意药物浓度高、蓄积时间长的组织和器官，以及在效应或毒性靶器官的分布（如影响造血系统的药物，应考察骨髓分布）。参考血药浓度 – 时间曲线的变化趋势，选择至少 3 个时间点分别表示吸收相、平衡相和消除相的分布。若某组织药物浓度较高，应增加观测点，进一步研究该组织中药物消除的情况。每个时间点，至少应有 5 个动物的数据。组织分布实验必须注意取样的代表性和一致性。

核素标记物的组织分布试验应提供标记药物的放化纯度、标记率（比活性）、标记位置、给药剂量等参数；提供放射性测定所采用的详细方法，如分析仪器、本底计数、计数效率、校正因子、样品制备过程等；提供采用放射性示踪生物学试验的详细过程，以及在生物样品测定时对放射性衰变所进行的校正方程等；尽可能提供给药后不同时相的整体放射自显影图像。

（3）代谢：对于创新性药物，尚需了解其体内生物转化情况，包括转化类型、主要转化途径及其可能涉及的代谢酶。对于新的前体药物，除对其代谢途径和主要活性代谢物结构进行研究外，尚应对原形药和活性代谢物进行系统的药代动力学研究。而对在体内以代谢消除为主的药物（原形药排泄 $<50\%$），生物转化研究则可分为两个阶段进行。临床前可先采用色谱方法或放射性核素标记方法分析和分离可能存在的代谢产物，并用色谱 – 质谱联用等方法初步推测其结构。如果Ⅱ期临床研究提示其在有效性和安全性方面有开发前景，在申报生产前进一步研究并阐明主要代谢产物的可能代谢途径、结构及代谢酶。但当多种迹象提示可能存在有较强活性的代谢产物时，应尽早开展活性代谢产物研究，以确定开展代谢产物动力学试验的必要性。

（4）排泄：尿和粪便药物排泄研究一般采用小鼠或大鼠，将动物放入代谢笼内，选定一个有效剂量给药后，按一定的时间间隔分段收集全部尿或粪样品，测定药物浓度。粪样品晾干后称重（不同动物粪便于湿不同），按一定比例制成匀浆，记录总体积，取部分样品进行药物含量测定。计算药物经此途径排泄的速率及排泄量，直至收集到的样品测定不到药物为止。每个时间点至少有 5 只动物的实验数据。应采取给药前尿及粪样，并参考预试验的结果，设计给药后收集样品的时间点，包括药物从尿或粪中开始排泄、排泄高峰及排泄基本结束的全过程。

胆汁排泄研究一般用大鼠在乙醚麻醉下作胆管插管引流，待动物清醒后给药，并以合适的时间间隔分段收集胆汁，进行药物测定。

同时，应记录药物自粪、尿、胆汁排出的速度及总排出量（占总给药量的百分比），提供物质平衡数据。

（5）对药物代谢酶活性的影响：对于创新药物，应观察药物对药物代谢酶，特别是细胞色素 P_{450} 同工酶的诱导或抑制作用。在临床前阶段可以用底物法观察对动物肝微粒体 P_{450} 酶的抑制作用。药物对酶的诱导作用可观察整体动物多次给药后的肝 P_{450} 酶活性的变化，以了解该药物是否存在潜在的代谢性相互作用。

（6）毒代动力学研究：毒代动力学研究通常结合毒性研究进行，将获得的药代动力学资料作为毒性研究的组成部分，以评价全身暴露结果。药代动力学和毒代动力学研究的目的不同，但两者相互联系，分析方法相同，技术可以共享或相互借鉴。已获取的药代动力学参数可以为毒代动力学和毒性试验给药方案的设计提供参考。三个剂量的药代动力学试验，最高剂量采用接近动物最大耐受量所得到的动力学参数，对毒代动力学试验设计有直接参考价值。药物组织分布研究结果可为评价药物毒性靶器官提供依据。药物与血浆蛋白结合试验结果可为估算血药浓度与毒性反应关系提供依据，因为毒性反应与血中游离药物浓度 – 时间曲线下面积的相关性优于总的药物浓度 – 时间曲线下面积。生物转化研究所提供的代谢产物资料有助于判断可能引起毒性反应的成分和毒代动力学研究应检测的成分。

2. 临床药代动力学研究

临床药代动力学研究旨在阐明药物在人体内的吸收、分布、代谢和排泄的规律。药物体内处置过程的研究，是全面认识人体与药物间相互作用不可或缺的重要组成部分，是临床制定合理用药方案，实现个体化药物治疗的科学依据。由于各种疾病的病理状态均可不同程度的对药物的药代动力学产生影响，为了客观反映人体药代动力学特征，故多选择健康受试者。但如果试验药品的安全性较小，试验过程中可能对受试者造成损害，在伦理上不允许在健康受试者中进行时，可选用相应适应证的患者作为受试者。

药代动力学研究一般包括单次与多次给药的药代动力学研究、进食对口服药物制剂药代动力学影响的研究、药物代谢产物的药代动力学研究、药物 – 药物药代动力学相互作用研究。

（1）单次给药药代动力学研究：单次给药人体药代动力学研究一般应选择 18 ~ 45 岁、体重不低于 50kg、体重指数在 19 ~ 24 的健康受试者。因临床上大多数药物均不按体重计算给药剂量，所以同批受试者的体重应比较接近。受试者例数一般为每组 8 ~ 12 例。原则上男性和女性兼有，一般男、女各半，这不仅可了解药物在人体的药代动力学特点，同时也能观察到该药的药代动力学是否存在性别的差异。但女性作为受试者往往受生理周期或避孕药物的影响，因某些避孕药物具有药酶诱导作用或抑制作用，可能影响其他药物的代谢消除过程，因而改变试验药物的药代动力学特性。另外，一些有性别针对性的药物，如性激素类药物、治疗前列腺肥大药物，治疗男性性功能障碍药物及妇产科专用药等则应选用相应性别的男性或女性受试者。

剂量确定主要根据耐受性试验结果，并参考动物药效学、药代动力学及毒理学试验结果，以及经讨论后确定的拟在Ⅱ期临床试验采用的治疗剂量推算。一般选用低、中、高三种剂量，高剂量必须小于或等于人最大耐受剂量，但一般应高于治疗剂量。

采样点的确定对药代动力学研究结果具有重大的影响。服药前采集空白血样品，一个完整的血药浓度—时间曲线，应包括药物各时相的采样点，即采样点应包括给药后的吸收分布相、平衡相（峰浓度）和消除相三个时相。一般在吸收分布相至少需要 2 ~ 3 个采样点，平衡相至少需要 3 个采样点，消除相至少需要 6 个采样点。一般不少于 11 个采样点，应持续 3 ~ 5 个消除半衰期，或采样持续到血药浓度为 C_{max} 的 1/10 ~ 1/20。

如果同时收集尿样，则应收集服药前尿样及服药后不同时间段的尿样。取样点的确定可参考动物药代动力学中试验药物的排泄特点，应包括开始排泄时间、排泄高峰及排泄基本结束的全过程。

采用药代动力学统计软件统计所得药代动力学参数，并进行分析，说明其临床意义，并对Ⅱ期临床研究方案提出建议。药代动力学统计软件主要用于数据处理、计算药代动力学参数、模型判断、统计学分析及图形显示等。

根据所测各受试者的血药浓度－时间数据，绘制各受试者的药－时曲线及平均药－时曲线，计算药物的主要药代动力学参数，以全面反映药物在人体内吸收、分布和消除特点。主要药代动力学参数 Ka、T_{max}（实测值）、C_{max}（实测值）、AUC（梯形法求算），主要反映药物吸收速率和程度；V_d 主要反映理论上药物在体内占有的分布容积；而 Ke、$t_{1/2}$、MRT 和 CL 等主要反映药物从血液循环中消除的特点。

药物经肾排泄的速率和总量可从尿药浓度估算。应能够根据研究结果对药物的药代动力学特性作出判断，如该药呈线性或非线性药代动力学特征等，以及根据剂量与体内药物浓度的关系，为临床合理用药及药物监测提供有价值的参考信息。

（2）多次给药药代动力学研究：如果药物需临床上连续多次应用，应考虑多次给药可能引起的体内蓄积或药代动力学参数改变，需进行多次给药的药代动力学研究。该研究旨在考察药物多次给药后的稳态浓度（C_{ss}），达到稳态浓度的速率和程度，药物谷、峰浓度和波动系数（DF），药代动力学特点是否发生改变，是否存在药物蓄积作用及 C_{ss} 和临床药理效应（药效和不良反应）的关系。如不进行多次给药试验应有充足理由，并需提供相应文献或试验依据。

根据单次给药的药代动力学参数中消除半衰期和Ⅱ期临床试验给药方案中制订的服药间隔以及给药日数，确定总服药次数和总剂量。根据单剂量药代动力学研究求得的消除半衰期，估算药物可能达到稳态浓度的时间，应连续测定 3 次（一般为连续 3d 的）谷浓度（给药前）以确定已达稳态浓度。一般采样点最好安排在早上空腹给药前，以排除饮食、时辰以及其他因素的干扰。当确定已达稳态浓度，最后一次给药后采集各时相（同单次给药）系列血样，以测定稳态血药浓度，并绘制药物浓度－时间曲线。

根据试验中测定的三次谷浓度及稳态血药浓度—时间数据，绘制多次给药后药－时曲线，求得相应的药代动力学参数，包括峰时间（T_{max}）、峰浓度（C_{max}）、消除半衰期（$t_{1/2}$）、清除率（CL）、谷浓度（C_{min}）、平均稳态血药浓度（C_{av}）、稳态血药浓度—时间曲线下面积（AUC_{ss}）及 DF（波动系数）等。

对试验结果进行分析，说明多次给药时药物在体内的药代动力学特征，同时与单剂量给药的相应药代动力学参数进行比较，观察单次与多次给药是否存在明显的差异，吸收和消除等有否显著改变。

（3）进食对口服药物制剂药代动力学影响的研究：许多口服药物制剂的消化道吸收速率和程度受食物的影响，食物可能减慢或减少药物的吸收，亦可能促进或增加某些药物的吸收。故应进行口服药物在饮食前、后服药时药物药代动力学比较研究，观察食物对药物的吸收过程的影响，为后续临床研究制订科学、合理的用药方案提供依据。研究时所进试验餐应是高脂、高热量配方，以便使食物对胃肠道生理状态的影响达到最大，使进食对所研究药物的药代动力学行为的影响达到最大。

进食试验餐应从开始进食试验餐起计时，以排除进餐速度对服药时间的影响。试验餐应在开始进食后 30min 内吃完，且两个试验周期应保证试验餐的配方一致。餐后服药组应在进餐开始 30min 后给药，200 ~ 250mL 水送服。试验可采用随机双周期交叉设计，也可根据药物的代谢特性与单剂量交叉试验结合在一起进行。

（4）药物代谢产物的药代动力学研究：如果药物主要以代谢方式消除，其代谢物可能具有药理活性或毒性作用，或作为酶抑制药而使药物的作用时间延长或作用增强，或通过竞争血浆和组织结合部位而影响药物的处置过程，则代谢物的药代动力学行为可能影响药物的疗效和毒性。

对于具有上述特性的药物，应在非临床体内外生物转化和代谢物研究的基础上，通过体外和（或）体内方法进一步研究，明确药物的代谢物数目、结构、活性和负责代谢的酶系。鼓励开展放射性核素标记化合物和 P_{450} 同工酶研究，提供代谢途径的框图，并与相应的动物研究资料进行比较。应在进行母体药物临床药代动力学研究的同时考虑进行代谢物的药代动力学研究，以便更好地了解原型药物的作用、毒性、滞后作用及体内处置过程等。

（5）药物－药物的药代动力学相互作用研究：两种或两种以上的药物同时或先后应用，可能在吸收、与血浆蛋白结合、诱导/抑制药酶、存在竞争排泌或重吸收等方面存在相互影响，从而影响它们在体内的过程，进而影响各自的效应。因此，应根据需要进行药物–药物的药代动力学相互作用研究，尽可能明确引起相互作用的因素或机制，为制订科学、合理的联合用药方案提供依据。大多数药代动力学相互作用研究在健康受试者中进行。

药物在人体内的代谢过程需各种药酶的参与，因此药物可通过诱导/抑制药酶而去影响另一药物的代谢，导致血药浓度的改变。当所研制的药物临床上可能与其他药物联合使用，且药物的安全范围又较窄时，应考虑药物—药物相互作用中血药浓度的改变以及肝药酶诱导剂或抑制剂的作用。

很多消除代谢途径，包括大多数通过细胞色素 P_{450} 酶系代谢的途径，都可被合并使用的治疗药物所抑制、激活或诱导。已经观察到的由于代谢性药物–药物相互作用导致的变化可能是药物或代谢产物在血液和组织浓度中严重地减少或增加的变化，可能还包括毒性代谢产物的形成，或增加毒性母体药物的暴露量。许多药物因合并另一种药物导致其暴露量发生重大改变，如合并酮康唑或红霉素（抑制 CYP3A4），导致特非那定、西沙必利或阿司咪唑浓度增加；合并咪拉地尔或伊曲康唑（抑制 CYP3A4），导致辛伐他汀及其酸性代谢产物浓度增加；合并氟西汀、帕罗西汀或奎尼丁（抑制 CYP2D6），导致地昔帕明浓度增加；合并利福平（诱导 CYP3A4），导致卡马西平浓度降低。这些暴露量的显著变化很大程度上影响了药物和（或）其活性代谢产物的安全性和有效性。对于治疗窗窄的药物，这种改变最为明显，但对非治疗窗窄的药物，如 HMG 辅酶 A 还原酶抑制药，也可能如此。根据药物相互作用的程度和因果关系，由于一个药物的代谢可被其他药物显著抑制，或这个药物自身可抑制其他药物的代谢，可能需要对该药物或它所相互作用的药物的说明书中用法用量进行较大的调整。因此，应该在药物开发早期进行试验药物对其他药物代谢影响和其他药物对试验药物代谢影响的研究，从而可在后期临床试验中对药物相互作用的临床意义进行尽可能充分的研究。

（6）特殊人群人体药代动力学研究：肝是药物消除的重要器官，许多药物进入体内后在肝被消除，或在肝被代谢后，以代谢物的形式经胆汁排泄，或以原形从胆汁直接排泄。由于肝是药物处置过程中非常重要的器官，因此肝功能损害患者是组成这一特殊群体的重要亚群。因此肝损害必然会对这些药物经，肝的代谢和排泄产生影响。前药或其他需经肝代谢活化的药物，可使活性代谢物的生成减少，从而导致疗效的降低；对于经肝代谢灭活的药物，可使其代谢受阻，原形药物浓度明显升高，导致药物蓄积，出现严重的不良反应。药代动力学研究可用于确定特殊的患者亚群，这些患者，出于有效性和（或）安全性考虑而可能需要调整给药方案。

对临床前研究确定的可能受肝功能影响的毒性代谢产物，应收集血浆（或全血）对母体药物和已知或可疑的所有活性代谢产物（具治疗作用或有不良反应）进行分析评估。同时，对于肝功能正常患者体内无活性的代谢产物，如果大量蓄积，也可能达到活性/毒性水平。因此，也应考虑对这样的代谢产物进行评估。血浆样品采样的频度和持续时间应足够准确评估母体药物和代谢产物的相关药代动力学参数。

肝功能不全患者药代动力学研究的主要目的在于确定推荐剂量，使患者和医生了解肝疾病患者应当改变剂量和给药间隔，并注意其后谨慎地逐渐增加剂量。如果肝功能受损对药物药代动力学行为的影响显著（如 AUC 增加 2 倍或更多），说明书应建议调整剂量。肝功能受损患者应注意前药（即药物大部分的活性源自肝产生的代谢产物）可能需增加剂量或缩短给药间隔。同时，基于所研究药物可利用的信息，如剂量和（或）浓度–效应研究，或应用可信区间方法，证明肝功能受损不改变药物的药代动力学行为也很重要。

肾疾病或从四十岁开始随着年龄而出现的肾功能衰减都可引起肾功能降低。对于主要经肾排泄消除的药物，肾损害可能改变药物的药代动力学行为，与肾功能正常的人相比，需改变给药方案。肾损害不仅与药物及其代谢产物排泄降低有关，还与吸收、分布、代谢、血浆蛋白结合改变有关，严重肾功能损害患者尤为显著。

各肾功能组年龄、性别、体重等应具有可比性。不同药物，需考虑对所研究药物药代动力学行为具有明显潜在影响的其他因素（如饮食、吸烟、饮酒、合并用药、种族）。纳入研究的患者数应足以测得足够大的差异，以作为剂量调整的依据。

单次给药研究，峰浓度较小受肾功能影响，无论肾功能如何，通常均给予所有患者相同剂量。多次给药研究，则易发生原形药物和代谢产物蓄积，应随肾功能下降程度相应减少剂量和降低频度，并给予足够长时间以达到稳态。

肾功能不全患者，经肾排泄的原形药物或代谢产物极易发生蓄积。应增加血、尿标本采集频率，延长采集时间，以便精确计算原形药物及其代谢产物的药代动力学参数，评估其药代动力学特征。

透析可显著改变药物的药代动力学特性。当部分药物或活性代谢产物被透析清除时，可能需要对剂量方案进行调整，例如在透析结束后给予补充剂量等。即使药物不是主要通过肾途径排除，也有可能被透析清除。

急性肾衰患者通常采用持续性血液滤过／血液透析治疗方法。将间歇性血液透析对药物药代动力学的影响作用直接外推至持续性血液滤过或血液透析可能是困难的。但根据现有的数据（如间歇性血透、相似药物数据、体外数据等），可尝试为这些患者提供适宜的推荐剂量。

通常情况下，只有在透析对药物或其活性成分消除无明显影响时才可省略透析对药代动力学影响的研究。此类药物包括具有巨大非结合分布容积或非结合非肾清除的药物和活性成分。如果某药物和代谢产物有巨大非结合分布容积，则体内只有一小部分被透析排除。如果药物和代谢产物具有巨大的非结合非肾清除的特点，透析对全部非结合肾清除的作用相对较小。

当采用简化试验设计或等效方法时，可以通过统计分析证明不需进行剂量调整。为了能够说明严重肾损害没有影响，严重肾损害患者的药代动力学参数与对照组比值的 90% 可信区间应在预先设定的范围内，而此预先设定的范围应根据目标标准设定。

不论是否提出特异性降低剂量的建议，仍需要提供推荐剂量下的稳态暴露量的模拟情况。模拟可包括浓度（总浓度，以及相关非结合浓度）随时间变化的图例说明，同时也应显示群体预期差异。还应提供相关的稳态药代动力学参数对应于肾功能的图例说明，其中应包括对变异性的评估。

（7）老年人药代动力学研究：老年人不仅患病率高，且往往同时患有多种疾病，应用药物的品种也较多，约有 25% 的老年患者可能同时使用 4 ~ 6 种药物。因此，老年人群进行药物代谢动力学研究具有重要临床意义。

药物与年龄相关的差异可由药代动力学差异和药效学差异引起。已知，多数老年人与年轻人之间重要的效应差异来自于药代动力学差异。与正常成年人不同，老年人胃酸分泌减少，消化道运动功能减退，消化道血流减慢，体内水分减少，脂肪成分比例增加，血浆蛋白含量减少，肾单位、肾血流量、肾小球滤过率均下降，肝血流量减少，功能性肝细胞减少等，以上因素均可导致药物在老年人体内吸收、分布、代谢、排泄发生相应改变。因此，进行详细的试验设计评价老年人药代动力学改变对药物作用的影响，将为药物研发和评价提供重要信息，并为上市后临床合理应用提供依据。

老年人药代动力学研究的目的是确定老年患者的药代动力学行为与成年人是否存在差异，并明确引起差异的因素（如肝肾功能不全等）。老年人的药代动力学研究可选择老年健康受试者或患者，酌情在四个阶段的临床试验期间进行。应选择等于或大于 65 岁（尽可能选择 75 岁或 >75 岁）健康老年人或需要用该药物治疗的患者，进行老年人体药代动力学研究。可首先在小范围老年人与年轻受试者或患者进行初始药代动力学研究，如要发现统计学差异则可在更大范围作单一剂量药代动力学研究，或进一步进行多剂量且患者例数充分的药代动力学研究。

（8）儿科人群药代动力学研究：不同年龄阶段，小儿生长、发育有其各自的特点，药代动力学行为也各不相同。因此，儿科人群药代动力学研究，应根据拟用疾病、人群、药物特点等，酌情选取不同发育阶段的目标疾病受试者，或根据药物特点、所治疗的疾病类型、安全性及可选择的其他治疗措施的有效性和安全性等，酌情在 Ⅰ ~ Ⅳ期临床试验进行。儿科人群药代动力学研究的目的在于为使小儿用药方案达到与成年人相同的安全、有效的药物体内暴露水平提供依据。

鉴于新生儿及婴幼儿用药剂量的安全性知识、信息有限，研究剂量的确定应考虑新处方与成年人处方相对生物利用度的比较、儿科人群的年龄范围、药物的治疗指数、成年人药代动力学参数，儿科研究人群的身体指标等因素。

由成年人剂量推算儿童初始剂量应基于 mg/kg 体重或 mg/m^2 体表面积。

成年人药代动力学参数与儿童的特殊生长发育特征相结合确定初始剂量，并结合儿科用药经验，最初考虑给予成年人暴露量计算所得药量的一部分。进一步的临床观察及药物或（和）其活性代谢产物分析可指导儿童剂量调整。在成年人呈线性药代动力学特点的药物，可仅进行儿童单剂量研究；在成年人呈任何非线性吸收、分布、消除及存在任何时一效关系改变的药物，均需在儿童进行稳态药代动力学研究。

许多儿科实验可用群体药代动力学研究方法代替标准药代动力学方法，甚至首选群体药代动力学研究方法。这种方法指选取大样本量少次采集标本的方法获得相应的药代动力学参数。群体药代动力学研究方法通常适用于接受药物治疗的患儿。

（9）不同种族的药代动力学研究：中国人在遗传学、生理和病理情况、生活饮食习惯以及生活环境、社会经济、教育状况、医疗措施、药物依从性等方面与外国人存在明显差异。因此，直接将国外药品的药代动力学和安全性数据用于指导中国人的临床用药缺乏科学依据，也有悖于药品评价的安全、有效原则。同时，药物种族差异在实际中也并不是大得无法接受，种族间差异导致临床用药剂量变化的相关性并不大于种族内个体差异。故评价药物不同个体、种族的药代动力学差异应当遵循客观和实事求是的原则。

如果药物的代谢行为是一个主动耗能的生物学过程，其代谢参数具有种族差异的可能性就越大。循着 ADME 途径，可能具有代谢种族差异的药物包括：①消化道主动吸收或首关代谢或饮食对吸收影响较大的药物；②血浆蛋白结合率较高，特别是结合于酸性糖蛋白的药物；③经 CYP2C9、2C19、2D6、1A2、2A6 和 N- 乙酰转移酶等代谢的药物可能具有种族差异，多酶代谢的药物一般难以判定其代谢是否存在种族差异，需要新的临床试验进一步的求证；④具有肾小管排泌过程的药物。对药物代谢动力学种族差异的评价应阐明药物在不同种族人群的吸收、分布、代谢和排泄，以及食物 - 药物、药物 - 药物的相互作用。饮食、吸烟、饮酒可能影响药物吸收和生物利用度；种族因素如基因多态性、身高、体重、疾病状况则可能影响药物的清除、吸收、分布、代谢等药代动力学过程。

三、药代动力学与药物治疗方案设计

药物的药代动力学参数及其方程式可用于估算给药剂量（D 或 X）和给药间隔（T），预测在体内可达到和维持稳态血药浓度（C_{ss}），制订一般给药方案。制订个体化给药方案，则需考虑其肝、肾、心功能，有无酸、碱中毒，尿液 pH 等。根据所需达到的有效浓度确定剂量和给药间隔（或静滴速度），如可以固定剂量调整给药间隔，也可固定给药间隔调整剂量。

四、药代动力学与创新药物研究

组合化学和高通量筛选使短期合成大量化合物成为可能，生命科学和基因组学的发展，也为新药设计和化合物的筛选提供了大量的新靶点。但是，能够顺利通过各期临床试验获得上市的新药并未增加。造成新的化学实体在研发后期退出的主要原因并不是活性不高，而是由于其药代动力学性质不好，或生物利用度低，或口服吸收不佳，或不易代谢，或毒性过大等。

创新药物研究的常规方法是经药效学筛选确定化合物后，再对其进行药代动力学和安全性评价。在这些过程中所产生的各种不定参数又导致反复的结构优化。如果在药物发现和优化阶段就考虑到这些因素，将会大大降低候选药物上市失败的风险，提高新药研发的效率。创新药物研制过程中，药代动力学研究已成为药物临床前研究和临床研究的重要组成部分，与药效学研究、毒理学研究处于同等重要的地位。

高通量筛选虽然有效，但成本高。计算 ADME（computational ADME）研究，又称为虚拟计算 ADIE（in silico ADME）研究，是目前药物研发中的前沿领域之一。计算 ADME 可以加速药物理化性质筛选，进行活性预测，指导分子定向优化等，从而节省药物开发成本，提高成功率。

计算 ADME 模型能合理有效地利用有限的体内实验资源评价潜在的开发成功率高的先导化合物，结合药物脂水分配系数、水溶性、小肠吸收、血脑屏障通透性、生物利用度等，通过优化设计改善药物的溶解、吸收、代谢的性质。计算模型不需精确预测口服生物利用度，但能可信地预测化合物在人和动物体内生物利用度是否令人满意。由于涉及多种因素，使生物利用度的预测具有较大的挑战性，但近年来，多种体外测定结合计算预测的方法已经取得了长足进展。

先导化合物相关药代动力学参数如组织渗透、稳定性、肠吸收、代谢和清除可通过体外系统获得。这些体外体系包括微粒体、肝细胞、用于确定代谢和评价代谢路径和速率的组织切片、评价细胞转运吸收的 Caco-2 细胞系。毒性数据可以通过器官特异性细胞系获得。对早期先导化合物及其可能代谢产物潜在毒性的认识是药物成功开发的关键。大多数药物候选化合物在这一阶段失败，只有少数被认为足够安全和有效，进入下一阶段的开发。临床前研究的目标不仅是确定最有效且最安全的先导化合物，而且能选择最接近人类的动物物种进行研究。了解所选化合物的药代动力学和代谢特征有助于设计合适的临床试验。

体外方法的优点首先是可以采用微量化、自动化等手段建立高通量或中等通量的模型；其次是可以利用来自人体的组织细胞成分进行研究，以消除人类和动物之间存在的种属差异，提高药物研发的成功率。但体外研究缺乏体内研究所存在的血流、生化因子以及多种转运蛋白等影响因素。化合物配制过程中使用的有机溶剂可能掩盖药物在体内的溶解性能，影响药物代谢酶的活性。

（一）口服药物吸收评价

口服吸收与药物在胃肠道内容物中的溶解度、解离度以及跨胃肠细胞膜的能力有关。因此化合物的理化性质是其小肠通透性的重要决定因素。在创新药物研发阶段，常采用计算机辅助虚拟筛选确定药物吸收特征方法。

第一种方法为 Lipinski 五规则法。该方法将化合物结构中 N 和 O 原子看作氢键的受体，而将 N-H、O-H 基团看作氢键的供体，计算脂水分配系数（partition coefficient logP，ClgP）。如果一个化合物满足下列两个以上条件：

（1）氢键供体数 >5。

（2）氢键受体数量 >10。

（3）脂水分配系数 ClgP>5。

（4）相对分子质量 MW>500Da。

则这个化合物将被给予开发警告标志，未来的成药性有较大疑问。本方法不适合存在主动转运机制口服药物的药代动力学特征的预测。

另外一种预测吸收的方法为定量模型与 Lip-inski 五规则结合的方法。该方法根据分子亲脂性及分子大小，以绘图方式预测化合物以被动扩散方式吸收的情形。以生理 pH 化合物内在亲脂性（ClgD）与用于测定分子大小的计算分子折射率（calculated molecular refraction，CIR）绘图，得化合物分布象限图。

药物进入体内循环，需要在口服给药后经过胃部的低 pH 环境，进入十二指肠和小肠，由小肠上皮细胞吸收入血。目前常见的口服药物小肠吸收评价模型有 Caco-2 细胞系、MDCK 细胞系、PAM-PA 人工膜方法。其中 PAMPA 是基于被动扩散方式的吸收评价模型，属于高通量研究方法。

（二）代谢稳定性研究

药物进入体内后作为外来物经历由药物代谢酶所催化的生物转化。肝脏是体内最大的代谢器官，P_{450} 酶是体内主要的代谢酶，CYPIA2、CYP2A6、CYP281、CYP2C9、CYP2C19、CYP2D6、CYP2EI、CYP3A4 是与药物代谢有关的重要亚型。代谢稳定性是药物的一个重要特性，代谢不稳定的药物需要频繁给药才能保持有效的治疗浓度。

由于药物代谢存在种属差异，在药物研发阶段使用人体组织、细胞获得的结果与临床结果更接近。酶代谢稳定性研究使用的体外系统主要为人类肝微粒体、肝细胞。目前已知肝微粒体含有的 P_{450} 酶及其比例与肝组织中的比例接近，肝微粒体易于保存，可进行高通量的酶稳定性研究。肝细胞中含有完整酶系，不需要添加辅助因子，但肝细胞保存时间短，来源受限。

（三）药物相互作用研究

为避免药物因药代动力学相互作用而撤回，在药物研发阶段应确定药物体内代谢的关键酶，评价待测药物与抑制药或诱导药之间的潜在相互作用。如果一个药物主要由 CYP3A4 代谢，则这个药物可能与

CYP3A4 抑制药如酮康唑、红霉素、伊曲康唑或诱导药如利福平、苯妥英间产生药物相互作用。药物相互作用研究可以使用提取的肝微粒体、重组表达的肝微粒体、肝细胞。重组表达的肝微粒体可用于确定药物代谢酶；肝微粒体和某一 P_{450} 同工酶抑制药合用可用于推测药物代谢酶。

如果一个化合物是药物代谢酶的抑制药，则可以与该酶的药物底物产生药物相互作用。使用肝微粒体和特殊的药物底物可以进行酶抑制研究，根据计算得到的 IC50 或 Ki 值，判断药物相互作用潜力。也可以使用重组表达的肝微粒体以及肝细胞进行药物相互作用研究。如果一个药物可诱导肝细胞过度表达某个代谢酶，则该药物与该药物代谢酶的底物存在药物相互作用。如已知 PXR 是介导 CYP3A4 基因表达的受体，药物与 PXR 结合会上调 CYP3 A4 表达量，提示该药物是 CYP3 A4 的诱导剂。

另外，还需要关注药物转运蛋白所引起的药物相互作用；分析抑制机制，区分是竞争性酶抑制还是机制依赖性酶抑制。机制依赖性酶抑制引起的药物相互作用的发生率更高。

（四）体内药代动力学研究

体内药代动力学研究拥有体外研究所没有的血流、各种因子等影响因素，是新药研究中不可缺少的一项。创新性药物应首先选用两种或两种以上的动物，如小鼠、大鼠、兔、豚鼠、犬、小型猪和猴等进行药物体内代谢过程研究。其中一种为啮齿类动物，另一种为非啮齿类动物（如犬、小型猪或猴等），然后进行人体药代动力学研究。

由于药物代谢受多种因素干扰，存在明显的代谢种属差异性，因此从动物获得的信息外推至人体具有风险性及欺骗性。人体药代动力学研究是创新药物临床药理学研究的重要一部分。从拟就的说明书分析而言，临床药理学研究目的不仅仅是为了描述药物的吸收、分布、代谢与排泄（ADME）特征，为整个临床试验结束时撰写产品说明书相应项目下的内容提供数据，更为重要的是为相应阶段的临床试验提供药代动力学支持，并作为重要数据与进行安全、有效性评价为目的的临床试验有机整合，从而发挥其在量化评价方面的重要作用。

一般而言，人体药代动力学研究应获取以下几个方面的数据：①药物或活性代谢物的药代动力学特征（ADME）数据；②药物剂量与血药浓度或靶位浓度的量效关系数据；③与适应证治疗相关的常见合并用药的相互作用数据；④性别或年龄对药代动力学参数的影响。其目的为量化评价耐受性试验结果提供支持，也为后续的临床试验提供包括推荐剂量在内的药代动力学方面的支持。临床药代动力学通过以下几种形式的研究来提供临床试验所需要的数据支持，包括单次给药研究、多次给药研究、食物影响、药物相互作用、不同人群等。研究人群应包括所有可能使用研究药物的适应证人群和健康受试者。患者人群包括一般患者和特殊人群。特殊人群包括孕妇、哺乳期妇女、儿童患者、老年患者及心、肝、肾等重要脏器功能不全的患者。

基于药物研发的复杂多样性，创新药物的药代动力学研发可以在任何临床试验阶段进行；药代动力学研究服从于研究药物的整体临床试验开发目标或具体临床试验的阶段性目标；任何以疗效和安全评价为目的的临床试验，都应该有清晰的药代动力学轮廓；药代动力学研究与临床试验整合，可以评价量化安全性和有效性；各个临床试验阶段的目标决定了各个阶段的药代动力学研究内容，由临床试验总体目标统领下的各个阶段的目标，为临床药代动力学研究的脉络或主线。如果研究药物拟最大限度地覆盖用药人群，所要进行的临床试验就要最大限度地纳入包括特殊人群在内的用药人群，所要进行的以安全、有效性评价为目的的临床试验都需要对上述人群的药代动力学研究支持，所以在临床试验的较早阶段，需要收集包括特殊人群在内的药代动力学数据。此种临床试验研发周期长，成本高，风险大，但一旦开发成功，会有较大的市场收益。

五、药代动力学与药效动力学相关性研究

药物的监测和量化可发生于体外分子和细胞水平、体内外组织和器官水平或整体水平的。即使同一种药物，不同水平用于测量效应的终点指标也可能不同。在整体水平，药物的药理学作用是多种药物效应与机体对这些药物效应生理反应的总和。一般认为，药物效应包括治疗效应和毒性效应，与药物血浓度有直接的关系。但由于血浆并非大多数药物发挥作用的场所，药物由中央室到周边室或效应室需要时间，

或者某些药物到达效应部位很快，但起效很慢，使直接拟合血药浓度与效应曲线比较困难。因此，药物效应与血药浓度相比常常存在一定的滞后，即效应变化滞后于浓度的变化，从而使血浆药代动力学预测的相关效应被延迟。

剂量或浓度效应关系研究有助于认识药物的作用靶点，选择剂量和设计给药方案，测定药物的效价和效能，阐明药物间的相互作用。任何新药临床前和临床评价，都包括在预期剂量范围内定量描绘量一效关系，分析药物的疗效和毒性反应。根据药效学和药动学知识制定合理的个体化药物治疗方案，包括合理的剂量选择，衡量风险／效应比等。某些情况下，将描述药物分布动力学某一特征的房室确认为药物作用部位，具有生物学上的可能性。如注射胰岛素后血糖利用的时程与三室胰岛素分布模型中慢平衡房室所预期胰岛素浓度是一致的。因为药物在此房室的动力学与骨骼肌组织间液中胰岛素的浓度相对应，因此有理由使用药动学房室预测胰岛素的特定效应。

如果效应的终点指标（如血压变化）可连续测量，则剂量－效应关系可以进行量化；而对于全或无的终点，如存活与死亡，剂量－效应关系是质化的。量反应型剂量－效应关系在一定剂量范围内可以在单一生物学单位内进行测量，且药物剂量或浓度与效应强度相关。质反应型剂量－效应关系通过在一定剂量范围内对用药患者数量进行测定，每一水平剂量与全或无效应的发生频率相关。

为了更精确地描述药物剂量与药物效应之间的关系，Sheiner 等在经典药代动力学研究中加入效应室，利用血药浓度－时间－效应数据，经模型分析，拟合出血药浓度及其效应经时过程的曲线，推导出产生效应部位的药物浓度，定量地反映浓度与效应的关系，称为 PK/PD（pharmacokinetics/pharmacodynamics）模型。效应室（effect compartment）是描述效应部位药量变化规律的假想室，与中央室（血液室）相连接。为方便数学分析，假设效应室内药物不返回中央室，直接从效应室消除，因为从中央室转运到效应室的药量非常小，这样做不影响经典药代动力学模型的计算精度。目前还没有直接测定效应部位药物浓度的方法，一般以药物在体内达到平衡时的血药浓度代替，或使用 PK/PD 结合模型模拟计算。

（一）药效学模型

药效学模型将药物的药理作用与效应部位浓度从数字上联系起来。目前常用的药效学模型包括固定效应模型、线性／对数线性模型及最大效应模型。与药动学模型不同，药效学模型与时间无关。

1. 固定效应模型

当药物效应是全或无的，如睡眠；或是连续状态的特定中断，如高血压患者的舒张压 <90mmHg，即当药物浓度高于阈浓度时特定的药理作用就出现，当药物浓度低于阈浓度时就消失，可选用固定效应药效学模型。不同患者阈浓度不同，根据阈浓度分布情况，固定效应模型量化了特定的给药浓度产生全或无效应的可能性，主要用于临床剂量研究。如根据地高辛浓度和毒性关系研究，地高辛浓度为 3ng/mL 时毒性反应的发生率为 50%。固定效应模型是联系药物浓度和药理作用的简单模型。

2. 线性／对数线性模型

某些药物效应与浓度呈直线关系，可用线性模型预测药物效应。类似地，当药物效应强度与浓度对数呈直线关系，或者药物效应强度对数与浓度对数呈直线关系时，可用对数线性模型预测药物效应。

线性模型和对数线性模型是描述药物浓度和一定范围内效应关系的简单模型，只能预测 20% ~ 80%E_{max} 的药物效应，当预测高于 80%E_{max} 或低于 20%E_{max} 的效应时将发生较大偏差。对于大部分药物，浓度与药效间关系的线性仅存在于中间范围，而在高或低浓度时，该模型不能准确预测药物效应。

3. 最大效应模型（E_{max} 和 S 形 E_{max}）

某些药物效应随浓度呈饱和曲线增加，当药物不存在时，无药理效应；当药物浓度接近于某一极限水平时，再增加浓度，效应增加有限。此时，可用 S 形 E_{max} 模型将连续的效应和药物浓度联系起来。

最大效应模型描述了浓度和效应之间的双曲线型关系，即在未用药时没有效应，当浓度接近于无限大时出现最大效应 E_{max}，当浓度超过 EC_{50} 后，效应的升高幅度减小。

（二）PK/PD 结合模型

在非稳态情况下，血液浓度与效应部位浓度不存在平衡，药物进入作用部位需要一定时间，因此效应部位浓度与血液浓度相比存在一定的滞后，使直接拟合血浓度与效应十分困难。

Sheiner 等提出的效应室模型的方法较好地克服了这一困难，并得到了广泛的应用。效应室模型将经典的药代动力学模型加以扩展，提出一个假设的“效应室”。由中央室到效应室的药物转运速率是一级过程，但其速率常数 k_{1e} 远小于药代动力学模型中的其他速率常数，从而药物往效应室的转运量不会改变药代动力学模型原有的特性，可忽略不计，但药物从效应室消除则用第 2 个一级速率常数 k_{e0} 表示。

求出药代动力学参数后，给予 k_{e0} 一个初始值，可采用一定数学模型，估算效应室浓度 Ce，结合效应观测值就可拟合出合适的效应模型，求出 k_{e0} 值及效应模型参数。

Fuseau 和 Sheiner 提出非参数效应模型方法，可不必假设效应模型，效应室消除速率常数 k_{e0} 通过拟合，使效应室预测浓度 Ce 与效应（E）的滞后环消失。k_{e0} 为 CP –E 曲线的上下支重叠为一支时 k_{e0} 的优化值。另一扩展的非参数法，药代动力学和药效学指标都用非参数表示，在模型不确定时有独特的优点。

1. 参数法

在非稳态下，根据外周室浓度—时间数据求出药代动力学参数，只要引入效应室消除速率常数 k_{e0}，就可估算出效应室浓度，然后选择合适的药效学模型。对药效学数据进行拟合，则可求出 k_{e0} 及药效学模型参数。

2. 非参数效应模型方法

若效应室药量忽略不计，则效应室浓度的变化是 k_{e0} 及药代动力学参数的函数。

3. 扩展的非参数

Jashvant 等进一步提出，不仅药效学模型适用于非参数法，而且浓度变化规律也可用非参数法（如差值）描述。

非参数 PK/PD 模型法计算参数步骤：

（1）给予 k_{e0} 初始值。

（2）差值求出 cp（t）的变化规律。

（3）数值积分得到 C_{ei}（t），t。

（4）差值得到 $E_{int,\ i,\ ti}$ 同非参数药效模型方法。

（5）计算垂直距离，同非参数药效模型方法。

（6）选择 k_{e0} 使垂直距离最小，求出 k_{e0}。

以上三种方法各有优缺点，处理实际数据可比较使用。如用非参数法求得 k_{e0} 值作为初值，再用参数法进行拟合，求出一些有意义的药效学参数，如 EC_{50}、E_{max} 等。但必须注意数据好坏直接影响处理结果的正确性，因此，数据的采集不仅必须兼顾药代动力学特征，而且必须兼顾其药效学特点。最好在药效上升和下降区域均有数据点（与药物浓度的采集类似）。

尽管基于药物 – 受体相互作用的 PK/PD 模型有很大进展，但由于药物可与不同受体发生相互作用，引起不同的 PD 反应，使原发作用的效应 – 浓度关系变得模糊，干扰了模型的精确性。PK/PD 结合模型研究的药效指标必须符合以下标准：

（1）药物效应指标最好能用定量参数描述，且有一定变化规律，这样以药物效应对药物浓度作图，可以得到浓度 – 效应曲线，从而得以用 PK/PD 理论分析两者之间的关系。

（2）药物效应指标的变化对浓度相对敏感，这样允许在相对窄的浓度范围内对浓度 – 效应关系有较全面的反映。

（3）药物效应指标必须在个体间和个体内具有良好的重复性，不然药效测定方法误差会被错误地认为是个体间或个体内药效学的变异，造成不正确的结论。

（4）同一个体的药物效应指标应能反复测量，不至于因耐受性或学习效应（teaming effect）产生而改变。这样不必在大量不同的个体中收集浓度 – 效应数据，只要在某一个体上就可以得到足够多的能反映浓度 – 效应关系的数据。

（5）药物效应指标最好是客观的而不是主观的，如有些中枢神经系统（CNS）药物的效应，有时采用主观判断方法评价药效，但 PK/PD 研究原则上应采用客观的指标。

（6）所选择的药物效应指标要有临床意义，而且可靠，最好可作为治疗的指针。如某些药物的脑电图（EEG）效应，如不与某些临床药效联系起来，则无实际参考价值。

某些情况下，可采用合适的替代指标评价药物治疗后的临床症状、体征或疗效。药效学研究水平的提高，可促进 PK/PD 结合模型研究。另外，某些药理反应如依赖、戒断和耐受性等受内环境稳定机制所调节，并非药物与受体结合所致，这些情况下，药物的输入速率可改变效应－浓度关系。因此发展更为精细的、涉及各种作用机制的模型可能是发展趋势之一。

近年来人工神经网络已经在 PK/PD 研究中得到广泛应用。人工神经网络的特点在于不需要先假定一个特定的模型，而只需从提供的数据中建立输入与输出的关系，从而极大地简化了传统药代动力学数据分析所需的建模工作。Minor 等的研究表明，人工神经网络能够将给药情况与 PD、给药情况与 PK、PD 与 PK 或其他与治疗相关的因素直接关联起来，获得各要素之间的关系。

临床效应指标和替代指标的发展及规范化十分重要，药物治疗作用通常不是单一的，而是包含所有作用的总和，因此临床效应采用药物的治疗效果评估最为合适。但多数 PK/PD 研究，效果难以定量，只能选择较易测定的替代指标。替代指标应能反映各种效应。但由于替代指标种类繁多，检测方法各异，尚难满足临床效果评价的要求，已成为 PK/PD 深入发展的限制因素。因此迫切需要横向比较 PK/PD 研究结果，发现新的替代指标并使之规范化和标准化。数据库和计算机程序的深入开发与合理应用十分必要，提倡相互协作，分享已有的药理和临床试验数据，建立相应的数据库，以便有效分析新的假设和研究目标，建立新的模型，得出新的结果和概念。较使用。如用非参数法求得 k_{e0} 值作为初值，再用参数法进行拟合，求出一些有意义的药效学参数，如 EC_{50}、E_{max} 等。但必须注意数据好坏直接影响处理结果的正确性，因此，数据的采集不仅必须兼顾药代动力学特征，而且必须兼顾其药效学特点。最好在药效上升和下降区域均有数据点（与药物浓度的采集类似）。

尽管基于药物－受体相互作用的 PK/PD 模型有很大进展，但由于药物可与不同受体发生相互作用，引起不同的 PD 反应，使原发作用的效应－浓度关系变得模糊，干扰了模型的精确性。PK/PD 结合模型研究的药效指标必须符合以下标准：

（1）药物效应指标最好能用定量参数描述，且有一定变化规律，这样以药物效应对药物浓度作图，可以得到浓度－效应曲线，从而得以用 PK/PD 理论分析两者之间的关系。

（2）药物效应指标的变化对浓度相对敏感，这样允许在相对窄的浓度范围内对浓度－效应关系有较全面的反映。

（3）药物效应指标必须在个体间和个体内具有良好的重复性，不然药效测定方法误差会被错误地认为是个体间或个体内药效学的变异，造成不正确的结论。

（4）同一个体的药物效应指标应能反复测量，不至于因耐受性或学习效应（learning cffcct）产生而改变。这样不必在大量不同的个体中收集浓度－效应数据，只要在某一个体上就可以得到足够多的能反映浓度－效应关系的数据。

（5）药物效应指标最好是客观的而不是主观的，如有些中枢神经系统（CNS）药物的效应，有时采用主观判断方法评价药效，但 PK/PD 研究原则上应采用客观的指标。

（6）所选择的药物效应指标要有临床意义，而且可靠，最好可作为治疗的指针。如某些药物的脑电图（EEG）效应，如不与某些临床药效联系起来，则无实际参考价值。

某些情况下，可采用合适的替代指标评价药物治疗后的临床症状、体征或疗效。药效学研究水平的提高，可促进 PK/PD 结合模型研究。另外，某些药理反应如依赖、戒断和耐受性等受内环境稳定机制所调节，并非药物与受体结合所致，这些情况下，药物的输入速率可改变效应－浓度关系。因此发展更为精细的、涉及各种作用机制的模型可能是发展趋势之一。

近年来人工神经网络已经在 PK/PD 研究中得到广泛应用。人工神经网络的特点在于不需要先假定一个特定的模型，而只需从提供的数据中建立输入与输出的关系，从而极大地简化了传统药代动力学数据分析所需的建模工作。Minor 等的研究表明，人工神经网络能够将给药情况与 PD、给药情况与 PK、PD 与 PK 或其他与治疗相关的因素直接关联起来，获得各要素之间的关系。

临床效应指标和替代指标的发展及规范化十分重要，药物治疗作用通常不是单一的，而是包含所有作用的总和，因此临床效应采用药物的治疗效果评估最为合适。但多数 PK/PD 研究，效果难以定量，只能选择较易测定的替代指标。替代指标应能反映各种效应。但由于替代指标种类繁多，检测方法各异，尚难满足临床效果评价的要求，已成为 PK/PD 深入发展的限制因素。因此迫切需要横向比较 PK/PD 研究结果，发现新的替代指标并使之规范化和标准化。数据库和计算机程序的深入开发与合理应用十分必要，提倡相互协作，分享已有的药理和临床试验数据，建立相应的数据库，以便有效分析新的假设和研究目标，建立新的模型，得出新的结果和概念。

第四节　影响药物作用的因素

药物应用后在体内产生的作用常常受到多种因素的影响，例如药物的剂量、剂型、给药途径、联合应用、患者的生理因素、病理状态等，都可影响到药物的作用，不仅影响药物作用的强度，有时还可改变药物作用的性质。临床应用药物时，除应了解各种药物的作用、用途外，还有必要了解影响药物作用的一些因素，以便更好地掌握药物使用的规律，充分发挥药物的治疗作用，避免引起不良反应。

一、药物方面的因素

1. 剂量

药物剂量可以决定药物和机体组织相互作用的浓度，因而在一定范围内，剂量越大，药物的浓度越高，作用也越强；相反，剂量越小，作用就越小。

2. 药物剂型和制剂

同一药物可有不同剂型适用于不同给药途径。同一药物的不同制剂和不同给药途径，对药物的吸收、分布、代谢、排泄有很大的影响，从而会引起不同的药物效应。一般地说，注射药物比口服吸收快，作用往往较为显著。在注射剂中，水溶性制剂比油溶液或混悬液吸收快；在口服制剂中，溶液剂比片剂、胶囊容易吸收。同一药物，即使剂量相等、剂型也相同，但由于各个制剂的处方或工艺不同，甚至同一药厂不同批号的产品其疗效及毒性也会有所差别。采用生物利用度（bioavailability，F）评价制剂之间的效价。

生物利用度是指药物被机体吸收进入体循环的相对量和速率，用 F 表示，$F=(D/A)\times 100\%$。A 为药物直接进入体循环所能达到的浓度，D 为口服相同剂量药物后体循环所能达到的浓度。影响生物利用度的因素较多，包括药物颗粒的大小、晶型、填充剂的紧密度、赋型剂及生产工艺等，生物利用度是用于评价制剂吸收程度的指标。

3. 联合用药

在临床上，将两种或两种以上药物联合使用，称为联合用药。其目的不外乎增强疗效或对抗不良反应。一般来说，联合用药的结果，表现为药理作用或毒性相加，或大于相加，统称协同作用，前者称为相加作用，后者称为增强作用。反之，作用或毒性减弱，称为拮抗作用。

4. 配伍禁忌

两种或两种以上药物配伍在一起，引起药理或物理化学上的变化，影响治疗效果甚至影响患者用药安全，这种情况称为配伍禁忌。无论药物相互作用或配伍禁忌，都会影响药物的疗效及其安全性，必须注意分析，加以妥善处理。

5. 影响药动学的相互作用

两种或两种以上药物联合使用，可能使药物的吸收、分布、代谢和排泄等体内过程发生改变，凡影响这些过程的因素，必将影响药物的作用。如消化道 pH 的改变影响药物吸收；促胃动力药（甲氧氯普胺、多潘立酮等）可使地高辛和核黄素加速通过十二指和小肠而减少吸收，而抗胆碱药则相反；金属离子药物（钙、镁、铝、铋、铁、锌等类化合物）可与某些药物（四环素类、青霉胺等）形成螯合物，使药物不能吸收等。又如某些药物可竞争结合血浆蛋白，从而阻碍其他药物结合或使其他药物自结合物中置换出来，致使后者的游离百分数升高而显示较强效应。再如代谢过程的药物相互作用分为酶促作用和酶抑作用，具有酶诱导作用的药物有氨鲁米特、巴比妥类、卡马西平、苯妥英、扑米酮、利福平等，以及吸烟；具有酶抑作用的药物有别嘌醇、氯霉素、西咪替丁、环丙沙星、依诺沙星、红霉素、氟康唑、氟西汀、异烟肼、酮康唑、甲硝唑、保泰松、维拉帕米、胺碘酮、氯丙嗪、地尔硫䓬、丙米嗪、美托洛尔、奋乃静、普萘洛尔、伯氨喹、奎尼丁、丙戊酸钠、甲氧苄啶等，以及乙醇。排泄过程中的药物相互作用，具有同样排泌机制的药物间可存在排泌竞争。肾血流对药物的经肾排泄有重要影响，如非甾体消炎药可通过抑制前列腺素减慢肾血流而影响一些药物经肾的排泄，使其作用加强并延长。

二、患者的生理因素

（1）年龄：不同年龄的人在代谢和整体反应功能方面有差异，从而影响药物的效应。因为老年人的主要器官功能减退和对药物敏感性的改变，药典规定60岁以上患者用药量为成年人的3/4。儿童用药量首先考虑体重的差异，通常可按比例折算，也要注意儿童对药物的敏感性与成年人不同。婴儿，特别是早产儿、新生儿，由于肝药酶系统尚未发育完善，药物的消除及持续时间延长。

（2）性别：不同性别对药物的反应也有明显的差别。如妇女的月经、妊娠、分娩和哺乳期用药应特别注意其特殊性。

（3）营养状态和精神因素：在营养不足、体重减轻的情况下，由于血浆蛋白不足，结合药物能力较小，肝药酶活性较低，甘氨酸、半胱氨酸与药物结合能力低下，故对药物作用较为敏感。患者的精神状态与药物的治疗效果有密切关系。乐观的情绪对疾病的痊愈产生有利的影响。相反，如果患者对疾病有很重的思想包袱，悲观失望，往往就会降低治疗效果。

（4）个体差异和种族差异：不同种族的人甚至是同种族的不同个体，对某一药物所需的治疗剂量可相差很多倍，这种种属或种族间的不同称为种属或种族差异，而个体间的差异称为个体差异。有的人对小剂量某种药物即产生强烈反应，称为高敏性，而有的人则需很大剂量才能反应，称为高耐受性，还有人对药物的反应与常人有质的不同，称为特异质。对个体差异大而且安全范围窄的药物应实行剂量（或用药方案）个体化。

三、患者的病理状态

病理状态可以影响中枢神经系统、内分泌系统，以及其他效应器官的反应性，因而能改变药物的作用。例如，正常人服用利尿药后血压下降并不明显，高血压患者的血压则明显降低；退热药只对发热患者有降温作用；甲状腺功能亢进症患者对小剂量肾上腺素即有强烈的升压反应。肝功能不全时，将会增强经肝灭活的药物的毒性。肾功能不全时，药物在体内蓄积，以致达到中毒浓度，引起不良反应，甚至发生严重后果。在循环功能不足、休克和脱水情况下，药物的吸收、转运会发生障碍，在临床用药时应加以考虑。

四、其他因素

（1）昼夜节律（circadian rhythm）：生物活动表现出昼夜节律，这是指某一生物指标在为时约24h的周期内的有规律波动。如体温、肾上腺皮质激素的分泌及尿钾排泄等，与外界环境的昼夜变化直接相关。药物作用也常常呈现这种昼夜节律：如用皮质激素治疗时，在上午8～10时一次给予，可以最大限度地避免抑制肾上腺皮质功能。

（2）遗传因素：特异质反应，是指个体对某些药物特有的异常敏感性。该反应和遗传有关，与药理作用无关，大多是由于机体缺乏某种酶，使药物在体内代谢受阻所致。如G-6-PD缺乏者，服用伯氨喹、磺胺、呋喃妥因等药物时可发生正铁血红蛋白血症，引起发绀、溶血性贫血等；乙酰化酶缺乏者，服用异烟肼后易出现多发性神经炎，服用肼屈嗪后易出现全身性红斑狼疮样综合征；假胆碱酯酶缺乏者，使用琥珀酰胆碱后，由于延长了肌肉松弛作用常出现呼吸暂停反应。

（3）在连续用药一段时间后机体对药物的反应可能发生改变，例如病原体的抗药性（耐药性）、机体的耐受性等，对药物作用有一定的影响，都应给予足够的重视。

第二章

药物剂型概述

第一节　液体制剂

（一）概述

液体制剂系指药物溶解或分散在适宜的液体分散介质中制成的供内服或外用的液态制剂。

1. 液体制剂的特点

（1）优点：药物分散度大，吸收快，药效迅速，生物利用度高；降低药物刺激性；给药途径广泛；易于分剂量，使用方便，适用于婴幼儿和老年患者；工艺简单。

（2）缺点：易化学降解；非均相液体制剂物理稳定性较差；水性液体制剂易霉变；携带、运输、储存不方便。

2. 液体制剂的质量要求

均相液体制剂应是澄明溶液；非均相液体制剂药物粒子应分散均匀；液体制剂应有一定的防腐能力；液体制剂的包装均应便于患者携带和使用；口服液体制剂应外观良好，口感适宜；外用液体制剂应无刺激性。

3. 液体制剂的分类

（1）按给药途径分类：①内服液体制剂：包括溶液剂、糖浆剂、合剂和滴剂等；②外用液体制剂：包括皮肤用液体制剂，如涂剂、涂膜剂、洗剂和搽剂；腔道用液体制剂，如灌肠剂和灌洗剂；五官科用液体制剂，如滴鼻剂和滴耳剂；口腔科用液体制剂，如滴牙剂和含漱剂等。

（2）按分散系统分类：①均相液体制剂：为药物以离子或分子形式溶解于溶剂中而成的均匀分散体系，外观澄明，物理稳定性高，包括低分子溶液剂和高分子溶液剂；②非均相液体制剂：为药物以胶粒、液滴或微粒状态分散于液体分散介质中而成的不稳定的多相分散体系，包括溶胶剂、乳剂和混悬剂。

（二）液体制剂的溶剂和附加剂

1. 常用溶剂

按介电常数大小，可将溶剂分为极性溶剂、半极性溶剂和非极性溶剂。常用的极性溶剂为纯化水、甘油和二甲基亚砜；半极性溶剂为乙醇、丙二醇和聚乙二醇300～600；非极性溶剂为植物油和液状石蜡等。

2. 常用附加剂

（1）助溶剂：助溶剂多为水溶性低分子化合物，应能与难溶性药物形成可溶性络合物、缔合物或复盐，以增加药物溶解度。例如，茶碱的助溶剂为二乙胺，碘的助溶剂为碘化钾和聚乙烯吡咯烷酮，新霉素的助溶剂为精氨酸，核黄素的助溶剂为苯甲酸钠等。

（2）潜溶剂：使用混合溶剂，可增加药物的溶解度。与水能形成潜溶剂的有乙醇、甘油、丙二醇和聚乙二醇等。例如，洋地黄毒苷注射液以水－乙醇为溶剂，醋酸去氢皮质酮注射液以水－丙二醇为溶剂等。

（3）增溶剂：常用的增溶剂包括聚山梨酯类和聚氧乙烯脂肪酸酯类等表面活性剂，表面活性剂能增大难溶性药物的溶解度，与其能在水中形成“胶束”有关。

（4）防腐剂：液体制剂污染和滋长微生物后会发生理化性质的变化，严重影响制剂质量，并危害人体健康。制剂中加入适宜的防腐剂，是行之有效的防腐措施之一。常用的防腐剂有对羟基苯甲酸酯类、苯甲酸和苯甲酸钠、山梨酸和山梨酸钾（钙）、苯扎溴铵、醋酸氯己定及挥发油（薄荷油、桉叶油、桂皮油）等。

（5）矫味剂：①甜味剂：天然甜味剂有蔗糖、单糖浆、桂皮糖浆、橙皮糖浆及甜菊苷等；合成甜味剂有阿司帕坦和糖精钠等；②芳香剂：天然香料为芳香性挥发油及其制剂，有薄荷油、橙皮油、薄荷水及桂皮水等。人造香料有香蕉香精和苹果香精等；③胶浆剂：胶浆剂可增加制剂的稠度，干扰味蕾味觉，如阿拉伯胶浆、明胶胶浆、琼脂胶浆及甲基纤维素胶浆等；④泡腾剂：泡腾剂是采用有机酸和碳酸氢钠的混合物，遇水可产生二氧化碳，麻痹味蕾。

（6）着色剂：使制剂着色，以区分内、外用制剂或提高患者用药的依从性。内服液体制剂采用可食用的天然色素，如甜菜红、姜黄、胡萝卜素、叶绿酸铜钠盐和焦糖等或合成色素，如苋菜红、柠檬黄、靛蓝和胭脂红等；外用液体制剂可采用非食用色素，如品红、伊红和亚甲蓝等。

（7）其他：可根据制剂的需要加入抗氧剂、金属离子络合剂及 pH 调节剂等。

（三）低分子溶液剂

低分子溶液剂系指小分子药物以离子或分子状态分散于溶剂中形成的，可供内服或外用的均相液体制剂，其分散相质点须 <1nm。

1. 溶液剂（solutions）

溶液剂系指药物溶解于溶剂中形成的均相澄明液体制剂，供口服或外用。溶液剂的处方中可加入抗氧剂、助溶剂、矫味剂或着色剂等附加剂。溶液剂可采用溶解法和稀释法制备。

（1）溶解法：制备过程为药物称量→溶解→滤过→质量检查→包装。处方中溶解度较小的药物或附加剂，应先溶解于溶剂中，易挥发性药物应在最后加入。过滤可用普通滤器、垂熔玻璃滤器及砂滤棒等。

例 1：复方碘溶液

【处方】碘 5g，碘化钾 100g，蒸馏水加至 1 000mL。

【制备】加碘化钾至适量蒸馏水中，使成饱和溶液，再加入碘，搅拌至溶解后，加蒸馏水至全量，即得。

【注解】①碘在水中的溶解度为 1∶2 950，加入碘化钾生成络盐，增加其溶解度；②碘有腐蚀性和挥发性，配制时应选择适当条件。

（2）稀释法：稀释法系先将药物制成高浓度溶液或将易溶性药物制成浓储备液，再用溶剂稀释至需要浓度。

2. 糖浆剂（syrups）

糖浆剂系指含药物或芳香物质的浓蔗糖水溶液。纯蔗糖的近饱和水溶液称为单糖浆，浓度为 85%（g/mL）成 64.7%（g/mL），用作矫味剂和助悬剂。

（1）糖浆剂的特点：甜度大，能掩盖药物不良臭味，易于服用，受儿童欢迎；糖浆剂中蔗糖浓度高时，渗透压大，可抑制微生物的生长繁殖；但蔗糖浓度低时，易滋长微生物，需加防腐剂如苯甲酸（钠）或对羟基苯甲酸酯等。

（2）糖浆剂的质量要求：含糖量应符合规定，制剂应澄清，在储存期间不得有酸败、异臭、产气及其他变质现象。含药材提取物的糖浆剂，允许含少量轻摇即散的沉淀。

（3）糖浆剂的制备方法：①热溶法：该法是将蔗糖溶于沸水中，降温后加入药物及其他附加剂，搅拌溶解、滤过，再通过滤器加蒸馏水至全量，分装即得。其特点为溶解速度快，制备过程中不易污染微生物。但糖浆剂颜色易变深，适用于对热稳定的药物和有色糖浆的制备。②冷溶法：该法是将蔗糖溶于冷水或含药的溶液中制成糖浆剂的方法。特点是糖浆剂不变色，但制备时间较长，容易污染微生物，适用于热不稳定或挥发性药物。③混合法：系将药物与单糖浆储备液均匀混合制备糖浆剂的方法。

例 2：单糖浆

【处方】蔗糖 850g，蒸馏水加至 1 000mL。

【制备】取蒸馏水450mL，煮沸，加蔗糖，不断搅拌使溶解，放冷至40℃，加入1滴管蛋清搅匀，继续加热至100℃使溶液澄清，趁热用精制棉过滤，加热蒸馏水至1 000mL，搅匀，即得。

【注解】①配制时加热温度不宜过高，时间不宜过长，避免蔗糖焦化与转化；②本品应密封，在30℃以下避光保存。

例3：磷酸可待因糖浆

【处方】磷酸可待因5g，蒸馏水15mL，单糖浆加至1 000mL。

【制备】取磷酸可待因溶解于蒸馏水中，加单糖浆至全量，搅匀，即得。

3. 芳香水剂（aromatic waters）

芳香水剂系指含芳香挥发性药物（多为挥发油）的饱和或近饱和水溶液。可用作矫味剂，也可发挥治疗作用。用乙醇和水的混合溶剂制成的含较大量挥发油的溶液，称为浓芳香水剂。制备方法为溶解法、稀释法和蒸馏法。

其他低分子溶液剂还包括甘油剂、醑剂和酊剂等。

（四）高分子溶液剂

高分子溶液剂系指高分子化合物溶解于溶剂中制成的均相液体制剂。以水为溶剂时，称为亲水性高分子溶液剂，亦称胶浆剂。分散相质点大小为1 ~ 100nm，属热力学稳定的胶体分散体系。

1. 高分子溶液剂的性质

（1）高分子的荷电性：水溶液中高分子化合物因解离而带电，带正电荷的有琼脂及碱性染料（亚甲蓝、甲基紫）等；带负电荷的有淀粉、阿拉伯胶、西黄蓍胶、海藻酸钠及酸性染料（伊红、靛蓝）等；随pH不同，蛋白质水溶液可带正电荷、负电荷或不带电荷。

（2）高分子溶液的黏度：高分子溶液是黏稠性可流动液体，其黏度与高分子化合物的分子量有关。

（3）高分子溶液的渗透压：亲水性高分子溶液的渗透压较高，其大小与高分子溶液的浓度有关。

（4）胶凝现象：一些亲水性高分子溶液如琼脂水溶液或明胶水溶液，在温热条件下呈现可流动的黏稠液体状态；但当温度降低时，高分子之间可形成网状结构，水被全部包含在网状结构中，形成不流动的半固体状物，称为凝胶，形成凝胶的过程称为胶凝。凝胶失去网状结构中的水分时，体积缩小，形成干燥固体称为干胶。

（5）高分子的聚结现象：高分子化合物含有大量亲水基，其周围形成牢固的水化膜，可阻止高分子化合物分子之间的凝聚，使高分子溶液处于稳定状态。当向溶液中加入大量电解质时，由于电解质强烈的水化作用，破坏了水化膜，可使高分子化合物凝结而沉淀，这一过程称为盐析。若加入脱水剂，如乙醇或丙酮等，也可因脱水而析出沉淀。高分子溶液在放置过程中，可自发地凝结而沉淀，称为陈化现象。由于pH、盐类、射线及絮凝剂等的影响，高分子化合物可发生凝结，称为絮凝现象。带相反电荷的两种高分子溶液混合时，由于相反电荷中和而产生凝结沉淀，如复凝聚法采用阿拉伯胶和明胶制备微囊就是利用这一原理。

2. 高分子溶液剂的制备

高分子溶解过程即溶胀过程，包括有限溶胀和无限溶胀。有限溶胀是指水分子渗入到高分子化合物分子间的空隙中，与高分子中的亲水基团发生水化作用，高分子空隙间充满了水分子而使体积膨胀。无限溶胀指有限溶胀后，高分子空隙间的水分子降低了高分子间的范德华力，使高分子化合物完全分散在水中而形成高分子溶液。有限溶胀需浸泡适宜的时间，无限溶胀则常需搅拌或加热等方法才能完成。

例4：枸橼酸铁铵合剂

【处方】枸橼酸铁铵100g，单糖浆200mL，食用香精适量，对羟基苯甲酸乙酯溶液10mL，纯化水加至1 000mL。

【制备】取对羟基苯甲酸乙酯溶液缓缓加入700mL纯化水中，随加随搅，取枸橼酸铁铵分次撒于上述液面，随即搅拌溶解，加食用香精，单糖浆搅匀，加纯化水至1 000mL，搅匀，即得。

【注解】①枸橼酸铁铵为胶体化合物，配制时应将其分次撒于液面，任其自然溶解或略加搅拌以加速溶解，切勿直接加水搅拌溶解，避免结成团而影响溶解；②本品配制时不宜加热，不宜过滤，且不宜久放，以免枸橼酸铁铵分解；③本品遇光易变质，应遮光包装。

（五）溶胶剂

溶胶剂(sols)系指固体药物微细粒子分散在水中形成的非均相液体制剂。分散相质点为多分子聚集体，大小为1 ~ 100nm。

溶胶剂具有双电层结构，有电泳现象；有Tyndall效应；属动力学和热力学不稳定系统；加入少量电解质或脱水剂，即可产生浑浊或沉淀。向溶胶剂中加入亲水性高分子溶液可提高溶胶剂的稳定性，形成保护胶体。溶胶剂可采用分散法和凝聚法制备。

（六）混悬剂

混悬剂(suspensions)系指难溶性固体药物以微粒状态分散于液体分散介质中形成的非均相液体制剂。混悬剂的微粒粒径一般在0.5 ~ 1.0μm。所用分散介质多为水，也可用植物油。毒剧药或剂量小的药物，不宜制成混悬剂。

1. 混悬剂的质量要求

粒子大小应适宜给药途径；有适宜黏度，粒子沉降速度应缓慢，沉降后不结块，经振摇可均匀分散；药物化学性质稳定；内服混悬剂应适口，外用混悬剂应易涂布。

2. 混悬剂的物理稳定性

混悬剂属于动力学和热力学均不稳定的粗分散系。

（1）混悬粒子的沉降：混悬剂中的微粒由于重力作用，静置时会自然沉降，沉降速度服从Stoke's定律：

$$V=[2r^2(\rho_1-\rho_2)]g/9\eta$$

式中，V为沉降速度，r为微粒半径，ρ_1、ρ_2为微粒和介质的密度，g为重力加速度，η为分散介质的黏度。由Stoke's公式可见，微粒沉降速度与微粒半径平方、微粒与分散介质的密度差成正比，与分散介质的黏度成反比。要减小微粒的沉降速度，提高混悬剂动力学稳定性，需减小微粒的粒径、加入高分子助悬剂以增加分散介质的黏度、减小微粒与分散介质之间的密度差。

（2）微粒的荷电与水化：混悬剂中的微粒具有双电层结构，即有ξ电位，可使微粒间产生排斥作用。同时，由于微粒周围存在水化膜，可阻止微粒间的聚结，使混悬剂稳定。

（3）絮凝与反絮凝：加入适当的电解质，使ξ电位降低，可减小微粒间的斥力。ξ电位降低到一定程度后，混悬剂中的微粒形成疏松的絮状聚集体，这一过程称为絮凝，加入的电解质称为絮凝剂。絮凝状态的特点是：沉降速度快，有明显的沉降面，沉降体积大，经振摇后能迅速恢复均匀的混悬状态。向絮凝状态的混悬剂中加入电解质，使絮凝状态变为非絮凝状态的过程称为反絮凝，加入的电解质称为反絮凝剂，反絮凝剂与絮凝剂均为相同的电解质。

（4）微粒的长大：对于难溶性药物，如粒径小则溶解度大，粒径大则溶解度小。当混悬剂的微粒大小不均时，在放置过程中，小微粒可不断溶解，数目不断减少，大微粒则不断长大，微粒的沉降速度加快，混悬剂的稳定性降低。

3. 混悬剂的稳定剂

（1）润湿剂：润湿剂系指能增加疏水性药物微粒被水润湿能力的附加剂。常用润湿剂为HLB值在7 ~ 11的表面活性剂，如聚山梨酯类、聚氧乙烯脂肪醇醚类或泊络沙姆等。

（2）助悬剂：助悬剂系指能增加分散介质的黏度以降低微粒的沉降速度或增加微粒亲水性的附加剂。

①低分子助悬剂：如甘油及糖浆剂等。

②高分子助悬剂：天然高分子助悬剂有阿拉伯胶、西黄蓍胶、海藻酸钠及琼脂等；合成或半合成高分子助悬剂有纤维素衍生物、聚维酮、卡波姆及葡聚糖等。

③触变胶：塑性流动和假塑性流动的高分子水溶液具有触变性，加入混悬剂中使其静置时形成不流动的凝胶，防止微粒沉降，振摇后变为可流动的液态，不影响使用。

（3）絮凝剂与反絮凝剂均为电解质。

4. 混悬剂的制备

（1）分散法：该法是将粗颗粒的药物分散成符合混悬剂微粒要求的分散程度，再分散于分散介质中制成混悬剂的方法。小量制备可用乳钵，大量生产可用乳匀机、胶体磨等机械。

例 5：磺胺嘧啶混悬液

【处方】磺胺嘧啶 100g，枸橼酸钠 50g，单糖浆 400mL，氢氧化钠 16g，枸橼酸 29g，4% 羟苯乙酯乙醇液 10mL，蒸馏水适量。

【制备】将磺胺嘧啶混悬于 200mL 蒸馏水中，将氢氧化钠溶液缓缓加入磺胺嘧啶混悬液中，随加随搅，使磺胺嘧啶成钠盐溶解；另取枸橼酸钠与枸橼酸加适量蒸馏水溶解，过滤，滤液缓缓加入上述钠盐溶液中，不断搅拌，析出细微磺胺嘧啶。最后，加单糖浆和对羟苯甲酸乙酯乙醇液，加蒸馏水至 1 000mL，摇匀，即得。

【注解】本品系化学凝聚法制得的混悬液，粒子大小均在 30μm 以下，可显著提高本品的生物利用度。

（2）凝聚法：①物理凝聚法：将药物制成热饱和溶液，在搅拌下加至另一种不同性质的液体中，使快速结晶，再分散于适宜介质中制成混悬剂；②化学凝聚法：两种原料发生化学反应生成难溶性药物微粒，再混悬于分散介质中制成混悬剂。

5. 混悬剂的质量评价

包括微粒大小、沉降容积比、絮凝度、ξ 电位、重新分散试验及流变学性质等。

（七）乳剂

乳剂（emulsions）系指互不相溶的两相液体混合，其中一相液体以液滴状态分散于另一相液体中形成的非均相液体制剂。形成液滴的液体称为内相、分散相或非连续相，另一相液体则称为外相、分散介质或连续相。乳剂中水或水性溶液为水相，用 W 表示；另一相为油相，用 O 表示。

1. 乳剂的分类

按照乳滴粒径大小分类：普通乳（1 ~ 100μm）、亚微乳（0.1 ~ 1μm）和纳米乳（10 ~ 100nm）；按照内外相性质不同分类：水包油型（O/W）和油包水型（W/O）。复乳可分为水包油包水型（W/O/W）和油包水包油型（O/W/O）。乳剂类型可用稀释法、电导法、染色法或滤纸润湿法进行鉴别。

2. 乳剂的特点

分散度大，药物吸收快，生物利用度高；O/W 型乳剂可掩盖药物的不良臭味；剂量准确；静脉注射乳剂具有靶向性；外用乳剂能改善药物对皮肤、黏膜的渗透性。

3. 乳剂的附加剂

包括乳化剂、增稠剂、矫味剂及防腐剂等。

（1）乳化剂的基本要求：乳化剂应有较强的乳化能力，能在乳滴周围形成牢固的乳化膜，无毒、无刺激。

（2）乳化剂的种类

①表面活性剂类乳化剂：阴离子型表面活性剂，如十二烷基硫酸钠、硬脂酸钠、硬脂酸钾、油酸钠和油酸钾等和非离子型表面活性剂，如脱水山梨醇脂肪酸酯类、聚山梨酯类、聚氧乙烯脂肪酸酯类和聚氧乙烯脂肪醇醚类等。

②天然乳化剂：包括阿拉伯胶、西黄蓍胶、明胶和卵磷脂等。

③固体微粒乳化剂：包括 O/W 型乳化剂，如氢氧化镁、氢氧化铝、二氧化硅、皂土等和 W/O 型乳化剂，如氢氧化钙、氢氧化锌和硬脂酸镁等。

④辅助乳化剂：指能提高乳剂的黏度，并能增强乳化膜的强度，与其他乳化剂合用能增加乳剂稳定性的物质。可增加水相黏度的辅助乳化剂有纤维素衍生物、阿拉伯胶、西黄蓍胶和黄原胶等；可增加油相黏度的辅助乳化剂有单硬脂酸甘油酯、硬脂酸、硬脂醇、鲸蜡醇和蜂蜡等。

4. 乳剂的制备

（1）乳剂的制备方法：①干胶法：又称油中乳化剂法。先将乳化剂与油相研匀，按比例加水，用力研磨制成初乳，再加水稀释至全量，混匀即得。本法中，制备初乳是关键。②湿胶法：又称水中乳化剂法。先将乳化剂分散于水中，再将油相加入，用力研磨制成初乳，再加水稀释至全量，混匀即得。本法也需制备初乳。③机械法：将油相、水相和乳化剂混合后，用乳化机械制成乳剂。乳化机械主要有搅拌乳化装置、乳匀机、胶体磨合超声波乳化器。④其他方法：包括新生皂法、两相交替加入法及二步乳化法等。

（2）乳剂中药物的加入方法：若药物溶于油相或水相，可将药物溶解后再制成乳剂；若药物在两相中均不溶，可用亲和性大的液相研磨药物，再制成乳剂，也可将药物先用少量已制成的乳剂研细再与剩余乳剂混匀。

5. 乳剂的稳定性

乳剂属热力学不稳定的非均相分散体系。

（1）分层：系指乳剂放置后出现分散相粒子上浮或下沉的现象，又称乳析。振摇后，乳剂可重新分散均匀。

（2）絮凝：乳剂中分散相的乳滴形成可逆的疏松聚集体的现象。

（3）转相：由于某些条件的变化，乳剂类型发生改变的现象。

（4）合并与破裂：合并系指乳剂中的小乳滴周围的乳化膜被破坏而导致乳滴变大的现象。变大的乳滴进一步合并，最后导致油水两相彻底分离的现象称为破裂。

（5）酸败：乳剂污染和滋长微生物后变质的现象。

6. 乳剂的质量评价

包括乳剂的粒径大小、分层现象、乳滴合并速度及稳定常数等的测定。

例 6：苯酚薄荷乳

【处方】苯酚 10g，氧化锌 80g，薄荷脑 2.5g，花生油 450mL，氢氧化钙溶液加至 1 000mL。

【制备】取苯酚、薄荷脑研磨液化后，加入已过筛的氧化锌细粉与适量花生油，研成细腻糊状物；再加剩余的花生油研匀，而后分次缓缓加入氢氧化钙溶液，随加随研成乳剂，使成 1 000mL，即得。

例 7：鱼肝油乳

【处方】鱼肝油 500mL，阿拉伯胶 125g，西黄蓍胶浆 7g，蒸馏水加至 1 000mL。

【制备】①干法：按油：水：胶（4 ：2 ：1）比例，将油与胶轻轻混合均匀，一次加入水，向一个方向不断研磨，直至稠厚的乳白色初乳生成为止，再加入水稀释研磨至足量；②湿法：胶与水先研成胶浆再加入西黄蓍胶浆，然后加油，随加随研，至初乳制成，再加入水稀释至全量，研匀，即得。

【注解】①干法应选用干燥乳钵，且研磨时不能停止，亦不能改变研磨方向；②乳剂制备必须先制成初乳，方可加水稀释。

（八）合剂与口服液

合剂（mixtures）系指以水为溶剂，含有一种或一种以上药物成分的内服液体制剂。合剂的溶剂主要是水，有时为了增加药物的溶解可加入少量的乙醇。合剂中可酌加矫味剂、着色剂和防腐剂。合剂包括溶液型、混悬型及乳剂型的液体制剂。

口服液（oral liquids）为单剂量包装的合剂，但必须是澄明溶液或允许含有极少量的一摇即散的沉淀物，如吡拉西坦口服溶液、藿香正气口服液及活力苏口服液等。

（九）洗剂

洗剂（lotions）系指专供清洗或涂抹无破损皮肤的外用液体制剂。洗剂一般轻轻涂于皮肤或用纱布蘸取敷于皮肤上，有消毒、消炎、止痒、收敛和保护等局部作用。洗剂分散介质为水和乙醇，如酮康唑洗剂。

（十）搽剂

搽剂（liniments）系指专供揉搽无破损皮肤的液体制剂，有镇痛、收敛、保护、消炎和杀菌等作用。搽剂也可涂于敷料上贴于患处。分散介质为乙醇、植物油及液状石蜡等，如酮洛芬搽剂、麝香祛痛搽剂和骨友灵搽剂等。

（十一）滴鼻剂

滴鼻剂（nasal drops）系指由药物与适宜附加剂制成的溶液、混悬液或乳状液，专供滴入鼻腔内使用的液体制剂。滴鼻剂以发挥局部消炎、消毒、收缩血管和麻醉作用为主，也可通过鼻腔吸收发挥全身作用。

分散介质为水、丙二醇、液状石蜡和植物油。滴鼻剂应调节渗透压与鼻黏液等渗、pH 应为 5.5 ~ 7.5，不改变鼻黏液的正常黏度，不影响鼻纤毛的正常运动，如盐酸麻黄碱滴鼻液和利巴韦林滴鼻液等。

（十二）滴耳剂

滴耳剂（ear drops）系指供滴入耳道内的外用液体制剂，有消毒、止痒、收敛、消炎和润滑作用。分散介质为水、乙醇、甘油、丙二醇及聚乙二醇等，如氧氟沙星滴耳液和氯霉素滴耳液等。

（十三）涂剂和涂膜剂

涂剂（paints）系指含药物的水性或油性溶液、混悬液或乳状液，临用前用纱布或棉花蘸取或涂于皮肤或口腔喉部黏膜的液体制剂。常用甘油、乙醇或植物油作为分散介质，发挥消炎、杀菌和滋润作用。

涂膜剂（film coating agents）系指将高分子成膜材料及药物溶解或分散在挥发性有机溶剂中，涂于患处后形成薄膜的外用液体制剂，起保护和治疗作用。常用的成膜材料有聚乙烯醇、聚乙烯醇缩甲乙醛、聚乙烯缩丁醛和乙基纤维素等；增塑剂常用甘油、丙二醇和邻苯二甲酸二丁酯等；挥发性溶剂一般为乙醇、丙酮或二者混合物，如疏痛安涂膜剂。

（十四）含漱剂

含漱剂（gargarisms）系指用于咽喉及口腔清洗的液体制剂。具有清洗、去臭、防腐、收敛和消炎作用。一般用药物的水溶液，也可含少量甘油和乙醇。含漱剂要求微碱性，如葡萄糖酸氯己定含漱液。

（十五）滴牙剂

滴牙剂（drop dentifrices）系指用于局部牙孔的液体制剂。其特点是药物浓度大，刺激性、毒性较大，由医护人员直接用于牙病治疗。

（十六）灌肠剂

灌肠剂（enemas）系指灌注于直肠的水性或油性溶液或混悬液，发挥治疗、诊断或营养作用。

第二节　灭菌制剂与无菌制剂

（一）灭菌制剂与无菌制剂

灭菌制剂（sterilized preparation）系指采用物理或化学方法杀灭或除去所有活的微生物的药物制剂；无菌制剂（sterile preparation）系指在无菌环境中采用无菌操作法或无菌技术制备的不含任何活的微生物的药物制剂。

灭菌制剂与无菌制剂包括注射剂、眼用制剂、植入剂、创面用制剂和手术用制剂等。

（二）灭菌法

灭菌法（sterilization）是指采用物理或化学方法杀灭或除去物料中所有微生物的繁殖体和芽孢的技术。药剂学中的灭菌既要杀灭或除去微生物，又要保证药物制剂的稳定性、有效性和安全性。

1. 物理灭菌法

（1）干热灭菌法：①火焰灭菌法，该法系指直接在火焰中烧灼进行灭菌的方法，特点是简便、迅速、可靠，适用于耐烧灼材质的物品如金属、玻璃及瓷器等的灭菌。②干热空气灭菌法，该法是指在高温干热空气中灭菌的方法。由于干燥空气导热能力差，故需长时间高热才能达到灭菌目的。不同的温度灭菌过程所需的时间也不同：140℃必须在 3h 以上，160 ~ 170℃在 2h 以上。260℃为 45min。

（2）湿热灭菌法：该法是在含水分的环境中加热灭菌的方法。①热压灭菌法：是指用压力大于常压的热饱和水蒸气杀灭微生物的方法。蒸气潜热大，穿透力强，灭菌效率高。湿热灭菌一般条件为 116℃，40min；121℃，30min；126℃，15min。凡能耐湿热的药物制剂、玻璃容器、金属容器、瓷器、橡胶塞及膜滤过器等均能采用此法。②流通蒸气灭菌法：是指在常压下，用 100℃流通蒸气杀灭微生物的方法。通常情况下，灭菌时间为 30 ~ 60min。③煮沸灭菌法：是把待灭菌物品放入沸水中加热灭菌的方法，通常煮沸 30 ~ 60min。

（3）射线灭菌法：①辐射灭菌法：以放射性核素（^{60}Co 或 ^{137}Cs）产生的 γ 线灭菌的方法。特点是不升高灭菌产品的温度，穿透性强，可带包装灭菌；该法适合于激素、肝素、维生素、抗生素、医疗器械及高分子材料等的灭菌。②紫外线灭菌法：用紫外线照射杀灭微生物的方法，灭菌力最强的波长是254nm。紫外线直接照射后，可使空气中产生微量臭氧，进而达到杀菌效果。但紫外线穿透力差，只适用于表面灭菌、无菌室的空气灭菌及蒸馏水的灭菌。③微波灭菌法：利用微波产生的热量杀灭微生物的方法。

（4）滤过除菌法：利用除菌滤过器，以滤过方式除去活或死的微生物的方法。除菌滤膜的孔径一般不超过 0.22μm，适用于对热非常不稳定的药物溶液、气体及水等的除菌。

2. 化学灭菌法

（1）气体灭菌法：利用化学消毒剂产生气体杀灭微生物的方法，常用的包括环氧乙烷、甲醛、臭氧及气态过氧化氢等杀菌性气体。

（2）药液法：利用杀菌剂药液杀灭微生物的方法，常用的有 75% 乙醇、2% 煤酚皂溶液及 0.1% ~ 0.2% 苯扎溴铵溶液等。

3. 无菌操作法

无菌操作法是指在无菌条件下制备无菌制剂的操作方法。无菌操作的环境及一切用具、材料等均需按灭菌法灭菌。无菌操作时，需在无菌操作室或无菌柜内进行。

4. 无菌检查法

无菌检查法是指检查药品与辅料是否无菌的方法。经灭菌或无菌操作法处理后的制剂，必须经过无菌检查法检验证实已无活微生物后，方可使用。

（三）注射剂

注射剂（injections）系指药物与适宜的溶剂或分散介质制成的供注入体内的溶液、乳状液或混悬液，及供临用前配成或稀释成溶液或混悬液的粉末或浓缩液的无菌制剂。

1. 注射剂的分类

按分散系统分类，注射剂可分为四类。

（1）溶液型注射剂：用水、油或其他非水溶剂制成，如氯化钠、氨茶碱、维生素 C、维生素 E 及黄体酮等注射剂。

（2）混悬型注射剂：在水中微溶、极微溶解或几乎不溶的药物或注射后要求延长药效的药物，可制成水性或油性的混悬液。混悬型注射剂一般仅供肌内注射，如鱼精蛋白胰岛素注射剂及醋酸可的松注射剂等。

（3）乳剂型注射剂：油类或油溶性药物均可制成乳剂型注射剂，如静脉脂肪乳注射剂。

（4）注射用无菌粉末：亦称粉针剂，为药物的无菌粉末或采用冻干技术制成的疏松块状物，临用前加灭菌注射用水溶解或混悬后注射，如青霉素 G 钾、阿奇霉素及多肽类药物等。近年来，出现了脂质体注射剂、聚合物胶束注射剂、微球注射剂和纳米粒注射剂等靶向及长效注射剂。

2. 注射剂的特点

（1）优点：作用迅速、可靠，可准确发挥局部定位作用或长效作用。注射剂适用于不能口服的患者及不宜口服的药物。

（2）缺点：注射剂的研制和生产过程复杂，质量要求高，成本较高；安全性差，使用不当易发生危险；注射时可致疼痛，使用不便，患者依从性差。

3. 注射剂的质量要求

（1）无菌。

（2）无热源。

（3）澄明度：溶液型注射剂不得有肉眼可见的混浊或异物。进行不溶性微粒检查时，除另有特殊规定外，小针剂每个供试品容器（份）中含 10μm 以上的微粒不得超过 6 000 粒，含 25μm 以上的微粒不得超过 600 粒。

（4）渗透压：通常情况下，注射剂的渗透压需与血浆的渗透压相等或接近。脊椎腔内注射液必须等渗，静脉输液应等渗或稍偏高渗或等张。

（5）pH：pH 应尽可能与血液的 pH 相近，其允许的 pH 范围为 4 ~ 9。

（6）安全性：注射剂不应对组织产生刺激或毒性反应，不能产生溶血或使血浆蛋白沉淀。

（7）稳定性：具有必要的物理和化学稳定性。

（8）降压物质：有些注射剂，如复方氨基酸注射剂，其降压物质必须符合相关规定。

4. 注射剂的给药途径

（1）静脉注射：有推注与滴注两种方法。推注可用于急救，一般推注体积不能超过50mL；滴注多用于常规治疗，输液量不限。油溶液型和混悬型注射剂不能用于静脉注射。

（2）肌内注射：水、油溶液、混悬液及乳状液均可用于肌内注射，注射量不宜超过5mL。

（3）脊椎腔注射：pH及渗透压应与脑脊液相等，只能用水溶液，注射量不超过10mL。

（4）皮下注射：注射于真皮和肌肉之间，一般为水溶液，注射量为1～2mL。皮下注射时，药物吸收较慢。

（5）皮内注射：注射于表皮与真皮之间，注射量为0.1～0.2mL，主要用于过敏性试验及疾病诊断。

（6）其他：包括动脉内注射、心内注射、穴位注射及关节腔内注射等。

5. 注射剂的处方组成

注射剂的处方主要包括主药、溶剂和附加剂。

（1）注射用原料：配制注射剂必须使用符合《中国药典》或相应的国家药品质量标准要求的注射用原料药。

（2）注射用溶剂

①注射用水：注射用水系指将纯化水经蒸馏法或反渗透法制得，可供注射使用的水。注射用水的质量应符合《中国药典》2010年版二部注射用水项下的规定。注射用水应无热源。注射用水的制备方法：蒸馏法是在纯化水的基础上，制备注射用水最可靠的方法。小量生产时，一般采用塔式蒸馏水器。大量生产时，常用多效蒸馏水器。综合法制备注射用水的流程为：自来水→砂滤器→药用炭过滤器→饮用水→细过滤器→电渗析或反渗透装置→阳离子树脂床→脱气塔→阴离子树脂床→混合树脂床→纯化水→多效蒸馏水机或气压式蒸馏水机→热储水器（80℃）→注射用水。

②注射用油：注射用油应无异臭、无酸败；色泽不得深于黄色6号标准比色液，10℃时应澄明，应符合碘值、酸值和皂化值的要求。常用的注射用油为芝麻油、大豆油及茶油等。

③其他注射用溶剂：水溶性非水溶剂有乙醇、甘油、丙二醇、聚乙二醇300及聚乙二醇400等；油溶性非水溶剂有苯甲酸苄酯和油酸乙酯等。

（3）注射剂的附加剂：注射剂中应用附加剂的目的是增加药物的溶解度、物理和化学稳定性，减轻注射时疼痛及抑制微生物生长。常用的附加剂是：①等渗调节药：常用氯化钠和葡萄糖。②pH调节药：常用盐酸、氢氧化钠、碳酸氢钠和磷酸盐缓冲对等。③抑菌药：用于多剂量注射剂及不经灭菌的无菌操作制剂，静脉和脊椎注射的产品不得添加抑菌药。常用苯甲醇、三氯叔丁醇、硝酸苯汞及对羟苯甲酸酯类等。④抗氧药：常用亚硫酸氢钠、焦亚硫酸钠及硫代硫酸钠。金属螯合剂常用EDTA·2Na，惰性气体常用二氧化碳或氮气。⑤局部止痛药：常用苯甲醇及三氯叔丁醇等。⑥表面活性药：发挥增溶、润湿和乳化等作用，常用聚山梨酯80及卵磷脂。⑦助悬药：常用明胶、甲基纤维素及羧甲基纤维素钠等。⑧其他：根据具体产品的需要，注射剂中可加入特定的稳定剂，如肌酐或甘氨酸等；填充剂，如乳糖或甘露醇等（冷冻干燥制品中）；保护剂，如乳糖、蔗糖或麦芽糖等（蛋白类药物中）。

6. 热源

热源系指微生物产生的细菌内毒素，由磷脂、脂多糖和蛋白质组成，其中脂多糖是致热中心。热源进入人体后，可引起发冷、寒战、发热及恶心、呕吐等反应，严重者体温可升至42℃，出现昏迷、虚脱，甚至发生生命危险。

热源可通过溶剂、原料、容器、用具、管道、装置、制备过程以及临床应用过程等污染药物制剂。

热源可采用《中国药典》2010年版规定的家兔法和鲎试剂法检测。

热源的性质与除去热源的方法：

（1）水溶性：热源溶于水，故水性注射液易污染热源。

（2）滤过性：热源可以通过一般滤器和微孔滤器，但超滤装置可将其除去。

（3）吸附性：热源在水溶液中可被药用炭、石棉或白陶土等吸附后过滤而除去，药液可利用此法除热源。

（4）耐热性：热源具有一定耐热性，但仍可被高温破坏。当以100℃加热1h时，热源不分解；但100℃ 3 ~ 4h、200℃ 60min或250℃ 30 ~ 45min时，可使热源彻底破坏。玻璃制品或金属制品等，均可用此法破坏热源。

（5）不挥发性：热源能溶于水但不挥发。因此，制备注射用水时，需经多次蒸馏除去热源。

（6）耐酸、耐碱及耐氧化性：热源能被强酸、强碱及强氧化剂破坏，玻璃制品可用此法去除热源。除去热源的方法还有凝胶滤过法及反渗透法等。

7. 注射剂的制备

（1）注射剂的工艺流程与环境要求：注射剂的制备流程，见图2-1。

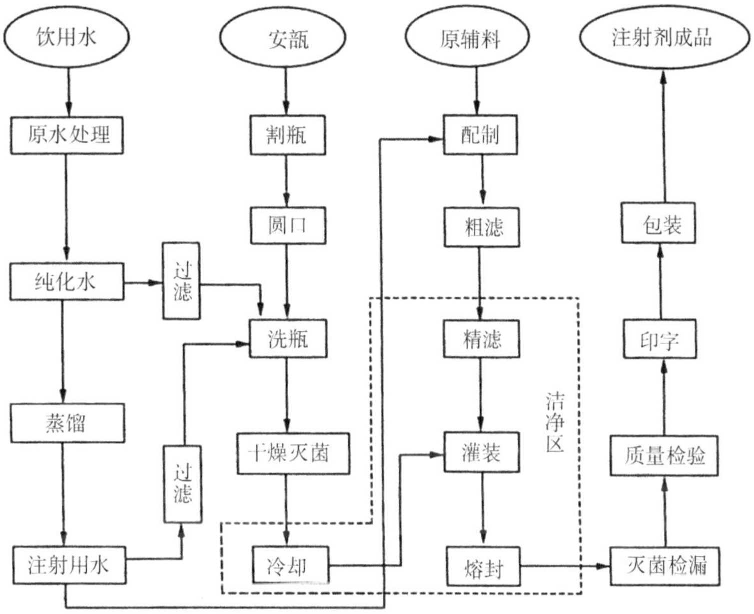

图2-1 注射剂的制备流程图

洁净区是指有较高洁净度要求和较严格菌落数要求的生产房间，规定为10 000级或100级。控制区是对洁净度和菌落数有一定要求的生产或辅助房间，一般定为>10万级或10万级。其他区域为一般生产区，无具体的洁净度要求。

由纯化水制备注射用水、安瓿洗瓶、干燥、灭菌以及药液的配制，应在控制区中进行；备用安瓿的储存、药液的过滤、灌装和封口，则必须在洁净区进行。

（2）注射剂的容器及处理：注射剂的容器一般为由硬质中性玻璃、含钡玻璃（耐碱）或含锆玻璃（耐酸碱）制成的安瓿，分为曲颈易折安瓿和粉末安瓿。安瓿首先进行切割与圆口，然后用注射用水采取甩水洗涤法或加压喷射汽水洗涤法洗净，于120 ~ 140℃烘箱内干燥，必要时180℃干热灭菌1.5h备用。

（3）注射液的配制

①投料：所用原料药必须符合注射用规格。辅料应符合药典规定的药用标准，辅料若有符合注射用规格者，应选用注射用规格。按处方计算投料量时，需考虑制备过程中以及容器挂壁所造成的药液损失，应酌情适当增加投料量。

②配液：配制药液有稀配和浓配两种方法。稀配法是将全部原料药物加入全量溶剂中，立即配成所需浓度后过滤，此法适于优质原料；浓配法是将全部原料药物加入部分溶剂中先配成浓溶液，滤过后再稀释至需要浓度，此法适用于易产生澄明度问题的一般原料。对不易滤清的药液，可加入0.1% ~ 0.3%的注射用药用炭处理后过滤，药用炭起吸附和助滤作用。

③滤过：注射剂生产中常用的滤器有砂滤棒、垂熔玻璃滤器、微孔滤膜滤器、板框式压滤机及钛

滤器。一般采用先粗滤、后精滤的方法，顺序为砂滤棒→垂熔玻璃滤器→微孔滤膜滤器。也可采用高位静压滤过、减压滤过或加压滤过。

（4）注射剂的灌装和封口：配液后应立即灌封。灌装药液时应剂量准确，药液不粘瓶口。灌装易氧化的药物时，应先充入惰性气体。封口方法有拉封和顶封两种方法，现多采用全自动灌封机。注射剂灌封后不应出现剂量不准、封口不严、焦头、大头及瘪头等质量问题。

（5）注射剂的灭菌和检漏：注射剂灌封后必须在12h内灭菌。目前，注射剂多采用热压灭菌法。对不耐热压灭菌的注射剂品种，可采用流通蒸汽灭菌法。一般情况下，体积为1 ~ 5mL的安瓿，可采用100℃ 30min；体积为10 ~ 20mL的安瓿，可采用100℃ 45min。完成灭菌的产品必须进行检漏，以有色溶液（一般用曙红或亚甲蓝）是否渗入安瓿作为判断标准。

（6）注射剂的质量检查：注射剂的质量检查项目包括含量、装量、pH、可见异物检查、无菌检查、热源或内毒素检查以及特定的检查项目。

（7）注射剂的印字和包装：完成灭菌的产品，每支安瓿或每瓶注射液均需及时印字或贴签，内容包括品名、规格、批号和厂名等。

例8：维生素C注射液

【处方】维生素C 104g，依地酸二钠0.05g，碳酸氢钠49.0g，亚硫酸氢钠2.0g，注射用水加至1 000mL。

【制备】加维生素C至处方量80%经二氧化碳饱和的注射用水，搅拌溶解后缓缓加入碳酸氢钠，搅拌溶解；再加入依地酸二钠溶液和亚硫酸氢钠溶液，调pH6.0 ~ 6.2，加经二氧化碳饱和的注射用水至全量，100℃流通蒸汽15min灭菌，即得。

【注解】①碳酸氢钠可中和部分维生素C，降低其注射时的刺激性；②维生素C易水解，且空气中的氧气或溶液的pH和金属离子等均对注射液稳定性影响较大。因此，需采取在处方中加入金属离子络合剂、pH调节剂和抗氧剂等措施，以提高产品稳定性；③在配制工艺上，采用通入惰性气体的注射液和流通蒸汽灭菌等措施，可进一步提高产品的稳定性。

例9：氨茶碱注射液

【处方】氨茶碱1 250g，乙二胺72mL，苯甲醇200mL，药用炭适量，注射用水加至1 000mL。

【制备】取氨茶碱加入适量注射用水，加入部分乙二胺搅拌使溶解后加入苯甲醇，搅匀，注射用水稀释至全量；用剩下乙二胺调pH9.3 ~ 9.5，加药用炭，搅拌，滤过，灌封，灭菌，即得。

【注解】①氨茶碱为茶碱与乙二胺的复盐，其溶液易吸收空气中的二氧化碳，析出茶碱结晶。因此，可添加适量的乙二胺，增加氨茶碱溶解度；②配制时，溶液温度不宜过高（50℃以下），避免乙二胺挥发过多而影响pH和澄清度。

（四）输液

输液（infusions）系指由静脉滴注输入体内的大剂量注射剂，一次给药体积多为100mL以上。输液的基本要求与安瓿注射剂相似，无菌、无热源及澄明度均有严格要求。

1. 输液的分类及临床用途

（1）电解质输液：如乳酸钠、氯化钠、复方氯化钠及碳酸氢钠等注射液，用于补充体内水分及电解质，纠正酸碱平衡等。

（2）营养输液：如糖类（葡萄糖、果糖、木糖醇等）、氨基酸及脂肪乳注射液等，用于补充体液、营养及热能，适于不能口服的患者。

（3）胶体输液：如右旋糖苷及羟乙基淀粉注射液等，可调节体内渗透压。

（4）含药输液：含有治疗药物的输液，如替硝唑输液。

2. 质量要求

（1）无菌。

（2）无热源。

（3）pH：尽可能与血浆的pH相近，其允许范围为pH4 ~ 9。

（4）渗透压：应等渗或稍偏高渗，不能低渗；临床治疗中，需采用高渗溶液时，可选择高渗注射剂；有些药物的输液，须与红细胞膜等张。

（5）澄明度：不得有肉眼可见的浑浊（乳剂型除外）或异物。进行不溶性微粒检查时，除另有特殊规定外，1mL 中含 10μm 以上的微粒不得超过 25 粒，含 25μm 以上的微粒不得超过 3 粒。

（6）不得添加抑菌剂。

（7）不能含有引起过敏反应的异性蛋白及降压物质。

3. 输液的制备

输液的制备工艺流程，见图 2-2。

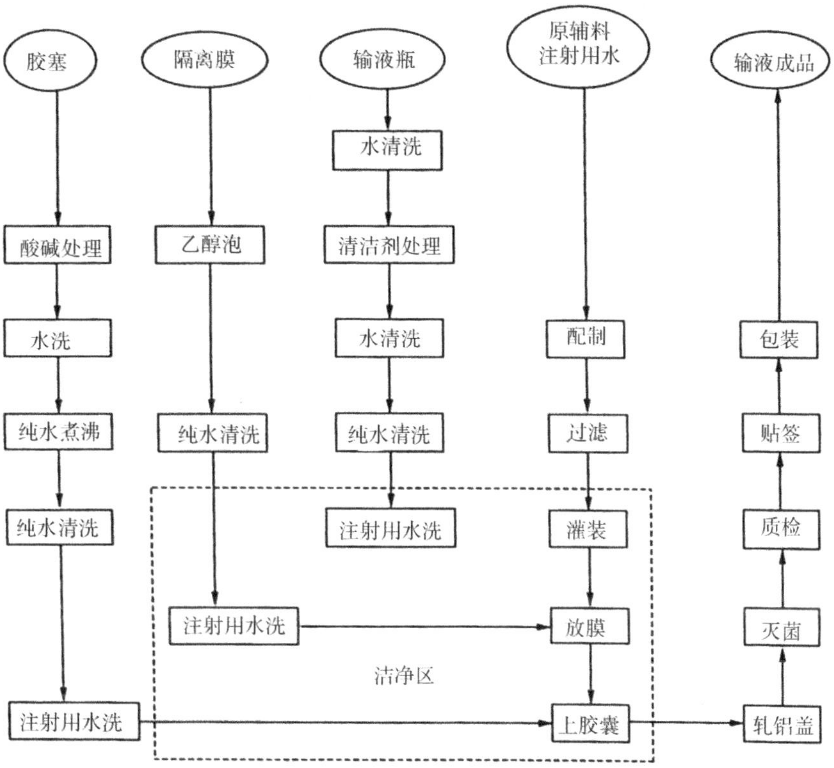

图 2-2　输液的制备工艺流程

（1）输液的容器及处理：输液的容器有玻璃瓶、塑料瓶和塑料袋，常用容积为 250mL 和 500mL 两种。玻璃瓶必须经严格的洗瓶后，方可使用，其清洗方法同安瓿。医用聚丙烯塑料瓶和非聚氯乙烯软塑料袋，可成型后立即灌装药液，节省工序，减少污染。

（2）橡胶塞：可用稀酸或碱处理，再用水洗净。然后，加注射用水煮沸 30min，置于新鲜注射用水中备用。

（3）隔离膜：为防止橡胶塞直接接触药液而污染药液，加涤纶膜起隔离作用。将隔离膜置于药用 95% 乙醇中浸泡，再于蒸馏水中煮沸 30min，然后用注射用水反复漂洗至澄明度合格，置于新鲜注射用水中备用。

（4）药液的配制：多采用浓配法。

（5）药液的过滤：一般采用加压三级过滤法，即砂滤棒→ G3 滤球→微孔滤膜。

（6）输液的灌封：输液的灌封过程为药液灌装、放隔离膜、盖胶塞、轧铝盖。目前，绝大多数的药厂已实现联动化或机械化生产。配液后，应立即灌封。

（7）输液的灭菌：配液至灭菌的全部过程，应在 4h 内完成。输液的灭菌条件为 121℃ 15min、116℃ 40min。对塑料袋装的输液，可用 109℃ 45min 灭菌。

（8）输液的质量检查：检查项目包括药物含量、装量、pH、澄明度、不溶性微粒、无菌检查、热源检查以及特定的检查项目。

4. 渗透压的调节与计算

用于静脉滴注的大输液，若大量输入低渗溶液，可造成溶血。因此，低渗溶液必须调节至等渗。常用的调整方法如下。

（1）冰点降低法：血浆与泪液的冰点均为 0.52℃。根据溶液的依数性，冰点下降度为 0.52℃的药液，即与血浆等渗。渗透压调节剂用量的计算公式为：

$$X=(0.52-a)/b$$

式中：X 为每 100mL 溶液中，需加渗透压调节剂的量；a 为药物溶液测得的冰点下降度数；b 为 1% 渗透压调节剂的冰点降低度数（可查表或测定）。

（2）氯化钠等渗当量法：与 1g 药物呈等渗效应的氯化钠量，称为氯化钠等渗当量。渗透压调节剂用量可按下式计算：

$$X=0.009V-EW$$

式中：X 为配成体积 V 的等渗溶液，需加的氯化钠量；V 为欲配液的体积；E 为 1g 药物的氯化钠等渗当量（可查表或测定）；W 为配液用药物的重量。

5. 等渗溶液与等张溶液

有些药物配成等渗溶液后，仍有不同程度的溶血现象，如甘油及尿素等。此种溶液虽是等渗溶液，但不是等张溶液。故需再加入一定量的渗透压调节剂，将其调至等张溶液。

例 10：5% 葡萄糖注射液

【处方】注射用葡萄糖 50g，盐酸适量，注射用水加至 1 000mL。

【制备】取葡萄糖，加入适量煮沸的注射用水中，使成 50% ~ 70% 浓溶液；用盐酸调 pH3.8 ~ 4.0，加入 0.1% 的活性炭混匀，煮沸约 20min；趁热过滤活性炭，滤液加注射用水至全量，质检合格，灌封，灭菌，即得。

【注解】本品采用浓配法；加盐酸并加热、煮沸使糊精水解，并中和胶粒电荷，使蛋白凝聚，再加入活性炭吸附滤除，均极大地提高了本品的澄清度。

例 11：静脉注射用脂肪乳

【处方】精制大豆油 1509，精制大豆磷脂 15g，注射用甘油 259，注射用水加至 1 000mL。

【制备】取精制大豆磷脂捣碎后，加入甘油和适量注射用水；在氮气流下，搅拌至形成半透明状的磷脂分散体系；放入高压匀化机，加入精致豆油与注射用水，得乳剂；冷却后滤过，灌装，灭菌，即得。

【注解】豆磷脂为乳化剂，是由豆油中分离出的全豆磷脂经提取精制而得。其主要成分为卵磷脂，比其他磷脂稳定且毒性小，但易被氧化。

（五）注射用无菌粉末

注射用无菌粉末（sterile powder for injection）也称粉针剂，系指由药物制成的，供临用前用适宜的无菌溶剂或溶液配成溶液或均匀混悬液的无菌固体粉末或块状物。在水溶液中很不稳定的药物，特别是一些对湿热十分敏感的抗菌类药物及酶或血浆等生物制品，宜制成粉针剂。注射用无菌粉末分为注射用无菌分装产品和注射用冻干制品两类。

1. 注射用无菌分装产品

用适当的精制方法，如重结晶法或喷雾干燥法，制得无菌粉末原料；在无菌操作条件下，将其分装于灭菌的容器内密封。无菌分装产品易发生的问题有装量差异、澄明度与无菌问题。

2. 注射用冻干制品

将药物与附加剂用适当的方法制成无菌药液，在无菌操作条件下，分装于灭菌容器中，降温冻结成固体；然后，低温抽真空使溶剂水从冷冻的固态直接升华成气体，而使药物干燥成疏松的块状或粉末状产品。

（1）冷冻干燥的原理：利用水在低温（水的冰点以下）低压（接近于真空）下的升华原理，使药液中的水分从固态直接升华为气态而除去。该法适合于遇湿热不稳定药物的干燥。

（2）冷冻干燥的工艺过程：工艺流程为药液→预冻（药液共熔点以下 10 ~ 20℃）→减压（接近于

真空）→升华干燥→再干燥→成品。

例 12：注射用辅酶 A

【处方】辅酶 A 56.1 单位，葡萄糖酸钙 1mg，水解明胶 5mg，半胱氨酸 0.5mg，甘露醇 10mg。

【制备】将处方中各成分用适量注射用水溶解后，无菌过滤，分装于安瓿中，每支 0.5mL，冷冻干燥后封口，漏气检查即得。

【注解】辅酶 A 粉末有吸湿性，易溶于水，易被空气、过氧化氢、碘或高锰酸盐等氧化成无活性的二硫化物。因此，可在本品中加入半胱氨酸等，并用甘露醇或水解明胶等作为赋形剂。

（六）眼用无菌液体制剂

眼用无菌液体制剂系指供洗眼、滴眼或眼内注射，以治疗或诊断眼部疾病的无菌液体制剂，分为滴眼剂、洗眼剂和眼内注射剂。

滴眼剂（eye drops）系指药物制成可供滴眼用的澄明溶液、乳状液或混悬液，可发挥消炎杀菌、散瞳缩瞳、降低眼压、治疗白内障、诊断以及局部麻醉等作用。通常以水为分散介质。

药物滴入眼睛后，可通过角膜途径和结膜途径吸收。

1. 滴眼剂的质量要求

（1）可见异物：不得有肉眼可见的玻璃屑、纤维和其他不溶性异物。

（2）无菌：供角膜等外伤治疗或手术用的滴眼剂，必须无菌。对于其他目的使用的滴眼剂，须按药典微生物限度法检查并符合规定，不得检出绿脓杆菌和金黄色葡萄球菌。

（3）pH：pH6 ~ 8 时，眼睛无不适感；眼睛可耐受的 pH 范围为 5.0 ~ 9.0。

（4）渗透压：应与泪液的渗透压相等或相近似，实际工作中，0.8% ~ 1.2% 的氯化钠溶液对眼无刺激。

（5）粒度：混悬型滴眼剂中，50μm 的粒子不得超过 10%，15μm 以下的粒子不得少于 90%。

2. 滴眼剂的处方成分

（1）pH 调节剂：磷酸盐缓冲液、硼酸盐缓冲液及硼酸溶液等。

（2）渗透压调节剂：氯化钠、硼酸、葡萄糖及硼砂等。

（3）抑菌剂：硝酸苯汞、苯扎氯铵、苯扎溴铵、氯己定、三氯叔丁醇、苯氧乙醇、山梨酸和对羟苯甲酸酯类。用于眼外伤和眼部手术的滴眼剂，则不能添加抑菌剂。

（4）黏度调节剂：甲基纤维素、聚乙烯醇、聚乙二醇及聚维酮等。

3. 滴眼剂的制备

（1）用于外伤和手术的滴眼剂：按安瓿剂的生产工艺制备，分装于单剂量容器中密封或熔封，最后灭菌。对于主药不稳定者，应按照严格的无菌操作法制备。

（2）一般滴眼剂：可将用具与容器以适当的方法清洗后，灭菌备用；然后，在无菌环境中配制药液、分装，并可加入适量抑菌药。滴眼剂的灌装，多采用减压灌装，容器为玻璃瓶、软塑料瓶和硬塑料瓶。

例 13：醋酸可的松滴眼液

【处方】醋酸可的松 5.0g，聚山梨酯 80 0.8g，硝酸苯汞 0.02g，硼酸 20.0g，羧甲基纤维素钠 2.0g，蒸馏水加至 1 000mL。

【制备】取硝酸苯汞，溶于 500mL 蒸馏水中，加热至 40 ~ 50℃，加入硼酸、聚山梨酯 80 使溶解，过滤，待用；另将羧甲基纤维素钠溶于 300mL 蒸馏水中，过滤后加热至 80 ~ 90℃，加入醋酸可的松搅匀，保温 30min. 冷至 40 ~ 50℃；再与硝酸苯汞等溶液混合，加蒸馏水至足量，滤过，分装，封口，灭菌，即得。

【注解】①羧甲基纤维素钠为助悬剂，配液前需精制；②氯化钠能显著降低羧甲基纤维素钠的黏度，因此改用硼酸作为 pH 和等渗调节剂。

第三节　固体制剂

（一）概述

1. 固体剂型的吸收过程

口服或腔道用固体剂型中药物的吸收过程如下：固体制剂→崩解（或分散）→溶出→吸收。口服药物的胃肠道吸收以被动扩散为主，故药物从剂型中溶出的速度是吸收的限速过程。

2. 固体剂型的溶出

对多数固体剂型而言，可用 Noyes–Whitney 方程描述药物溶出的规律。

Noyes–Whitney 方程：$dc/dt=kS(C_s-C)$

Nemst–Noyes–Whitney 方程：

$$dc/dt=DS(C_s-C)/Vh$$

式中，dc/dt 为溶出速率；D 为药物在溶出介质中的扩散系数；v 为溶出介质的体积：h 为扩散层厚度：S 为药物与介质接触的表面积；C_s 为药物的溶解度；C 为时间 t 时溶液的浓度。

当溶出药物迅速吸收，$C_s>C$ 时，Noyes–Whitney 方程可简化为：

$$dc/dt=kSCs$$

上式表明，药物从固体剂型中的溶出速率，与药物粒子的表面积及溶解度成正比。故制剂的分散度或崩解程度越大，药物溶出越快，吸收越快。口服固体剂型吸收的快慢顺序是散剂 > 颗粒剂 > 胶囊剂 > 片剂 > 丸剂。

（二）散剂

散剂（powders）系指药物与适宜辅料经粉碎、均匀混合后制成的干燥粉末状制剂，可供内服或外用。

1. 散剂的分类与特点

（1）散剂的分类：按组成药味的多少，可将散剂分为单散剂与复方散剂；按剂量，可将其分为分剂量散与不分剂量散；按用途，可将其分为内服散、外用散、溶液散、煮散及眼用散等。

（2）散剂的特点：比表面积大、起效快；外用覆盖面大，具保护和收敛作用；制备工艺简单；剂量易控制，便于小儿服用；储存、运输及携带方便。但散剂的稳定性较其他固体剂型差。

2. 散剂的制备

散剂制备的一般工艺流程是物料→前处理→粉碎→过筛→混合→分剂量→质检→包装→成品。

（1）物料的前处理：主要是干燥过程。

（2）粉碎与过筛：粉碎方法有湿法粉碎、干法粉碎、单独粉碎、混合粉碎、低温粉碎及流能粉碎等。常用的粉碎器械有研钵、球磨机、冲击式粉碎机或气流粉碎机等。散剂的过筛是一个分等匀化的过程，以获得所需粒径的粉体或多组分的均匀混合物，常用 1 ～ 9 号标准药筛。

（3）混合：常用方法有研磨混合、搅拌混合与过筛混合，常用器械有 V 形混合机、双锥形混合机、圆筒形混合机或锥形螺旋搅拌混合机等。影响混合效果的因素及混匀措施如下。

①组分的比例：组分比例相差较大的物料难以混匀，应采用等体积递增配研法混合。即，量小的药物研细后，加入等体积量大的药物细粉研匀；如此，倍量增加至全部混匀。

②组分的堆密度：物料堆密度差异较大时，应将堆密度小（质轻）者先放入混合容器中，再加入堆密度大（质重）者混合，较易混匀。

③粉体的吸附性：有的药粉对混合器械具吸附性，影响混合并造成损失。一般情况下，应将量大且不易吸附的药粉或辅料垫底，饱和器壁后再加入量少且易吸附者。对于混合时摩擦起电的粉末，还可加入少量表面活性剂或润滑剂抗静电。

④液体或易吸湿性组分：可用处方中的其他组分吸收液体组分。若液体组分量大，宜用吸收剂吸收。常用的吸收剂有磷酸钙、白陶土、蔗糖和葡萄糖等。含结晶水的药物可用等摩尔无水物代替；吸湿性强的药物（如胃蛋白酶或乳酶生等）可在低于其临界相对湿度条件下，迅速混合并密封防潮包装；混合后

引起吸湿的，可分别包装。

⑤形成低共熔混合物的组分：可发生低共熔现象的药物有冰片、水合氯醛、萨罗、樟脑和麝香草酚等，应尽量避免将其混合。

（4）散剂的质检：质检项目包括外观均匀度、装量差异、干燥失重、水分和微生物限度等。

（5）散剂的包装、贮藏：散剂包装应密封，干燥处贮藏，防止吸湿。

例 14：痱子粉

【处方】薄荷脑 6g，樟脑 6g，氧化锌 120g，硼酸 150g，滑石粉 718g。

【制备】取薄荷脑、樟脑研磨，使液化；加适量滑石粉充分研匀，依次加入氧化锌、硼酸及剩余的滑石粉；研和，过筛，混匀，即得。

【注解】薄荷脑和樟脑研磨时可发生共熔，液化后便于和其他药物混合均匀。

（三）颗粒剂

颗粒剂（granules）是将药物与适宜的辅料混合制成的具有一定粒度的干燥颗粒状制剂，可直接吞服或冲入水中饮服。《中国药典》（2010 年版）规定，颗粒剂的粒度范围是不能通过 1 号筛（2 000μm）的粗粒和通过 5 号筛（180μm）的细粒的总和不能超过 15%。

1. 颗粒剂的分类和特点

（1）分类：颗粒剂分为可溶性颗粒剂、混悬性颗粒剂及泡腾性颗粒剂。

（2）特点：飞散性、附着性、团聚性、吸湿性较小；服用方便，可调节色、香、味；可进行包衣，制成防潮及缓释或肠溶制剂；多种颗粒混合时，可因粒径不同或粒密度差异大而产生离析现象，导致剂量不准确。

2. 颗粒剂的制备

颗粒剂的制备工艺流程：物料→粉碎→过筛→混合→制软材→制粒→干燥→整粒与分级→质检→分剂量→成品。

药物的粉碎、过筛、混合操作与散剂的制备过程相同。

（1）制软材：将药物与适当的稀释剂、崩解剂、黏合剂及润湿剂等（见片剂相关内容）混合，采用湿法制粒技术制软材时，液体黏合剂或润湿剂的加入量可根据经验“手握成团，轻压即散”为准。

（2）制湿颗粒：采用挤出制粒法。近年来，常采用流化（沸腾）制粒法，也叫“一步制粒法”。此法可在一台机器内完成混合、制粒及干燥过程。

（3）颗粒的干燥：常用方法有箱式干燥法及流化干燥法等。

（4）整粒与分级：干燥后的颗粒应进行适当的整理，以使结块、粘连的颗粒散开，获得具有一定粒度的均匀颗粒。一般采用过筛方法进行颗粒剂的整粒和分级。

（5）质量检查与分剂量：将制得的颗粒进行含量测定与粒度检查等，须按剂量将其装入适宜袋中。颗粒剂的储存标准，基本与散剂相同。

3. 颗粒剂的质量检查

颗粒剂的质检项目包括外观、粒度、主药含量、干燥失重、溶化性和装量差异等。

例 15：复方维生素 B 颗粒剂

【处方】盐酸硫胺 1.20g，苯甲酸钠 4.0g，核黄素 0.24g，枸橼酸 2.0g，盐酸维生素 $B_6$0.36g，橙皮酊 20mL，烟酰胺 1.20g，蔗糖粉 986g，混悬泛酸钙 0.24g。

【制备】将核黄素加蔗糖混合粉碎 3 次，过 80 目筛；将盐酸维生素 B6、混悬泛酸钙、橙皮酊和枸橼酸，均溶于蒸馏水中作润湿剂；另将盐酸硫胺、烟酰胺等，与上述稀释的核黄素搅拌混合均匀后制粒，60 ~ 65℃干燥，整粒，分级即得。

【注解】枸橼酸可使颗粒呈弱酸性，增加主药的稳定性。

（四）胶囊剂

胶囊剂（capsules）系指将药物与辅料充填于硬质空心胶囊或密封于具有弹性的软质囊材中制成的固

体制剂，供口服或直肠、阴道等使用。

1. 胶囊剂的分类和特点

（1）分类：分为硬胶囊、软胶囊、肠溶胶囊、缓释胶囊和控释胶囊。

（2）特点：①与片剂、丸剂相比，胶囊剂在胃肠液中分散快、吸收好、生物利用度高；②液体药物固体剂型化，弥补其剂型的不足。例如，含油量高或液态的药物难以制成丸、片剂时，可制成胶囊剂；③掩盖药物的不良臭味，提高药物的稳定性；④减小药物的刺激性；⑤可制成缓释、控释及肠溶等多种类型的胶囊剂；⑥可使胶囊具有各种颜色或印字，便于识别。

（3）不宜制成胶囊剂的药物：能使胶囊壳溶解的水性药液、易溶的刺激性药物、易风化药物和吸湿性药物。

2. 胶囊剂的制备

胶囊壳的主要成分为明胶、淀粉、甲基纤维素及羟丙基甲基纤维素等高分子物质，附加剂包括增塑剂（甘油、山梨醇等）、增稠剂（琼脂）、遮光剂（二氧化钛）、防腐剂（对羟基苯甲酸酯类）和色素等。空胶囊共有 000、00、0、1、2、3、4 和 5 号八种规格，000 号最大，5 号最小，常用 0 ～ 5 号。

（1）硬胶囊剂的制备：硬胶囊剂是将一定量的药物与辅料制成均匀的粉末或颗粒，充填于空胶囊中，或将药物粉末或颗粒直接分装于空胶囊中制成。药物的填充采用胶囊自动填充机。目前，多使用锁口式胶囊。若囊帽和囊体平口套合，则须用明胶液封口。

（2）软胶囊的制备：常用滴制法（如鱼肝油胶丸）和压制法（如藿香正气软胶囊）。

（3）肠溶胶囊剂的制备：制备肠溶胶囊有两种方法：一种是明胶与甲醛发生胺醛缩合反应，使明胶无游离氨基存在，失去与酸结合能力，只能在肠液中溶解；另一种是在明胶壳表面或在胶囊内部的填充物表面包肠溶衣料。

3. 胶囊剂的质量检查

胶囊剂的质检项目包括外观、水分、装量差异、崩解时限、溶出度或释放度等。

例 16：奥美拉唑肠溶胶囊

【处方与制备】取处方量药物与辅料，经湿法制粒，采用挤出滚圆造粒机制备 18 ～ 24 目的微丸，采用流化床包衣机，以 3.0%HPMC 水溶液包隔离衣；干燥后，再以丙烯酸树脂 L 30D-55 水分散体包肠溶衣，干燥后即得。

【注解】奥美拉唑的结构中具有亚磺酰基，在水和酸中不稳定，而肠溶衣液的 pH 须在 4 左右。因此，须选用对奥美拉唑无影响的 HPMC 作为隔离材料先进行隔离层的包衣步骤。

（五）片剂

片剂（tablets）系指药物与适宜辅料均匀混合后经制粒或不制粒直接压制而成的圆片状或异形片状固体制剂，可供内服或外用。

1. 片剂的分类与特点

（1）片剂的分类：①压制片：指药物与辅料混合后，经压制而成的普通片剂。②包衣片：指在压制片（片芯）表面包上衣膜的片剂。根据包衣物料的不同，可分为糖衣片或薄膜衣片。薄膜衣片又分为胃溶衣片、肠溶衣片和不溶衣片。③多层片：指由两层或多层构成的片剂，各层含不同的药物或辅料。将药物制成多层片，可避免复方制剂中不同成分之间的配伍变化或达到速释和缓释组合作用，如胃仙 -U 双层片。④咀嚼片：指须在口中咀嚼后，咽下的片剂，适合儿童或吞咽困难的患者。咀嚼片中应添加适宜的矫味剂，但不可加崩解剂，如碳酸钙咀嚼片。⑤泡腾片：指含有泡腾崩解剂，遇水产生大量二氧化碳气体使其迅速崩解并呈泡腾状的片剂，可供口服或外用，如维生素 C 泡腾片。⑥分散片：指在水中能迅速崩解并均匀分散的片剂，可含服、吞服或分散于水中饮用，如罗红霉素分散片。⑦口含片：指含在口腔中缓慢溶解并释药的片剂，多用于口腔及咽喉疾病患者，发消炎、杀菌、收敛、止痛、局部麻醉等作用，如含碘喉症片。⑧舌下片：指置于舌下后能迅速溶化，经舌下黏膜吸收而发挥全身作用的片剂。药物由舌下黏膜吸收，可避免胃肠道和肝首关效应，如硝酸甘油舌下片。⑨口腔速溶片：指在口腔中能迅速崩解或溶解的片剂，需加矫味剂，如法莫替丁口腔速溶片。服药时不用水，适于老年人、儿童和吞咽困难患者。⑩其他：还有溶液片、植入片、缓释片、控释片及阴道片等。

（2）片剂的优点：①剂量准确，使用方便；②质量稳定，携带、运输和储存方便；③生产机械化、自动化程度高，产量大，成本低；④片剂种类多，能满足预防、治疗用药的多种要求；⑤片面可以压上主药名称和药量标记，也可着色，便于识别。

（3）片剂的缺点：①婴、幼儿和昏迷患者不易吞服；②片剂为压缩剂型，易出现溶出度和生物利用度方面的问题。

2. 片剂的质量要求

（1）色泽均匀，完整美观。

（2）含量准确、重量差异小。

（3）硬度适宜。

（4）口服片剂的崩解度、溶出度或释放度应符合要求。

（5）卫生学检查应合格：小剂量药物片剂的含量均匀度应符合要求，植入片应无菌，口含片、舌下片、咀嚼片和口腔速崩片立有良好的口感。

3. 片剂的辅料

（1）填充剂：用于增加片剂的重量和体积，以利于片剂成型和分剂量的辅料，又称稀释剂。片剂的直径一般不小于6mm，片重100mg以上，故小剂量的药物须加填充剂以利压片。常用的填充剂有淀粉、预胶化淀粉、糖粉、糊精、乳糖、甘露醇及微晶纤维素等。

（2）润湿剂与黏合剂：润湿剂系指本身无黏性，但可润湿物料并诱发其黏性，以利于制颗粒的液体。常用的润湿剂有蒸馏水和乙醇。黏合剂系指本身具有黏性，能使无黏性或黏性较小的物料聚集黏结成颗粒或压缩成型的黏稠液体或固体粉末。常用黏合剂有羟丙基甲基纤维素（HPMC）、羟丙基纤维素（HPC）、羧甲基纤维素钠（CMCNa）、甲基纤维素（MC）、乙基纤维素（EC）、聚维酮（PVP）、聚乙二醇、糖粉、糖浆及淀粉浆等。

（3）崩解剂：系指能促使片剂在胃肠液中迅速碎裂成小粒子的辅料。口含片、舌下片、植入片、咀嚼片和缓控释片不加崩解剂。常用的崩解剂有干淀粉、羧甲基淀粉钠、交联羧甲基纤维素钠、低取代羟丙基纤维素、交联聚维酮、泡腾崩解剂等。

（4）润滑剂：可降低颗粒间摩擦力、改善粉体流动性的辅料，称为助流剂；可减小压片时物料对冲头和冲模的黏附性，保证压片顺利进行并使片剂表面光洁的辅料，称为抗黏着剂；可降低颗粒及片剂与模孔壁间的摩擦力，使片剂从模孔顺利推出的辅料，称为润滑剂；此三类辅料，统称为润滑剂。常用的润滑剂有硬脂酸镁、微粉硅胶、滑石粉、氢化植物油、聚乙二醇（PEG4000及PEG6000）和十二烷基硫酸钠（镁）等。

4. 片剂的制备

片剂的制备包括制粒压片和直接压片两种方法。制粒压片法适用于流动性和可压性差的物料，分为湿法制粒压片和干法制粒压片；直接压片法适用于流动性和可压性良好的物料，分为粉末直接压片、结晶直接压片和空白颗粒压片。

（1）制粒方法：①湿法制粒法：湿法制粒法工艺流程如下。原辅料→干燥→粉碎→过筛→混合→制软材→制湿粒→干燥→整粒。②流化喷雾制粒法（一步制粒法）。③喷雾制粒法。④干法制粒法：适用于对湿、热不稳定且需要制粒的药料，采用滚压法或大片法制粒。

（2）压片：采用单冲压片机或旋转多冲压片机制备片剂。

（3）直接压片法：①粉末直接压片法：系指药物粉末与适宜的辅料混合后，不经制粒而直接压片的方法。②结晶直接压片法：某些结晶性或颗粒性药物，具有适宜的流动性和可压性，只需稍加粉碎、过筛等处理，再加入崩解利和润滑剂混匀，即可直接压片。

5. 片剂的包衣

片剂包衣是指在片剂（片芯、素片）表面，包裹上适宜材料衣层的操作。

（1）包衣的目的：掩盖药物的不良臭味；增加药物的稳定性；控制药物在胃肠道的释放部位或释放速度；避免配伍变化；改善片剂的外观和便于识别等。

（2）包衣的种类和质量要求：①包衣的种类：根据包衣材料不同，片剂的包衣分为糖衣和薄膜衣。其中，薄膜衣又分为胃溶性、肠溶性及不溶性三类。②质量要求：衣层应均匀，牢固，经较长时间储存仍能保持光洁、美观、色泽一致并无裂片现象，衣层与片芯不起反应，且不影响药物的崩解、溶出和吸收，崩解时限应符合相关规定。

（3）包衣材料及包衣过程：①糖衣：以糖浆为主要包衣材料。糖衣片包衣工艺流程如下。隔离层→粉衣层→糖衣层→有色糖衣层→打光隔离层材料有明胶浆、阿拉伯胶浆、虫胶乙醇溶液及玉米朊乙醇溶液等，粉衣层材料为滑石粉，糖衣层和有色糖衣层材料是糖浆及食用色素，打光剂用川蜡。②薄膜衣：指在片芯外，包上比较稳定的高分子衣料。该法包衣自动化，生产周期短，效率高，片剂增重小，对崩解影响小。常用薄膜衣材料为纤维素衍生物类（羟丙基甲基纤维素、羟丙基纤维素、乙基纤维素等）、聚维酮及丙烯酸树脂类等。常用的肠溶衣材料有邻苯二甲酸醋酸纤维素（CAP）和丙烯酸树脂类等。

（4）包衣方法：常用的包衣方法有滚转包衣法、埋管式包衣法、流化床包衣法及压制包衣法等。

6. 片剂的质量评价

质量检查项目有外观、片重差异限度、含量均匀度、硬度与脆碎度、崩解时限、溶出度和卫生学检查等。

例 17：复方阿司匹林

【处方】阿司匹林 2689，对乙酰氨基酚 136g，咖啡因 33.4g，淀粉 266g，淀粉浆 85g，滑石粉 25g，轻质液状石蜡 2.5g，酒石酸 2.7g。

【制备】将咖啡因、对乙酰氨基酚与 1/3 的淀粉混匀，加淀粉浆制软材；经干燥、整粒后，此颗粒与阿司匹林混合均匀，加入剩余的淀粉和吸附有液状石蜡的滑石粉；混匀后，过筛，压片，即得。

【注解】①本品中淀粉作为填充剂和崩解剂；②阿司匹林、对乙酰氨基酚和咖啡因混合制粒，干燥时会产生低共熔现象。因此，宜采用分别制粒法，且避免了阿司匹林直接与水接触。

例 18：兰索拉唑肠溶片

【处方】兰索拉唑 15mg，甘露醇 - 乳糖（3 ∶ 2）适量，poloxamer–5%PVP 无水乙醇溶液适量。

【制备】将兰索拉唑和甘露醇 - 乳糖高速混合均匀后，以 poloxamer–5% PVP 无水乙醇溶液作为黏合剂，经制软材、制粒、干燥、整粒、压片后，以滑石粉 –5% PVP 无水乙醇溶液和Ⅱ号树脂无水乙醇溶液分别为隔离层包衣液和肠溶层包衣液，包衣，干燥，即得。

【注解】①兰索拉唑对酸不稳定，在片芯与肠溶层之间包隔离层，可避免Ⅱ号树脂的酸性对兰索拉唑的影响；②兰索拉唑为难溶性药物，选择甘露醇 - 乳糖作为稀释剂、聚乙烯吡咯烷酮为黏合剂、泊络沙姆为增溶剂，以提高片剂的溶出度。

（六）滴丸剂

滴丸剂（guttate pills）系指固体或液体药物与适宜基质加热熔融混匀后，滴入不相混溶的冷凝液中，液滴由于表面张力作用收缩冷凝成球状而制成的固体制剂。滴丸主要供口服，亦可供眼、耳、鼻、直肠及阴道等使用。

1. 滴丸剂的特点

①药效迅速、生物利用度高、不良反应小；②增加药物的稳定性；③液体药物固体剂型化，便于携带、储存和使用；④设备简单，操作方便，产率高，成本低，无粉尘，有利于劳动保护；⑤可制成内服、外用、缓释及控释等多种类型的滴丸剂。

2. 滴丸的常用基质

水溶性基质包括 PEG 类、肥皂类及甘油明胶等；脂溶性基质包括硬脂酸、单硬脂酸甘油酯、虫蜡及氢化植物油等。

3. 滴丸剂的制备

采用滴丸机制备。

例 19：水飞蓟宾缓释滴丸

【处方】水飞蓟宾 7g，聚乙二醇 6000 14g，硬脂酸 10.5g，泊络沙姆 1 887g。

【制备】取聚乙二醇 6000，在约 75℃加热熔化；加入硬脂酸和泊络沙姆，完全熔化后，加入水飞蓟宾，充分混匀；放入保温罐中，以二甲硅油为冷凝液，滴头直径 2.3mm/4.1mm，滴速为 40 滴 / 分，冷凝固化成丸，吸去多余的二甲硅油，即得。

【注解】水飞蓟宾不溶于水，口服吸收差。将其制备成缓释滴丸后，可提高其溶出度，还能达到缓慢释放的目的。

（七）膜剂

膜剂（films）系指药物溶解或均匀分散于成膜材料中或包裹于成膜材料中，制成的单层或多层膜状制剂。膜剂可供口服、口含及舌下给药，也可用于眼结膜囊内或阴道内以及皮肤和黏膜创伤、烧伤或炎症表面的覆盖。

1. 膜剂的分类和特点

（1）分类：分为单层膜、多层膜和夹心膜。

（2）特点：体积小，重量轻，携带、运输和使用方便；工艺简单，无粉尘飞扬；成膜材料用量少，含量准确；稳定性好；制成多层复合膜可避免配伍问题；既可速效，也可控释。缺点是载药量低，只适用于剂量小的药物。

2. 成膜材料

（1）天然高分子材料：有虫胶、明胶、阿拉伯胶、琼脂、淀粉及玉米朊等。

（2）合成高分子材料：有聚乙烯醇类、聚维酮类、纤维素衍生物及乙烯－醋酸乙烯共聚物（EVA）等。

3. 膜剂的制备方法

膜剂处方中除成膜材料外，还包括增塑剂（甘油、山梨醇等）、填充剂（碳酸钙、二氧化硅等）、着色剂（色素、二氧化钛）和表面活性剂等。制备方法有匀浆制膜法、热塑制膜法和复合制膜法。

4. 膜剂的质量要求

外观完整光洁，色泽均匀，厚度一致，无明显气泡，重量差异限度符合要求，无受潮、发霉、变质现象，微生物限度检查合格。

第四节　半固体制剂

（一）软膏剂

软膏剂（ointments）系指药物与适宜基质均匀混合制成，且具有一定稠度的半固体外用制剂。其中，用乳剂型基质制成的软膏剂，称为乳膏剂（creams）；将大量固体粉末均匀分散于适宜基质中形成的半固体制剂，称为糊剂（pastes）。软膏剂主要起保护、润滑和局部治疗作用，也可通过透皮吸收产生全身治疗作用。

1. 软膏剂的分类

按分散系统可分为溶液型、混悬型和乳剂型软膏。

2. 软膏剂的质量要求

（1）均匀、细腻，具有适当的稠度，易涂布于皮肤或黏膜上。

（2）性质稳定，无酸败、异臭、变色、变硬和油水分离现象。

（3）无刺激性、过敏性及其他不良反应。

（4）用于创面的软膏及眼用软膏剂应无菌。

3. 软膏剂的基质

（1）油脂性基质：系指以动植物油脂、类脂、烃类及硅酮类等疏水性物质为基质。此类基质涂于皮肤能形成封闭性油膜，促进皮肤水合作用，对表皮增厚、角化、皲裂有软化保护作用，但不适用于有渗出液的创面。常用的油脂性基质有凡士林、固体石蜡、液状石蜡、羊毛脂、蜂蜡及二甲硅油等。

（2）水溶性基质：水溶性基质是天然或合成的水溶性高分子物质溶解后形成的水凝胶。水溶性基质无油腻性，释药快，能与渗出液混合，易洗除，可用于湿润或糜烂的侧面。目前，常用的水溶性基质主要有聚乙二醇和甘油明胶等。水溶性基质不宜用于遇水不稳定的药物。应用水溶性基质制备软膏时，需在其中添加保湿剂和防腐剂。

（3）乳剂型基质：乳剂型基质是由油相加热液化后与水相在乳化剂的作用下，在一定温度下混合乳化，最后在室温下形成的半固体基质。乳剂型基质不妨碍皮肤表面分泌物的分泌和水分的蒸发，对皮肤的正常功能影响较小，可用于亚急性、慢性、无渗出的皮肤破损和皮肤瘙痒症，忌用于糜烂、溃疡、水泡及化脓性创面。

乳剂型基质有水包油型（O/W）和油包水型（W/O）两类。

乳剂型基质的油相可用前述的油脂性基质；乳化剂可选择肥皂类（一价皂、二价皂或三价皂等）、十二烷基硫酸钠、高级脂肪醇及多元醇酯类（十六醇、十八醇、硬脂酸甘油酯、司盘类或吐温类等）；保湿剂常用甘油、丙二醇或山梨醇等；防腐剂常用羟苯酯类、苯甲酸、山梨酸、苯氧乙醇或三氯叔丁醇等；抗氧剂常用丁羟基茴香醚（BHA）、二丁基羟基甲苯（BHT）或没食子酸丙酯（PG）等。

4. 软膏剂的制备

软膏剂的制备方法有研和法、熔和法和乳化法。

5. 软膏剂的质量检查

软膏剂的质量检查包括主药含量测定、装量检查、稠度检查、微生物限度检查和粒度检查等。

例 20：复方苯甲酸软膏

【处方】苯甲酸 120g，羊毛脂 50g，水杨酸 60g，白凡士林适量。

【制备】取苯甲酸和水杨酸研细过筛，另取羊毛脂与凡士林加热融化；待基质将至冷凝时，取少量加入过筛的药品中；研匀后，加入全部基质，研匀，即得。

【注解】羊毛脂的皮肤穿透力大，但单用羊毛脂因其黏稠性太大反而影响其穿透，故加凡士林稀释，以降低其黏稠度。

（二）眼膏剂

眼膏剂（eye ointments）系指供眼用的灭菌软膏。眼膏剂应均匀、细腻，易涂布于眼部，对眼无刺激。眼膏剂常用的基质，一般用凡士林八份，液状石蜡、羊毛脂各一份混合而成。用于眼部手术或创伤的眼膏剂应采用灭菌或无菌方法制备，不可添加抑菌剂或抗氧剂。眼膏剂的制备与一般软膏剂制法基本相同，但必须在净化条件下进行。眼膏剂质量检查项目有装量、金属性异物、颗粒细度（药物颗粒≤ 75 μ m）和微生物限度等。

（三）凝胶剂

凝胶剂（gels）系指药物与能形成凝胶的辅料制成溶液型、混悬型或乳状型的稠厚液体或半固体制剂，可供内服或外用。

目前，临床上应用较多的是水性凝胶剂。水性凝胶基质有卡波姆、纤维素衍生物、琼脂、明胶、西黄蓍胶和淀粉等。

例 21：盐酸达克罗宁凝胶

【处方】盐酸达克罗宁 1g，卡波姆 1g，聚山梨酯 80 5g，三乙醇胺 1.35g，甘油 10g，山梨酸 2.5g，糖精钠适量，薄荷脑适量，去离子水加至 100g。

【制备】取甘油、山梨酸、糖精钠、薄荷脑溶于适量水中，加入卡波姆充分溶胀后，加入三乙醇胺形成凝胶基质；聚山梨酯 80 加入处方量 40% 的去离子水再加入盐酸达克罗宁搅拌溶解后，加入上述凝胶基质中，混合均匀，脱泡，即得。

【注解】1% 的盐酸达克罗宁在水中不能完全溶解，故加入聚山梨酯 80 作为增溶剂。同时，由于本品为口唇用软膏剂，又加入了糖精钠、薄荷脑作为矫味剂，山梨酸为防腐剂。

（四）栓剂

栓剂（suppositories）系指药物与适宜基质制成的具有一定形状供腔道给药的固状制剂。栓剂塞入腔道后，在体温下能迅速软化熔融或溶解于分泌液，逐渐释放药物而产生局部或全身作用。

1. 栓剂的分类

按给药部位可分为肛门栓、阴道栓和尿道栓等。

2. 栓剂的质量要求

栓剂外形应完整光滑，药物与基质应混合均匀，塞入腔道后应能融化、软化或溶解，无刺激性，有适宜的硬度，以免在包装、储存或使用时变形。

3. 栓剂基质

（1）油脂性基质：常用的油脂性基质有可可豆脂、半合成椰油脂、半合成山苍子油脂、半合成棕榈油酯和硬脂酸丙二醇酯。

（2）水溶性和亲水性基质：常用的水溶性和亲水性基质有甘油明胶、聚乙二醇类、聚山梨酯及泊洛沙姆等。

4. 栓剂的制备方法

栓剂的制备方法有冷压法与热熔法。

5. 栓剂的作用

（1）全身作用：主要应用直肠栓，通过直肠中、下静脉和肛管静脉吸收，进而避免药物在肝脏的首过效应。制备直肠栓时，应根据药物性质选择与药物溶解性能相反的基质，有利于药物释放、增加吸收。

（2）局部作用：对于水溶性基质制成的栓剂，因其腔道中的液体量有限，使其溶解速度受限，释药缓慢，有利于发挥局部疗效。

6. 栓剂的质量检查

栓剂质量检查项目有外观检查、含量测定、融变时限、重量差异和溶出度试验等。

第三章 作用于呼吸系统药物

第一节　祛痰药

一、氯化铵

（一）其他名称

氯化铔、硇砂。

（二）药理作用

口服后刺激胃黏膜的迷走神经末梢，引起轻度的恶心，反射性地引起气管、支气管腺体分泌增加。部分氯化铵吸收入血后，经呼吸道排出，由于盐类的渗透压作用而带出水分，使痰液稀释，易于咳出。能增加肾小管氯离子浓度，因而增加钠和水的排出，具利尿作用。口服吸收完全，其氯离子吸收入血后可酸化体液和尿液，并可纠正代谢性碱中毒。

（三）适应证

（1）用于急性呼吸道炎症时痰黏稠不易咳出的病例。常与其他止咳祛痰药配成复方制剂应用。

（2）用于泌尿系感染需酸化尿液时。

（3）用于重度代谢性碱中毒，应用足量氯化钠注射液不能满意纠正者。

（4）氯化铵负荷试验可了解肾小管酸化功能，也用于远端肾小管性酸中毒的鉴别诊断。

（四）用法用量

成人常规剂量如下：

1. 口服给药

①祛痰：一次 0.3 ~ 0. 6g，一日 3 次。②酸化尿液：一日 0.6 ~ 2g，一日 3 次。③重度代谢性碱中毒：一次 1 ~ 2g，一日 3 次。

2. 静脉滴注

本品用于重度代谢性碱中毒时，必要时需静脉滴注，按 1mg/kg 氯化铵能降低二氧化碳结合率（CO_2CP）0.45mmol/L 计算出应给氯化铵的剂量，以 5% 葡萄糖注射液将其稀释成 0.9%（等渗）的浓度，分 2 ~ 3 次静脉滴入。

（五）不良反应

（1）吞服片剂或剂量过大可引起恶心、呕吐、胃痛等胃刺激症状。

（2）少见口渴、头痛、进行性嗜睡、精神错乱、定向力障碍、焦虑、面色苍白、出汗等。

（3）偶见心动过速、局部和全身性抽搐、暂时性多尿和酸中毒。

（4）静脉给药，注射部位可产生疼痛，给药过快偶可出现惊厥和呼吸停止。

（六）禁忌

（1）肝肾功能严重损害，尤其是肝性脑病、肾衰竭患者。

（2）代谢性酸中毒患者。

（七）注意事项

（1）为减少对胃黏膜刺激，本药宜溶于水中，饭后服用。

（2）静脉给药速度应缓慢，以减轻局部刺激。

（3）过量可致高氯性酸中毒、低钾及低钠血症。

（4）用于远端肾小管性酸中毒的鉴别诊断时，已有酸中毒者不需再做氯化铵负荷试验，以免加重酸中毒。

（5）以下情况应慎用：①肝、肾功能不全者。②溃疡病。③镰状细胞贫血患者，可引起缺氧和（或）酸中毒。

（八）药物相互作用

（1）本品与桔梗、远志等恶心性祛痰中药可制成各种制剂（如敌咳糖浆、小儿止咳糖浆、咳停片等），既能产生协同增效作用，又可减少不良反应。

（2）与阿司匹林合用，可减慢阿司匹林排泄而增加其疗效。

（3）本品可增强四环素和青霉素的抗菌作用。

（4）本品不宜与碱、碱土金属碳酸盐、银盐、铅盐、金霉素、新霉素、磺胺嘧啶、呋喃妥因、华法林及排钾性利尿剂等合用。

（5）本品可增强汞剂的利尿作用。

（6）与口服降糖药氯磺丙脲合用，可使后者作用明显增强，造成血糖过低。

（7）本品可使尿液呈酸性，可促进某些弱碱性药物（如哌替啶、苯丙胺、普鲁卡因）的排泄，使其血药浓度下降加快、显效时间缩短。

（8）本品可增加哌氟酰胺的肾脏排泄作用，从而降低后者的疗效。

（9）本品可加快美沙酮的体内清除，从而降低美沙酮的疗效。

（10）与伪麻黄碱合用，由于尿液酸化和肾脏重吸收率的降低，可使后者的临床疗效降低。

（九）规格

片剂：0.3g。注射剂：5g（500mL）。

二、溴己新

（一）其他名称

傲群、赛维、溴己铵、必嗽平、必消痰、溴苄环己铵。

（二）药理作用

本品是从鸭嘴花碱中得到的半成品，有减少和断裂痰液中黏多糖纤维的作用，从而使痰液黏度降低，痰液变薄，易于咳出。本品还能抑制黏液腺和杯状细胞中酸性糖蛋白的合成，从而使痰液中的唾液酸（酸性黏多糖成分之一）含量减少，痰液黏度降低，有利于痰液咳出。此外，本品的祛痰作用尚与其促进呼吸道黏膜的纤毛运动及具有恶心祛痰作用有关。

（三）适应证

用于慢性支气管炎、哮喘、支气管扩张、矽肺等有白色黏痰又不易咳出的患者。脓性痰患者需加用抗生素控制感染。

（四）用法用量

1. 成人常规剂量

①口服给药：一次 8 ~ 16mg，一日 3 次。②肌内注射：一次 4mg，一日 8 ~ 12mg，粉针剂需先用注射用水 2mL 溶解。③静脉注射：一次 4mg，一日 8 ~ 12mg，用 0.9% 氯化钠注射液或 5% 葡萄糖注射液稀释后使用。④静脉滴注：一次 4mg，一日 8 ~ 12mg，用 0.9% 氯化钠注射液或 5% 葡萄糖注射液稀释后静脉使用。⑤气雾吸入：0.2% 溶液，一次 0.2mL，一日 1 ~ 3 次。

2. 儿童常规剂量

口服给药，一次 4 ~ 8mg，一日 3 次。

（五）不良反应

1. 轻微的不良反应

头痛、头晕、恶心、呕吐、胃部不适、腹痛、腹泻，减量或停药后可消失。可见血清转氨酶一过性升高。

2. 严重的不良反应

皮疹、遗尿。

3. 其他

本品对胃黏膜有刺激性，还可见本品注射液致肌张力增高的个案报道。

（六）禁忌

对本品过敏者。

（七）注意事项

（1）本品宜在餐后服用。

（2）以下情况应慎用：①过敏体质者。②胃炎或胃溃疡患者。③肝功能不全患者。④孕妇及哺乳期妇女。

（八）药物相互作用

本品可增加四环素类抗生素、阿莫西林在支气管的分布浓度，故合用可增强抗菌疗效。

（九）规格

片剂：4mg；8mg。注射剂：2mg（1mL）；4mg（2mL）。气雾剂：0.2% 溶液。

三、氨溴索

（一）其他名称

溴环己胺醇、贝莱、沐舒坦、美舒咳、安步索、百沐舒、平坦、瑞艾乐、润津、维可莱。

（二）药理作用

本品为溴己新在体内的活性代谢产物，为黏液溶解药，作用较溴己新强。能促进呼吸道黏膜浆液腺的分泌，减少黏液腺分泌，减少和断裂痰液中的黏多糖纤维，使痰液黏度降低，痰液变薄，易于咳出。本品还可激活肺泡上皮Ⅱ型细胞合成表面活性物质，降低黏液的附着力，改善纤毛与无纤毛区的黏液在呼吸道中的输送，以利痰液排出，达到廓清呼吸道黏膜的作用，直接保护肺功能。此外，本品具有一定的镇咳作用，其作用相当于可待因的 1/2。

（三）适应证

（1）用于急慢性支气管炎、支气管哮喘、支气管扩张、肺气肿、肺结核、肺尘埃沉着病、手术后的咳痰困难等。

（2）本品注射剂可用于术后肺部并发症的预发性治疗及婴儿呼吸窘迫综合征的治疗。

（四）用法用量

1. 成人常规剂量

（1）口服给药：①片剂、胶囊剂、口服溶液、分散片、糖浆：一次 30mg，一日 3 次，餐后服用。长期服用可减为一日 2 次。②口腔崩解片：一次 30mg，一日 3 次。餐后服用，将口腔崩解片置于舌面（无须咀嚼，也无须用水），可迅速崩解，然后随唾液吞服。③缓释胶囊：一次 75mg，一日 1 次，餐后服用。

（2）雾化吸入：一次 15 ~ 30mg，一日 3 次。

（3）皮下注射：一次 15mg/kg，一日 2 次。

（4）肌内注射：同皮下注射。

（5）静脉注射：用于术后肺部并发症的预防性治疗，一次 15mg，一日 2 ~ 3 次，严重者可增至一次 30mg。

（6）静脉滴注：同静脉注射。肾功能不全时应减量或延长两次用药的时间间隔。

2. 儿童常规剂量

（1）口服给药：①口服溶液、糖浆：12 岁以上儿童，一次 30mg，一日 3 次；5 ~ 12 岁，一次 15mg，一日 3 次；2 ~ 5 岁，一次 7.5mg，一日 3 次；2 岁以下儿童，一次 7.5mg，一日 2 次。餐后服用，长期服用者可减为一日 2 次。②缓释胶囊：一日 1.2 ~ 1.6mg/kg。

（2）静脉注射：①术后肺部并发症的预防性治疗：12 岁以上，同成人用法用量；6 ~ 12 岁，一次 15mg，一日 2 ~ 3 次；2 ~ 6 岁，一次 7.5mg，一日 3 次；2 岁以下，一次 7.5mg，一日 2 次。注射时均应缓慢。②婴儿呼吸窘迫综合征（IRDS）：一日 30mg/kg，分 4 次给药，应使用注射泵给药。静脉注射时间至少 5 分钟。

（3）静脉滴注：用于术后肺部并发症的预防性治疗，同静脉注射。

（五）不良反应

1. 中枢神经系统

罕见头痛及眩晕。

2. 胃肠道

偶见恶心、呕吐、食欲缺乏、消化不良、腹痛、腹泻、便秘、胃部不适、胃痛、胃部灼热。

3. 过敏反应

①极少出现过敏反应，主要为皮疹，还可见皮肤肿胀、瘙痒、红斑，偶见过敏性休克，罕见血管神经性水肿。②有出现接触性皮炎的个案报道。

4. 呼吸系统

少数患者可出现呼吸困难。

5. 其他

①少数患者可出现面部肿胀、发热伴寒战、口腔及气道干燥、唾液分泌增加、鼻分泌物增加、排尿困难。②有报道，快速静脉注射可引起腰部疼痛和疲乏无力感。

（六）禁忌

对本品过敏者。

（七）注意事项

（1）本品注射液不宜与碱性溶液混合，在 pH 大于 6.3 的溶液中，可能会导致氨溴索游离碱沉淀。本品应避免与阿托品类药物联用。

（2）本品的祛痰作用可因补液而增强。

（3）如遗漏服药一次或较少剂量，只需在适当的时间服用下一次剂量。

（4）糖尿病患者及遗传性果糖不耐受者服用口服溶液时应注意选择无糖型。

（5）用药后如出现过敏反应须立即停药，并根据反应的严重程度给予对症治疗。如出现过敏性休克应给予急救。

（6）用药过量尚未发现中毒现象，偶有短时间坐立不安及腹泻的报道。胃肠道外给药一日，剂量 15mg/kg，口服给药一日剂量 25mg/kg，本品仍具有较好的耐受性。根据临床前研究推测，用药极度过量时，可出现流涎、恶心、呕吐、低血压。如出现用药过量，建议给予对症治疗。除极度过量时，一般不考虑催吐、洗胃等急救措施。

（7）使用本品粉针剂时，每 15mg 应用 5mL 无菌注射用水溶解后缓慢注射，也可与葡萄糖注射液、0.9% 氯化钠注射液或林格注射液混合后静脉滴注。采用静脉滴注给药时，可将本品用 5% 葡萄糖注射液（或生理盐水）100 ~ 150mL 稀释后，于 30 分钟内缓慢滴注。

（8）以下情况应慎用：①肝、肾功能不全者。②胃溃疡患者。③支气管纤毛运动功能受阻及呼吸道出现大量分泌物的患者（恶性纤毛综合征患者等，可能有出现分泌物阻塞气道的危险）。④青光眼患者。⑤建议妊娠早期妇女不要应用，妊娠中晚期妇女及哺乳期妇女慎用。

（八）药物相互作用

（1）与 β_2 肾上腺素受体激动剂、茶碱等支气管扩张药合用，具有协同作用。

（2）与抗生素（如阿莫西林、阿莫西林克拉维酸钾、氨苄西林、头孢呋辛、红霉素、强力霉素等）合用，可使抗生素在肺组织的分布浓度升高，具有协同作用。

（3）与镇咳药合用（如中枢镇咳药右美沙芬），因咳嗽反射受抑制有出现分泌物阻塞气道的危险，故本药应避免与镇咳药联用。

（九）规格

片剂：15mg；30mg。分散片、口腔崩解片：30mg。胶囊剂：30mg；75mg。缓释胶囊：25mg；75mg。控释胶囊：75mg。口服溶液：1mL：3mg；5mL：15mg；5mL：30mg；10mL：30mg；60mL：180mg。糖浆：100mL：0.6g。注射液：2mL：15mg；4mL：30mg，气雾剂：2mL：15mg。

四、乙酰半胱氨酸

（一）其他名称

痰易净、易咳净、阿思欣泰、光安、赫舒、康益坦、麦可舒、莫咳、美可舒、富露施、易维适。

（二）药理作用

本品为黏液溶解剂，具有较强的，黏痰溶解作用。其分子中所含的巯基能使痰液中糖蛋白多肽链中的二硫键断裂，从而降低痰液的黏滞性，并使痰液化而易咳出。本品还能使脓性痰液中的DNA纤维断裂，因此不仅能溶解白色黏痰，也能溶解脓性痰。对于一般祛痰药无效的患者，使用本品仍可有效。

（三）适应证

（1）用于大量黏痰阻塞而引起的呼吸困难，如急性和慢性支气管炎、支气管扩张、肺结核、肺炎、肺气肿以及手术等引起的痰液黏稠、咳痰困难。

（2）用于对乙酰氨基酚中毒的解救。

（3）用于环磷酰胺引起的出血性膀胱炎的治疗。

（四）用法用量

1. 成人常规剂量

（1）喷雾吸入：用于黏痰阻塞的非急救情况下，以0.9%氯化钠溶液配成10%溶液喷雾吸入，一次1～3mL，一日2～3次。

（2）气管滴入：用于黏痰阻塞的急救情况下，以5%溶液经气管插管或气管套管直接滴入气管内，一次1～2mL，一日2～6次。

（3）气管注入：用于黏痰阻塞的急救情况下，以5%溶液用注射器自气管的环甲膜处注入气管腔内，一次2mL。

（4）口服给药：①祛痰：一次200～400mg，一日2～3次。②对乙酰氨基酚中毒：应尽早用药，在中毒后10～12小时内服用最有效。开始140mg/kg，每4小时1次，共用17次。

（5）静脉给药：对乙酰氨基酚中毒病情严重时，可将药物溶于5%葡萄糖注射液200mL中静脉给药。

2. 儿童常规剂量

（1）喷雾吸入：同成人用法用量。

（2）气管滴入：同成人用法用量。

（3）气管注入：用于祛痰的急救情况下，以5%溶液用注射器自气管的环甲膜处注入气管腔内，婴儿一次0.5mL，儿童一次1mL。

（4）口服给药：用于祛痰，一次100mg，一日2～4次，依年龄酌情增减。

（五）不良反应

（1）本品水溶液有硫化氢臭味，部分患者可引起呛咳、支气管痉挛、恶心、呕吐、胃炎、皮疹等不良反应，一般减量即可缓解。

（2）本品直接滴入呼吸道可产生大量痰液，必要时需用吸痰器吸引排痰。

（六）禁忌

（1）对本品过敏者。

（2）支气管哮喘患者。

（3）严重呼吸道阻塞患者。

（4）严重呼吸功能不全的老年患者。

（七）注意事项

（1）本品与碘化油、糜蛋白酶、胰蛋白酶有配伍禁忌。

（2）本品水溶液在空气中易氧化变质，因此应临用前配制。剩余溶液应密封并贮于冰箱中，48 小时内使用。

（3）避免同时服用强力镇咳药。

（4）本品颗粒剂，可加少量温开水（禁用 80℃以上热水）或果汁溶解后混匀服用，也可直接口服。

（5）不宜与金属、橡胶、氧化剂、氧气接触，故喷雾器须用玻璃或塑料制作。

（6）用药后如遇恶心、呕吐可暂停给药，支气管痉挛可用异丙肾上腺素缓解。

（7）FDA 对本药的妊娠安全性分级为 B 级。

（八）药物相互作用

（1）与异丙肾上腺素合用或交替使用时可提高本药疗效，减少不良反应。

（2）与硝酸甘油合用，可增加低血压和头痛的发生。

（3）酸性药物可降低本品的作用。

（4）本品能明显增加金制剂的排泄。

（5）本品能减弱青霉素、四环素、头孢菌素类药物的抗菌活性，故不宜与这些药物合用，必要时可间隔 4 小时交替使用。

（6）本品对强力霉素、红霉素、羟氨苄青霉素的吸收无影响。

（九）规格

片剂：200mg；500mg。喷雾剂：0.5g；1.0g。颗粒剂：100mg。泡腾片：600mg。

五、羧甲司坦

（一）其他名称

百越、费立、卡立宁、康普利、美咳、木苏坦、强利灵、羧甲半胱氨酸。

（二）药理作用

本品为黏液稀化剂，作用与溴己新相似，主要在细胞水平影响支气管腺体的分泌，可使黏液中黏蛋白的双硫键断裂，使低黏度的涎黏蛋白分泌增加，而高黏度的岩藻黏蛋白产生减少，从而使痰液的黏滞性降低，有利于痰液排出。

（三）适应证

（1）用于慢性支气管炎、支气管哮喘等疾病引起的痰液黏稠，咳痰困难和痰阻气管等。亦可用于防治手术后咳痰困难和肺炎并发症。

（2）用于小儿非化脓性中耳炎，有预防耳聋效果。

（四）用法用量

1. 成人常规剂量

①片剂：一次 250 ~ 750mg，一日 3 次。②糖浆：一次 500 ~ 600mg，一日 3 次。③泡腾散：首日一次 750mg，一日 3 次，以后一次 500mg，一日 3 次。④口服液：一次 250 ~ 750mg，一日 3 次。⑤泡腾片：一次 500mg，一日 3 次。用药时间最长 10 日。

2. 儿童常规剂量

①片剂：一次 10mg/kg，一日 3 次。②片剂（小儿用）：2 ~ 4 岁，一次 100mg，一日 3 次。5 ~ 8 岁，一次 200mg，一日 3 次。③泡腾散：2 ~ 7 岁，一次 62.5 ~ 125mg，一日 4 次。8 ~ 12 岁，一次 250mg，一日 3 次。④口服液：一日 30mg/kg。

（五）不良反应

偶有轻度头晕、食欲缺乏、恶心、腹泻、胃痛、胃部不适、胃肠道出血和皮疹等。

（六）禁忌

（1）对本品过敏者禁用。

（2）消化性溃疡活动期患者禁用。

（七）注意事项

（1）本品是一种黏液调节剂，仅对咳痰症状有一定作用，在使用时还应注意咳嗽、咳痰的病因。

（2）本品泡腾散或泡腾片宜用温开水溶解后服用。

（3）妇女用药应权衡利弊。

（4）以下情况应慎用：①有消化性溃疡病史患者。②哺乳期妇女。③2岁以下儿童安全性尚未确定，应慎用。

（八）药物相互作用

（1）与强镇咳药合用，会导致稀化的痰液堵塞气道。

（2）本品与氨基糖苷类、β－内酰胺类等抗生素同用，对其药效没有影响。

（九）规格

口服液：0.2g（10mL）；0.5g（10mL）。糖浆剂：2%（20mg/mL）。片剂：0.25g。泡腾剂：每包0.25g。

六、厄多司坦

（一）其他名称

阿多停、好舒丹、和坦、露畅、坦通。

（二）药理作用

本品为黏痰溶解剂，具有以下药理作用：①溶解黏痰作用：本品分子中含有封闭的巯基，在肝脏经生物转化成含有游离巯基的活性代谢产物，后者可使支气管分泌物中糖蛋白二硫键断裂而降低痰液黏稠度，从而有利于痰液排出。②抗氧化作用：肺泡组织中的 α_1 抗胰蛋白酶可抑制弹性蛋白酶水解弹性蛋白。本品可以保护 α_1 抗胰蛋白酶，以避免其因自由基氧化作用而失活。另外，本品还具有增强抗生素的穿透性、增加黏膜纤毛运动等功能。

（三）适应证

用于急慢性支气管炎及阻塞性肺气肿等疾病的咳嗽、咳痰，尤其适用于痰液黏稠不易咳出者。

（四）用法用量

成人常规剂量，口服给药，一次300mg，一日2次。

（五）不良反应

偶有轻微的头痛和胃肠道反应，如上腹隐痛、恶心、呕吐、腹泻、口干等。

（六）禁忌

（1）对本品过敏者禁用。

（2）严重肝、肾功能不全者禁用。

（3）15岁以下儿童禁用。

（4）孕妇及哺乳期妇女禁用。

（七）注意事项

（1）应避免与可待因、复方桔梗片等强效镇咳药同时应用。

（2）虽大剂量给药未发现药物蓄积和中毒现象，但仍应避免过量服用本品。

（3）胃、十二指肠溃疡患者慎用。

（八）药物相互作用

本药与茶碱合用不影响各自的药动学。

（九）规格

片剂：150mg。胶囊剂：100mg；300mg。

七、标准桃金娘油

（一）其他名称

吉诺通、强力稀化黏素、桃金娘油、稀化黏素、稀化黏质。

（二）药理作用

本品为桃金娘科树叶的标准提取物，是一种脂溶性挥发油，具有溶解黏液、刺激腺体分泌、促进呼吸道黏膜纤毛摆动、加速痰液流动、促进分泌物排出等作用。可改善鼻黏膜的酸碱环境，促进鼻黏膜上皮组织结构重建和功能的恢复。

此外，本品还具有消炎作用，能通过减轻支气管黏膜肿胀而舒张支气管，亦有抗菌和杀菌作用。

（三）适应证

治疗急慢性鼻窦炎、急慢性支气管炎。也用于支气管扩张、慢性阻塞性肺疾病、肺部真菌感染、肺结核、矽肺等。还可用于支气管造影术后，有助于造影剂的排出。

（四）用法用量

1. 成人

①急性炎症性疾病：一次 300mg，一日 3 ~ 4 次。②慢性炎症性疾病：一次 300mg，一日 2 次。③支气管造影术后：服用 240 ~ 360mg 有助于造影剂的排出。

2. 4 ~ 10 岁儿童

①急性炎症性疾病：一次 120mg，一日 3 ~ 4 次。②慢性炎症性疾病：一次 120mg，一日 2 次。

（五）不良反应

（1）偶有恶心、胃部不适等。

（2）肾结石和胆管结石患者服药后可引起结石移动。

（六）禁忌

对本品过敏者。

（七）注意事项

（1）本药不可用热水送服，应用温凉水于餐前半小时空腹服用。最后一次剂量宜于晚上临睡前服用，以利于夜间休息。

（2）孕妇应慎用，尚无哺乳期妇女用药的资料报道。

（八）药物相互作用

尚不明确。

（九）规格

胶囊剂：120mg；300mg。

八、糜蛋白酶

（一）其他名称

α－糜蛋白酶、胰凝乳蛋白酶。

（二）药理作用

本品是由牛胰中分离制得的一种蛋白分解酶类药，作用与胰蛋白酶相似，能促进血凝块、脓性分泌物和坏死组织等液化清除。本品具有肽链内切酶及脂酶的作用，可将蛋白质大分子的肽链切断，成为分子量较小的肽，或在蛋白分子肽链端上作用，使氨基酸分离，并可将某些脂类水解。通过此作用能使痰中纤维蛋白和黏蛋白等水解为多肽或氨基酸，使黏稠痰液液化，便于咳出，对脓性或非脓性痰都有效。此外，本品尚能松弛睫状韧带及溶解眼内某些组织的蛋白结构。

本品和胰蛋白酶都是强力蛋白水解酶，仅水解部位有差异。蛇毒神经毒含碱性氨基酸，易被本品和胰蛋白酶分解为无毒蛋白质，从而阻断毒素进入血流产生中毒作用。本品对蝮亚科蛇伤疗效优于胰蛋白酶，两种酶制剂联合应用效果更佳。

本品还有促进抗生素、化疗药物向病灶渗透的作用。

（三）适应证

（1）用于眼科手术以松弛睫状韧带，减轻创伤性虹膜睫状体炎。

（2）用于创口或手术后伤口愈合、抗炎及防止局部水肿、积血、扭伤血肿、乳房手术后水肿、中耳炎、鼻炎等。

（3）用于慢性支气管炎、支气管扩张和肺脓肿等的治疗，可使痰液液化而易于咳出。

（四）用法用量

1. 肌内注射

通常一次 4 000U，用前将本品以氯化钠注射液 5mL 溶解。

2. 经眼给药

用于眼科酶性分解晶体悬韧带，可局部采用 0.05% 的生理盐水酶溶液 1 ～ 2mL 灌洗后房。用前将本品以氯化钠注射液适量溶解，一次 800U，3 分钟后用氯化钠注射液冲洗前后房中遗留的药物。

3. 喷雾吸入

用于液化痰液，可制成 0.05% 溶液雾化吸入。

4. 局部用药

①在处理软组织炎症或创伤时，可用本品 800U（1mg）溶于 1mL 的生理盐水中局部注射于创面。②毒蛇咬伤：本品 10 ～ 20mg，每支用注射用水 4mL 稀释后，以蛇牙痕为中心向周围做浸润注射，并在伤口中心区域注射 2 针，再在肿胀上方约 3cm 做环状封闭 1 ～ 2 层，根据不同部位每针 0.3 ～ 0.7mL，至少 10 针，最多 26 针。

5. 外用

①寻常痤疮：局部涂搽，一日 2 次。②慢性皮肤溃疡：400μg/mL 水溶液，湿敷创面，每次 1 ～ 2 小时。

（五）不良反应

1. 血液

可造成凝血功能障碍。

2. 眼

眼科局部用药一般不引起全身不良反应，但可引起短期性的眼内压增高，导致眼痛、眼色素膜炎和角膜水肿，这种青光眼症状可持续 1 周；还可导致角膜线状混浊、玻璃体疝、虹膜色素脱落、葡萄膜炎及创口裂开或延迟愈合等。

3. 其他

肌内注射偶可致过敏性休克。可引起组胺释放，导致局部注射部位疼痛、肿胀。

（六）禁忌

（1）对本品过敏者禁用。

（2）20 岁以下的患者，由于晶状体囊膜与玻璃体韧带相连牢固，眼球较小，巩膜弹性大，应用本品可使玻璃体脱出，故禁用。

（3）眼压高或伴有角膜变性的白内障患者，以及玻璃体有液化倾向者禁用。

（4）严重肝肾疾病、凝血功能异常及正在应用抗凝者禁用。

（七）注意事项

（1）本品不可静脉注射，肌内注射前需做皮肤过敏试验。

（2）本品遇血液迅速失活，因此在用药部位不得有未凝固的血液。

（3）如引起过敏反应，应立即停止使用，并用抗组胺类药物治疗。

（4）本品对视网膜有较强的毒性，由于可造成晶体损坏，应用时勿使药液透入玻璃体。

（5）本品在固体状态时比较稳定，但溶解后不稳定，室温放置 9 天可损失 50% 活性，故应临用前配制。

（八）规格

注射用糜蛋白酶：800U；4 000U（每 1mg 相当于 800U）。

第二节 镇咳药

一、可待因

（一）其他名称

甲基吗啡、尼柯康。

（二）药理作用

本品可选择性地抑制延髓的咳嗽中枢，镇咳作用迅速而强大。本品对咳嗽中枢的抑制作用为吗啡的 1/4，其呼吸抑制、便秘、耐受。性及成瘾性等作用均比吗啡弱。本品可抑制支气管腺体的分泌，使痰液黏稠，难以咳出，故不宜用于痰多、痰液黏稠的患者。此外，本品尚具有中枢性镇痛、镇静作用，其镇痛作用为吗啡的 1/10 ~ 1/7，但强于一般解热镇痛药。

（三）适应证

（1）用于各种原因引起的剧烈干咳和刺激性咳嗽（尤适用于伴有胸痛的剧烈干咳）。

（2）用于中度以上疼痛时的镇痛。

（3）局部麻醉或全身麻醉时的辅助用药，具有镇静作用。

（四）用法用量

1. 成人

（1）口服给药：一次 15 ~ 30mg，一日 30 ~ 90mg；极量：一次 100mg，一日 250mg。缓释片一次 45mg，一日 2 次，须整片吞服。

（2）皮下注射：一次 15 ~ 30mg，一日 30 ~ 90mg。

2. 儿童

口服给药，镇痛时一次 0.5 ~ 1mg/kg，一日 3 次；镇咳时用量为镇痛剂量的 1/3 ~ 1/2。

（五）不良反应

1. 较多见的不良反应

①心理变态或幻想。②呼吸微弱、缓慢或不规则。③心律失常。

2. 少见的不良反应

①惊厥、耳鸣、震颤或不能自控的肌肉运动等。②瘙痒、皮疹或颜面肿胀等过敏反应。③精神抑郁和肌肉强直等。

3. 长期应用可引起药物依赖性

常用量引起的药物依赖性倾向比其他吗啡类药弱，典型的戒断症状为食欲减退、腹泻、牙痛、恶心、呕吐、流涕、寒战、睡眠障碍、胃痉挛、多汗、衰弱无力、心率增加、情绪激动或原因不明的发热等。

（六）禁忌

（1）对本品或其他阿片衍生物类药物过敏者。

（2）呼吸困难者。

（3）昏迷患者。

（4）痰多患者。

（七）注意事项

（1）本品属麻醉药，使用应严格遵守国家麻醉药品管理条例。

（2）本品不能静脉给药。口服给药宜与食物或牛奶同服，以避免胃肠道反应。

（3）由于本品能抑制呼吸道腺体分泌和纤毛运动，故对有少量痰液的剧烈咳嗽，宜合用祛痰药。

（4）长期应用可引起便秘。单次口服剂量超过 60mg 时，一些患者可出现兴奋及烦躁不安。

（5）FDA 对本药的妊娠安全性分级为 C 级，如在分娩时长期大量使用为 D 级。本品可透过胎盘，使胎儿成瘾，引起新生儿的戒断症状（如过度啼哭、打喷嚏、打哈欠、腹泻、呕吐等）。分娩期应用本品还可引起新生儿呼吸抑制。

（6）以下情况应慎用：①支气管哮喘者。②诊断未明确的急腹症患者。③胆结石患者。④原因不明的腹泻患者。⑤颅脑外伤或颅内病变者。⑥前列腺肥大患者。⑦癫痫患者。⑧慢性阻塞性肺疾病患者。⑨严重肝、肾功能不全者。⑩甲状腺功能减退者。⑪肾上腺皮质功能减退者。⑫新生儿、婴儿。⑬低血容量者。⑭哺乳期妇女。

（八）药物相互作用

（1）与甲喹酮合用，可增加本品的镇咳及镇痛作用，对疼痛引起的失眠也有协同疗效。

（2）与解热镇痛药合用有协同镇痛作用，可增强止痛效果。

（3）与抗胆碱药合用时，可加重便秘或尿潴留等不良反应。

（4）与美沙酮或其他吗啡类药合用时，可加重中枢性呼吸抑制作用。

（5）与肌松药合用，呼吸抑制更为显著。

（6）在服用本品 14 日内，若同时给予单胺氧化酶抑制剂，可导致不可预见的、严重的不良反应。

（7）与其他巴比妥类药物合用，可加重中枢抑制作用。

（8）与西咪替丁合用，能诱发精神错乱、定向力障碍和呼吸急促。

（9）与阿片受体激动剂合用，可出现戒断综合征。

（10）酒精可增强本品的镇静作用。

（11）尼古丁可降低本品的止痛作用。

（九）规格

片剂：15mg；30mg。缓释片：45mg。糖浆剂：10mL；100mL。注射剂：1mL：15mg；1mL：30mg。

二、喷托维林

（一）其他名称

维静宁、咳必清、托可拉斯。

（二）药理作用

本品为人工合成的非成瘾性中枢性镇咳药，对咳嗽中枢有选择性抑制作用。除对延髓的呼吸中枢有直接的抑制作用外，还有微弱的阿托品样作用，吸收后可轻度抑制支气管内感受器，减弱咳嗽反射，并可使痉挛的支气管平滑肌松弛，降低气道阻力，故兼有末梢镇咳作用。其镇咳作用强度约为可待因的 1/3。

（三）适应证

适用于具有无痰干咳症状的疾病，急性支气管炎、慢性支气管炎及各种原因引起的咳嗽可应用。

（四）用法用量

1. 成人

口服，一次 25mg，一日 3 ~ 4 次。

2. 儿童

口服，5 岁以上，一次 6.25 ~ 12.5mg，一日 2 ~ 3 次。

（五）不良反应

本品的阿托品样作用偶可导致轻度头晕、眩晕、头痛、嗜睡、口干、恶心、腹胀、腹泻、便秘及皮肤过敏等不良反应。

（六）禁忌

（1）呼吸功能不全者。

（2）心力衰竭患者。

（3）因尿道疾病而致尿潴留者。

（4）孕妇及哺乳期妇女。

（七）注意事项

（1）痰多者使用本品宜与祛痰药合用。

（2）使用本品后可能出现嗜睡，故驾驶及操作机械者工作期间禁用本品。

（3）以下情况应慎用：①青光眼患者。②心功能不全者（包括心功能不全伴肺淤血者）。③痰量多者。④大咯血者。

（八）药物相互作用

与马来酸醋奋乃静、阿伐斯汀、阿吡坦、异戊巴比妥、安他唑啉、阿普比妥、阿扎他定、巴氯芬、溴哌利多、溴苯那敏、布克力嗪、丁苯诺啡、丁螺环酮、水合氯醛合用，可使本品的中枢神经系统和呼吸系统抑制作用增强。

（九）规格

片剂：25mg。滴丸：25mg。冲剂：10g。糖浆剂：0.145%；0.2%；0.25%。

三、苯丙哌林

（一）其他名称

苯哌丙烷、法思特、杰克哌、科福乐、科特、咳速清、可立停、利福科。

（二）药理作用

本品为新型的非麻醉性中枢镇咳药，具有较强的镇咳作用。药理研究证明，实验犬口服或静注本品2mg/kg可完全抑制多种刺激引起的咳嗽，其作用较可待因强2 ~ 4倍。本品除抑制咳嗽中枢外，也可阻断肺–胸膜的牵张感受器产生的肺迷走神经反射，并具有罂粟碱样平滑肌解痉作用，故其镇咳作用兼具中枢性和末梢性双重机制。

本品不抑制呼吸，不引起胆管及十二指肠痉挛或收缩，不引起便秘，未发现耐受性及成瘾性。

（三）适应证

用于治疗感染（包括急、慢性支气管炎）、吸烟、刺激物、过敏等原因引起的咳嗽，对刺激性干咳效佳。

（四）用法用量

成人口服给药，一次 20 ~ 40mg（以苯丙哌林计），一日 3 次。缓释片一次 40mg（以苯丙哌林计），一日 2 次。儿童用药时酌情减量。

（五）不良反应

用药后可出现一过性口、咽部发麻感觉，偶有口干、头晕、嗜睡、食欲不振、胃部烧灼感、全身疲乏、胸闷、腹部不适、皮疹等。

（六）禁忌

对本品过敏者。

（七）注意事项

（1）因本品对口腔黏膜有麻醉作用，故服用时宜吞服或用温开水溶后口服，切勿嚼碎。

（2）用药期间若出现皮疹，应停药。

（3）以下情况应慎用：①严重肺功能不全患者。②痰液过多且黏稠的患者。③大咯血者。④妊娠期及哺乳期妇女。

（八）药物相互作用

尚不明确。

（九）规格

片（胶囊）剂：20mg。分散片：20mg。泡腾片：10mg。缓释片：40mg。口服液：10mL：10mg；

10mL：20mg。冲剂：20mg。

四、二氧丙嗪

（一）其他名称

双氧异丙嗪、克咳敏。

（二）药理作用

本品是异丙嗪的衍生物，为抗组胺药，其抗组胺作用较异丙嗪强，作用机制与异丙嗪相同。动物体内外试验证明，本品对组胺引起的离体平滑肌痉挛有缓解作用。此外，本品还具有一定的中枢镇静、镇咳以及平喘、黏膜表面局部麻醉等作用。研究表明，本品对血压、心率、呼吸、肝肾功能及血常规检查均无明显影响。用药3个月以上，未发现耐药性或成瘾性。

（三）适应证

（1）用于慢性支气管炎，其镇咳疗效较好。

（2）用于哮喘、过敏性鼻炎、荨麻疹、皮肤瘙痒症等。

（四）用法用量

1. 成人

①口服给药：每次5 ~ 10mg，每日3次。极量：每次10mg，每日30mg。②直肠给药：每次10mg，每日2次。

2. 儿童

口服给药，用量酌减。

（五）不良反应

常见困倦、乏力等，部分患者可有嗜睡。

（六）禁忌

尚不明确。

（七）注意事项

（1）用药期间，不应从事高空作业及驾驶、操作机器等。

（2）本品治疗量与中毒量接近，不得超过极量使用。

（3）以下情况应慎用：①癫痫患者。②肝功能不全者。

（八）药物相互作用

（1）与降压药合用时有协同作用。

（2）与三环类抗抑郁药合用，可使两者的血药浓度均增加。

（九）规格

片剂：5mg。栓剂：2.5mg；10mg。

五、右美沙芬

（一）其他名称

贝泰、德可思、福喜通、佳通、剑可、降克、科宁、可乐尔、洛顺、迈生、普西兰、美沙芬、瑞凯平、瑞科平、舍得、圣太宝、舒得、双红灵、先罗可、消克、信力、右甲吗喃。

（二）药理作用

本品为中枢性镇咳药，是吗啡类左吗喃甲基醚的右旋异构体，同时也是N-甲基-D-天门冬氨酸受体拮抗剂。它通过抑制延髓咳嗽中枢而发挥中枢性镇咳作用，其镇咳强度与可待因相等或略强。本品无镇痛作用，长期应用未见耐受性和成瘾性。治疗剂量不抑制呼吸。

（三）适应证

主要用于上呼吸道感染、急性或慢性支气管炎、支气管哮喘、支气管扩张症、肺炎、肺结核等引起的咳嗽，也可用于胸膜腔穿刺术、支气管造影术及支气管镜检查时引起的咳嗽，尤其适用于干咳（如吸入刺激性物质引起的干咳）及手术后无法进食的咳嗽患者。

（四）用法用量

1. 成人

（1）口服给药：①片剂：一次10～20mg，一日3～4次。②胶囊：一次15mg，一日3～4次。③分散片：一次15～30mg，一日3～4次。④缓释片：一次30mg，一日2次。⑤颗粒剂：一次15～30mg，一日3～4次。⑥口服液：一次15mg，一日3～4次。⑦咀嚼片：一次15～30mg，一日3～4次。⑧糖浆剂：一次15mL，一日3次。⑨缓释混悬液：一次10mL，一日2次。

（2）肌内注射：一次5～10mg，一日1～2次。

（3）皮下注射：一次5～10mg，一日1～2次。

（4）经鼻给药：一次3～5滴（轻症3滴，重症5滴），一日3～4次。

2. 老年人

剂量酌减。

3. 儿童

口服给药。①一般用法：2岁以下：剂量未定；2～6岁：一次2.5～5mg，一日3～4次；6～12岁：一次5～10mg，一日3～4次。②咀嚼片：一日1mg/kg，分3～4次服用。③分散片：2～6岁：一次2.5～5mg，每4小时1次，或一次7.5mg，每6～8小时1次，24小时不超过30mg。6～12岁：一次5～15mg，每4～8小时1次，24小时不超过60mg。④糖浆剂：用量、用法见表5-1。⑤缓释混悬液：2～6周岁：一次2.5mL，一日2次。6～12岁：一次5mL，一日2次。12岁以上：一次10mL，一日2次。见下表：

表3-1 糖浆剂用量调整表

年龄（岁）	标准体重（kg）	每次用量（mL）	次数
2～3	12～14	4.5～5.25	一日3次
4～6	16～20	6～7.5	一日3次
7～9	22～26	7.5～9	一日3次
10～12	28～30	10.5～12	一日3次

（五）不良反应

1. 中枢神经系统

常见亢奋，有时出现头痛、头晕、失眠，偶见轻度嗜睡。

2. 呼吸系统

偶见抑制呼吸现象。本品滴鼻偶有鼻腔刺激症状。

3. 消化系统

常见胃肠紊乱，少见恶心、呕吐、便秘、口渴，偶见丙氨酸氨基转移酶轻微升高。

4. 过敏反应

偶见皮疹。

5. 其他

局部注射可有红肿、疼痛症状。

（六）禁忌

（1）对本品过敏者。

（2）有精神病史者。

（3）妊娠早期妇女。

（七）注意事项

（1）本品缓释片不要掰碎服用，缓释混悬液服用前充分摇匀。

（2）应避免在神经分布丰富部位注射，也应避免在同一部位反复注射。

（3）用药后的患者应避免从事高空作业和驾驶等操作。

（4）一旦出现呼吸抑制或过敏症状，应立即停药，并给予相应治疗措施。

（5）以下情况应慎用：①心、肺功能不全者。②肝、肾功能不全者。③痰多咳嗽及哮喘患者。④鼻炎患者慎用本品滴鼻剂。⑤糖尿病患者慎用本品糖浆剂。⑥妊娠中、晚期孕妇及哺乳期妇女慎用。

（6）FDA 对本药的妊娠安全性分级为 C 级。

（八）药物相互作用

（1）胺碘酮可提高本品的血药浓度。

（2）奎尼丁可明显提高本品的血药浓度，合用可出现中毒反应。

（3）与氟西汀、帕罗西汀合用，可加重本品的不良反应。

（4）与其他中枢神经系统抑制药物合用，可增强中枢抑制作用。

（5）与单胺氧化酶抑制剂合用时，可出现痉挛、反射亢进、异常发热、昏睡等症状。正在使用单胺氧化酶抑制剂的患者禁用本品。

（6）与阿片受体拮抗剂合用，可出现戒断综合征。

（7）乙醇可增强本品的镇静及中枢抑制作用。

（九）规格

片剂：10mg；15mg。咀嚼片：5mg；15mg。咀嚼片（儿童型）：5mg。分散片：5mg；15mg。缓释片：15mg；30mg。胶囊剂：15mg。颗粒剂：5g：7.5mg；5g：15mg。糖浆剂：10mL：15mg；20mL：15mg；100mL：150mg。粉针剂：5mg。注射剂：1mL：5mg。滴鼻剂：5mL：75mg。

第四章 作用于循环系统药物

第一节 钙拮抗剂

一、维拉帕米

（一）其他名称

异搏定、戊脉安、凡拉帕米、异搏停、Iproveratril。

（二）药理作用

本品为钙离子拮抗剂，通过调节心肌传导细胞、心肌收缩细胞以及动脉血管平滑肌细胞细胞膜上的钙离子内流，发挥其药理学作用，但不改变血清钙浓度。

（1）维拉帕米扩张心脏正常部位和缺血部位的冠状动脉主干和小动脉，拮抗自发的或麦角新碱诱发的冠状动脉痉挛，增加冠状动脉痉挛患者心肌氧的递送，解除和预防冠状动脉痉挛；维拉帕米减少总外周阻力，降低心肌耗氧量。可用于治疗变异型心绞痛和不稳定型心绞痛。

（2）维拉帕米减少钙离子内流，延长房室结的有效不应期，减慢传导，可降低慢性心房颤动和心房扑动患者的心室率，减少阵发性室上性心动过速发作的频率。通常维拉帕米不影响正常的窦性心律，但可导致病窦综合征患者窦性停搏或窦房阻滞；维拉帕米不改变正常心房的动作电位或室内传导时间，但它降低被抑制的心房纤维去极化的振幅、速度以及传导的速度，可能缩短附加旁路通道的前向有效不应期，加速房室旁路并发心房扑动或心房颤动患者的心室率，甚至会诱发心室颤动。

（3）维拉帕米通过降低体循环的血管阻力产生降低血压作用，一般不引起体位性低血压或反射性心动过速。

（4）维拉帕米减轻后负荷，抑制心肌收缩，可改善左室舒张功能。在心肌等长或动力性运动中，维拉帕米不改变心室功能正常患者的心脏收缩功能。器质性心脏疾病的患者，维拉帕米的负性肌力作用可被降低后负荷的作用抵消，心脏指数无下降。但在严重左室功能不全的患者（例如肺楔嵌压大于20mmHg或射血分数小于30%），或服用β受体阻滞剂或其他心肌抑制药物的患者，可能出现心功能恶化。

（5）动物实验提示维拉帕米的局部麻醉作用，是普鲁卡因等摩尔的1.6倍。在人体该作用及剂量尚不清楚。

（三）适应证

1. 固体制剂

（1）心绞痛：用于变异型心绞痛、不稳定性心绞痛、慢性稳定性心绞痛。

（2）心律失常：与地高辛合用控制慢性心房颤动和（或）心房扑动时的心室率，预防阵发性室上性心动过速的反复发作。

（3）原发性高血压。

2. 注射剂

（1）快速阵发性室上性心动过速的转复：应用维拉帕米之前应首选抑制迷走神经的手法治疗（如 Valsalva 法）。

（2）心房扑动或心房颤动心室率的暂时控制：心房扑动或心房颤动合并房室旁路通道（预激综合征和 LGL 综合征）时除外。

（四）用法用量

1. 口服

通过调整剂量达到个体化治疗。安全有效的剂量为不超过 480mg/d。

（1）心绞痛：一般剂量为口服维拉帕米每次 80 ~ 120mg，一日 3 次。肝功能不全者及老年人的安全剂量为每次 40mg，一日 3 次，口服。在药后 8 小时根据疗效和安全评估决定是否增量。

（2）心律失常：慢性心房颤动服用洋地黄治疗的患者，每日总量为 240 ~ 320mg，分 3 ~ 4 次口服。预防阵发性室上性心动过速（未服用洋地黄的患者）成人的每日总量为 240 ~ 480mg，分 3 次或 4 次口服。年龄 1 ~ 5 岁：每日量 4 ~ 8mg/kg，一日分 3 次口服；或每隔 8 小时口服 40 ~ 80mg。超过 5 岁：每隔 6 ~ 8 小时口服 80mg。

（3）原发性高血压：一般起始剂量为 80mg，口服，一日 3 次。使用剂量可达每日 360 ~ 480mg。对低剂量即有反应的老年人或体型瘦小者，应考虑起始剂量为 40mg，口服，一日 3 次。

2. 注射

必须在持续心电监测和血压监测下，缓慢静脉注射至少 2 分钟。本品注射液与林格液、5% 葡萄糖注射液或氯化钠注射液均无配伍禁忌。无法确定重复静脉给药的最佳给药间隔，必须个体化治疗。

一般起始剂量为 5 ~ 10mg（或按 0.075 ~ 0.15mg/kg 给药），稀释后缓慢静脉推注至少 2 分钟。如果初反应不令人满意，首剂 15 ~ 30 分钟后再给一次 5 ~ 10mg 或 0.15mg/kg。静脉滴注给药，每小时 5 ~ 10mg，加入氯化钠注射液或 5% 葡萄糖注射液中静滴，一日总量不超过 50 ~ 100mg。

（五）不良反应

以推荐的单剂量和每日总量为起始剂量并逐渐向上调整剂量用药，严重不良反应少见。

发生率在 1% ~ 10% 的不良反应：便秘（7.3%）；眩晕、轻度头痛（3.5%）；恶心（2.7%）；低血压（2.5%）；头痛（2.2%）；外周水肿（2.1%）；充血性心力衰竭（1.8%）；窦性心动过缓；Ⅰ度、Ⅱ度或Ⅲ度房室阻滞；皮疹（1.2%）；乏力；心悸；转氨酶升高，伴或不伴碱性磷酸酶和胆红素的升高，这种升高有时是一过性的，甚至继续使用维拉帕米仍可消失。

发生率小于 1% 的不良反应：低血压、心动过速、潮红、溢乳、牙龈增生、非梗阻性麻痹性肠梗阻等。

（六）禁忌

（1）严重左心室功能不全禁用。

（2）低血压（收缩压小于 90mmHg）或心源性休克禁用。

（3）病窦综合征（已安装并行使功能的心脏起搏器患者除外）禁用。

（4）Ⅱ或Ⅲ度房室阻滞（已安装并行使功能的心脏起搏器患者除外）禁用。

（5）心房扑动或心房颤动患者合并房室旁路通道禁用。

（6）已知对本品过敏的患者禁用。

（七）注意事项

1. 心力衰竭

维拉帕米的负性肌力作用可因其减轻后负荷（降低循环血管阻力）而代偿，净效应不损害心室功能。但是严重左心室功能不全（肺楔嵌压大于 20mmHg 或射血分数小于 30%）、中重度心力衰竭的患者、已接受 β 受体阻滞剂治疗的任何程度的心室功能障碍的患者，避免使用维拉帕米。必须使用维拉帕米的轻度心功能不全的患者，治疗之前需已有洋地黄类或利尿剂控制临床症状。

2. 预激综合征

维拉帕米会加速房室旁路前向传导。房室旁路通道并发心房扑动或心房颤动患者静脉用维拉帕米治疗，会通过加速房室旁路的前向传导，引起心室率加快，甚至诱发心室颤动。虽然口服维拉帕米未见上述报道，但这种患者接受口服维拉帕米可能有危险，因此禁止使用。

3. 传导阻滞

维拉帕米可能导致房室结和窦房结传导阻滞，与血浆浓度增高相关，尤其是在治疗早期的增量期。引起Ⅰ度房室阻滞、一过性窦性心动过缓，有时伴有结性逸搏。高度房室传导阻滞不常见（0.8%）。当出现显著的Ⅰ度房室传导阻滞或逐渐发展成Ⅱ或Ⅲ度房室传导阻滞时，需要减量或停药。

4. 肝功能损害

因维拉帕米在肝内广泛代谢，肝功能损害的患者慎用维拉帕米。严重肝功能不全时维拉帕米的清除半衰期延长至 14 ~ 16 小时，该类患者只需服用正常剂量的 30%。

5. 肾功能损害

肾功能损害的患者慎用维拉帕米。血液透析不能清除维拉帕米。

6. 神经肌肉传导减弱

有报道维拉帕米减弱肌肉萎缩患者的神经肌肉传导，该类患者可能需要减量。

7. 血清钙

维拉帕米不改变血清钙浓度，但也有高于正常范围的血钙水平可能影响维拉帕米疗效的报道。

8. 因维拉帕米可引起转氨酶增高

为慎重起见，接受维拉帕米治疗的患者应定期监测肝功能。

9. 低血压

静脉注射维拉帕米引起的血压下降一般是一过性和无症状的，但也可能发生眩晕。静脉注射维拉帕米之前静脉给予钙剂可预防该血流动力学反应。

10. 其他

FDA 对本药的妊娠安全性分级为 C 级。

（八）药物相互作用

（1）环磷酰胺、长春新碱、甲基苄肼、强的松、长春碱酰胺、阿霉素、顺铂等细胞毒性药物可减少维拉帕米的吸收。

（2）苯巴比妥、乙内酰脲、维生素 D、苯磺唑酮和雷米封通过增加肝脏代谢降低维拉帕米的血浆浓度。

（3）西咪替丁可能提高维拉帕米的生物利用度。

（4）维拉帕米抑制乙醇的消除，导致血中乙醇浓度增加，可能延长酒精的毒性作用。

（5）有少数病例报道，维拉帕米和阿司匹林合用，出血时间较单独使用阿司匹林时延长。

（6）与 β 受体阻滞剂联合使用，可增强对房室传导的抑制作用。

（7）长期服用维拉帕米，可使地高辛血药浓度增加 50% ~ 75%。维拉帕米明显影响肝硬化患者地高辛的药代动力学，使地高辛的总清除率和肾外清除率分别减少 27% 和 29%。因此服用维拉帕米时，须减少地高辛的剂量。

（8）与血管扩张剂、血管紧张素转化酶抑制剂、利尿剂等抗高血压药合用时，降压作用叠加，应适当监测联合降压治疗的患者。

（9）与胺碘酮合用可能增加心脏毒性。

（10）肥厚性心肌病主动脉瓣狭窄的患者，最好避免联合用药。

（11）维拉帕米与氟卡尼合用，可使负性肌力作用叠加，房室传导延长。

（12）维拉帕米可增加卡马西平、环胞素、阿霉素、茶碱的血药浓度。

（13）有报道维拉帕米增加患者对锂的敏感性（神经毒性）。

（14）动物实验提示吸入性麻醉剂与维拉帕米同时使用时，需仔细调整两药剂量，避免过度抑制心脏。

（15）避免维拉帕米与丙吡胺同时使用。

（九）规格

片剂：40mg。缓释片：120mg。注射剂：2mL：5mg。

二、硝苯地平

（一）其他名称

硝苯吡啶、心痛定、利心平、欣然、纳欣同、欣乐平、拜新同、Adalat、Unidipine。

（二）药理作用

本品为二氢吡啶类钙拮抗剂，可选择性抑制钙离子进入心肌细胞和平滑肌细胞的跨膜转运，并抑制钙离子从细胞内释放，而不改变血浆钙离子浓度。

本品能同时舒张正常供血区和缺血区的冠状动脉，拮抗自发的或麦角新碱诱发的冠状动脉痉挛，增加冠状动脉痉挛患者心肌氧的递送，解除和预防冠状动脉痉挛。并可抑制心肌收缩，降低心肌代谢，减少心肌耗氧量。另一方面能舒张外周阻力血管，降低外周阻力，使收缩压和舒张压降低，减轻心脏后负荷。

本品可延缓离体心脏的窦房结功能和房室传导；整体动物和人的电生理研究未发现本品有延缓房室传导、延长窦房结恢复时间和减慢窦房结率的作用。

（三）适应证

1. 固体制剂

高血压（单独或与其他降压药合用）；心绞痛，尤其是变异型心绞痛。

2. 注射剂

高血压危象。

（四）用法用量

1. 口服

（1）空腹整粒吞服，不得嚼碎或掰开服用。

（2）从小剂量开始服用。初始剂量为每次 20mg，最大剂量为每次 60mg，一日 1 次。日服最大剂量不超过 120mg。

（3）硝苯地平的剂量应视患者的耐受性和对心绞痛的控制情况逐步调整。增加剂量前需监测患者血压。如患者症状明显，可根据患者对药物的反应，缩短剂量调整期。

（4）停药时未观察到“反跳”症状，但是仍需逐步减量，并严密观察患者情况。

（5）普通制剂的剂量可安全地替换成缓释制剂的剂量。例如：普通制剂每次 30mg，一日 3 次，可替换为缓释制剂每次 90mg，一日 1 次。

2. 注射

遮光、静脉滴注。每次 2.5 ~ 5mg，加 5% 葡萄糖注射液 250mL 稀释后在 4 ~ 8 小时内缓慢滴入，根据病情调整滴速及用量，最大剂量 15 ~ 30mg/24h，可重复使用 3 天，不宜超越。以后治疗建议使用口服制剂。

（五）不良反应

（1）常见服药后出现外周水肿（外周水肿与剂量相关，服用 60mg/d 时的发生率为 4%，服用 120mg/d 则为 12.5%）；头晕；头痛；恶心；乏力和面部潮红（10%）。一过性低血压（5%），多不需要停药（一过性低血压与剂量相关，在剂量 <60mg/d 时的发生率为 2%，而 120mg/d 的发生率为 5%）。个别患者发生心绞痛，可能与低血压反应有关。还可见心悸、鼻塞、胸闷、气短、便秘、腹泻、胃肠痉挛、腹胀、骨骼肌发炎、关节僵硬、肌肉痉挛、精神紧张、颤抖、神经过敏、睡眠紊乱、视力模糊、平衡失调等。

（2）少见贫血、白细胞减少、血小板减少、紫癜、过敏性肝炎、齿龈增生、抑郁、偏执、血药浓度峰值时瞬间失明、红斑性肢痛、抗核抗体阳性关节炎等。

（3）可能产生的严重不良反应有心肌梗死和充血性心力衰竭（发生率 4%）、肺水肿（发生率 2%）、心律失常和传导阻滞（发生率各小于 0.5%）。

（4）本品过敏者可出现过敏性肝炎、皮疹甚至剥脱性皮炎等。

（六）禁忌

（1）对硝苯地平过敏者禁用。

（2）孕妇禁用。

（3）心源性休克及严重主动脉狭窄患者禁用。

（七）注意事项

（1）低血压：绝大多数患者服用硝苯地平后仅有轻度低血压反应，个别患者出现严重的低血压症状。这种反应常发生在剂量调整期或加量时，特别是合用 β 受体阻滞剂时。在此期间需监测血压，尤其合用其他降压药时。

（2）外周水肿：患者发生轻中度外周水肿与服用剂量成正比，与动脉扩张有关。水肿多初发于下肢末端，可用利尿剂治疗。对于伴充血性心力衰竭的患者，需分辨水肿是否由于左室功能进一步恶化所致。

（3）对诊断的干扰：应用本品时偶见碱性磷酸酶、肌酸磷酸激酶、乳酸脱氢酶、门冬氨酸氨基转移酶和丙氨酸氨基转移酶升高，一般无临床症状，但曾有报道胆汁淤积和黄疸；血小板聚集度降低，出血时间延长；直接 Coomb 试验阳性伴或不伴溶血性贫血。

（4）肝肾功能不全、正在服用 α 受体阻滞剂者应慎用，宜从小剂量开始，以防诱发或加重低血压，增加心绞痛、心力衰竭甚至心肌梗死的发生率。慢性肾衰患者应用本品时偶有可逆性血尿素氮和肌酐升高，与硝苯地平的关系不够明确。

（5）FDA 对本药的妊娠安全性分级为 C 级。

（八）药物相互作用

（1）与硝酸酯类合用，控制心绞痛发作，有较好的耐受性。

（2）与 β 受体阻滞剂合用，绝大多数患者对本品有较好的耐受性和疗效，但个别患者可能诱发和加重低血压、心力衰竭和心绞痛。

（3）与洋地黄合用，可能增加血地高辛浓度，提示在初次使用、调整剂量或停用本品时应监测地高辛的血药浓度。

（4）与血清蛋白结合率高的药物合用，如双香豆素类、苯妥英钠、奎尼丁、奎宁、华法林等，这些药的游离浓度常发生改变。

（5）与西咪替丁合用，本品的血浆峰浓度增加，注意调整剂量。

（6）葡萄柚汁与本品同服时，本品的 Cmax 及 AUC 增加。

（九）规格

普通片剂、胶囊剂：5mg； 10mg。缓释片：30mg。胶丸剂：5mg。注射剂：5mL：2.5mg。

三、尼卡地平

（一）其他名称

硝苯苄胺啶、佩尔地平、硝苯苄啶、Perdipine。

（二）药理作用

本品为钙离子拮抗剂，通过抑制钙离子流入血管平滑肌细胞内而发挥血管扩张作用，从而使血压下降。本品具有高度的血管选择性，对血管平滑肌的钙离子拮抗作用强于心肌作用的 30 000 倍。在狗和大白鼠实验中显示了排钠利尿作用；在麻醉狗还显示扩张椎动脉、冠状动脉、股动脉、肾动脉作用。本品可增加脑、心、肾等主要脏器的血流量，降压作用确切、持久，长期用药不会产生耐药性，并可抑制因高血压引起的心肌肥大的进展和预防脑中风的发生。

（三）适应证

1. 固体制剂

用于原发性高血压。

2. 注射剂

用于手术时异常高血压的急救处置及高血压性急症。

（四）用法用量

1. 固体制剂

成人口服，每次 10 ~ 20mg，每日 3 次。

2. 注射剂

（1）手术时异常高血压的急救处置：本品用生理盐水或 5% 葡萄糖注射液稀释成 0.01% ~ 0.02%（1mL 中的含量为 0.1 ~ 0.2mg）的溶液静脉滴注，以每分钟 2 ~ 10μg/kg 的滴注速度开始给予，将血压降到目的值后，边监测血压边调节滴注速度。如有必要迅速降低血压时，则用本品以 10 ~ 30μg/kg 的剂量进行静脉给予。

（2）高血压性紧急症：本品用生理盐水或 5% 葡萄糖注射稀释成 0.01 ~ 0.02%（1mL 中的含量为 0.1 ~ 0.2mg）的溶液静脉滴注，以每分钟 0.5 ~ 6μg/kg 的滴注速度给予，从每分钟 0.5μg/kg 开始，将血压降到目的值后，边监测血压边调节滴注速度。

（五）不良反应

（1）常见者有足踝部水肿、头晕、头痛、面部潮红等。

（2）有时出现 GOT、GPT、γ-GTP 升高，偶有胆红素升高。

（3）较少见心悸、乏力、心动过速。

（4）有时出现便秘、腹痛，偶有食欲不振、腹泻、恶心、呕吐。

（5）其他：偶有 LDH、胆固醇、尿素氮、肌酐升高，偶见粒细胞减少。

（六）禁忌

（1）对本品过敏者禁用。

（2）颅内出血尚未完全止血的患者禁用。

（3）中风急性期颅内压增高的患者禁用。

（4）重度主动脉瓣狭窄患者禁用。

（七）注意事项

（1）肝肾功能障碍、低血压、心力衰竭、青光眼患者，孕妇，哺乳期妇女，儿童慎用本品。肝功能不全者宜从低剂量开始。

（2）脑梗死和脑缺血患者应慎用，以防发生低血压。

（3）应用本药时需观察血压、心率。

（4）停用本品时应逐渐减少剂量，并密切观察病情。

（5）为了使静脉刺激的危险降低到最小，建议每 12 个小时改变一次注射部位。

（6）FDA 对本药的妊娠安全性分级为 C 级。

（八）药物相互作用

（1）本品与 β 受体阻滞剂同用，耐受性良好。

（2）本品与西咪替丁合用，本品血药浓度增高。

（3）本剂与其他降压药联合用药时，有可能产生相加作用，使用时应多加注意。

（4）本剂与地高辛联合用药时，应监测地高辛血药浓度。

（5）本品与环孢素合用时环孢素血浓度增高。

（6）在体外，治疗浓度的呋塞米、普萘洛尔、双嘧达莫、华法林、奎尼丁等加于人体血浆中不改变本品的蛋白结合率。

（九）规格

片剂：10mg；20mg；40mg。注射剂：2mL：2mg；10mL：10mg。

四、尼群地平

（一）其他名称

硝苯甲乙吡啶、洛普思。

（二）药理作用

本品为钙离子通道阻滞剂，选择性作用于血管平滑肌，可降低总外周阻力，使血压下降。并能降低心肌耗氧量，对缺血性心肌有保护作用。

（三）适应证

用于治疗高血压。

（四）用法用量

成人常用量，口服，开始一次 10mg，每日 1 次，以后可随反应调整为每次 10mg，每日 2 ~ 3 次。

（五）不良反应

较少见的反应有头痛、脸红。少见的反应有头晕、恶心、低血压、脚肿、心绞痛发作。上述反应多为血管扩张的结果，在降压时可有反射性心动过速，由此诱发心绞痛。多数不良反应轻微，不影响治疗。

（六）禁忌

对本品过敏者和严重主动脉瓣狭窄者禁用。

（七）注意事项

（1）少数病例可能出现血碱性磷酸酶增高。

（2）肝功能不全时血药浓度可增高，肾功能不全时对药代动力学影响小，以上情况慎用本品。

（3）绝大多数患者服用此药后仅有可以耐受的轻度低血压反应，但个别患者可出现严重的体循环低血压症状。这种反应常发生在初期调整药量期间或者增加药物用量的时候，特别是合用 β 受体阻滞剂时。故服用本品期间须定期测量血压。

（4）已经证明，极少数的患者，特别是严重冠状动脉狭窄的患者，在服用此药或者增加剂量期间，心绞痛或心肌梗死的发生率增加，其机制尚不明了。故服用本品期间须定期做心电图检查。

（5）少数接受 β 受体阻滞剂的患者在开始服用此药后可发生心力衰竭，有主动脉狭窄的患者这种危险性更大。

（八）药物相互作用

1. β 受体阻滞剂

绝大多数患者合用此药可加强降压作用，并可减轻本品降压后发生的心动过速；然而，个别患者有可能诱发和加重体循环低血压、心力衰竭和心绞痛。

2. 血管紧张素转化酶抑制剂

合用耐受性较好，降压作用加强。

3. 长效硝酸盐类

合用有较好的耐受性，但尚缺乏评价这种合用控制心绞痛的有效性文献。

4. 洋地黄

部分研究提示，服用此药，能够增加合用的地高辛血浆浓度，平均增加 45%。部分研究认为，不增加地高辛血浆浓度和毒性。提示在初次使用、调整剂量或停用尼群地平时应监测地高辛的血药浓度，以防地高辛过量或不足。

5. 香豆素类抗凝药

尚无报告表明合用尼群地平能够增加香豆素类抗凝药物的凝血因子时间。目前，还不能肯定它们之间的相互作用。

6. 西咪替丁

由于西咪替丁可介导抑制肝脏细胞色素 P450 酶，使尼群地平的首过效应发生改变，建议对正在服用西咪替丁治疗的患者合用尼群地平时，注意药物剂量的调整。

（九）规格

片剂：10mg。

五、尼莫地平

（一）其他名称

硝苯甲氧乙基异丙啶、尼膜同。

（二）药理作用

本品是一种钙离子通道阻滞剂。正常情况下，平滑肌的收缩依赖于钙离子进入细胞内，引起跨膜电流的去极化。尼莫地平通过有效地阻止钙离子进入细胞内抑制平滑肌收缩，达到解除血管痉挛之目的。动物实验证明，尼莫地平对脑动脉的作用远较全身其他部位动脉的作用强许多，并且由于它具有很高的嗜脂性特点，易透过血脑屏障。当用于蛛网膜下隙出血的治疗时，脑脊液中的浓度可达 12.5ng/mL。由此推论，临床上可用于预防蛛网膜下隙出血后的血管痉挛，然而在人体应用该药的作用机制仍不清楚。此外尚具有保护和促进记忆、促进智力恢复的作用。所以可选择性地作用于脑血管平滑肌，扩张脑血管，增加脑血流量，显著减少血管痉挛引起的缺血性脑损伤。

（三）适应证

适用于各种原因的蛛网膜下隙出血后的脑血管痉挛和急性脑血管病恢复期的血液循环改善。

（四）用法用量

1. 普通片

口服：急性脑血管病恢复期，一次 30 ~ 40mg，一日 4 次。

2. 缓释片

口服：一次 60 ~ 120mg，一日 2 次。

3. 注射剂

蛛网膜下隙出血，应尽早开始静脉滴注本品，每剂 25mg，速度 0.5μg／（kg·min），监测血压，以血压不下降或略有下降为宜，以后改口服，每次 30 ~ 60mg，一日 3 次。急性脑缺血应尽早用药，用量、速度同上，以后改口服。

（五）不良反应

大量临床实践证明，蛛网膜下隙出血者应用尼莫地平治疗时约有 11.2% 的病者出现不良反应。最常见的不良反应有：①血压下降，血压下降的程度与药物剂量有关。②肝炎。③皮肤刺痛。④胃肠道出血。⑤血小板减少。⑥偶见一过性头晕、头痛、面潮红、呕吐、胃肠不适等。此外，口服尼莫地平以后，个别患者可发生碱性磷酸酶、乳酸脱氢酶、血糖升高以及血小板数升高。

（六）禁忌

严重肝功能损害的患者禁用。

（七）注意事项

（1）脑水肿及颅内压增高患者须慎用。

（2）尼莫地平的代谢产物具有毒性反应，肝功能损害者应慎用。

（3）本品可引起血压降低。在高血压并发蛛网膜下隙出血或脑卒中患者中，应注意减少或暂时停用降血压药物，或减少本品的用药剂量。

（4）可产生假性肠梗阻，表现为腹胀、肠鸣音减弱。当出现上述症状时应当减少用药剂量并密切观察。

（5）避免与 β 受体阻断剂或其他钙拮抗剂合用。

（6）FDA 对本药的妊娠安全性分级为 C 级。

（八）药物相互作用

（1）与其他作用于心血管的钙离子通道阻滞剂联合应用时可增加其他钙离子通道阻滞剂的效用。

（2）尼莫地平 90mg/d 与西咪替丁 1 000mg/d 联合应用 1 周以上者，尼莫地平血药浓度可增加 50%，这可能与肝内细胞色素 P450 被西咪替丁抑制影响尼莫地平代谢有关。

（3）精神镇静剂和抗抑郁药：合并应用抗抑郁药氟西汀可使尼莫地平的稳态血浆浓度提高50%，氟西汀浓度显著降低，而其活性代谢产物去甲氟西汀则不受影响。去甲替林与尼莫地平同时给药，将使尼莫地平稍有增加，而去甲替林的血浆浓度不受影响。长期定量服用尼莫地平与氟哌啶醇，并不出现相互作用。

（4）不推荐尼莫地平与抗癫痫药物同时服用。

（九）规格

普通片：30mg。缓释片：60mg。注射液：50mL：10mg；50mL：25mg；100mL：20mg。

六、非洛地平

（一）其他名称

费乐地平、二氯苯吡啶、压喜定、波依定。

（二）药理作用

本品为二氢吡啶类钙通道阻滞剂，可逆性竞争二氢吡啶结合位点，可阻断血管平滑肌和人工培养的兔心房细胞的电压依赖性 Ca^{2+} 电流，并阻断 K^{+} 诱导的鼠门静脉挛缩。

体外研究表明，本品对血管平滑肌选择性抑制作用强于对心肌作用；在体外可检测到负性肌力作用，但是在整体动物中未观察到此作用。

本品可使外周血管阻力下降而致血压降低，该药理作用与用药剂量相关，并有伴随反射性心率增加。在动物和人体内观察到本品因降低外周血管阻力而有轻度利尿作用。

（三）适应证

用于轻、中度原发性高血压的治疗（可单独使用或与其他抗高血压药物合并使用）。

（四）用法用量

1. 普通片

口服，起始剂量2.5mg，一日2次。常用维持剂量为每日5mg或10mg，必要时剂量可进一步增加，或加用其他降压药。

2. 缓释片

最初剂量一次5mg，一日1次，可根据患者反应将剂量减少至每日2.5mg或增加至每日10mg。剂量调整间隔一般不少于2周。建议剂量范围为每日2.5 ~ 10mg。

（五）不良反应

（1）本品与其他钙离子通道阻滞剂相同，在某些患者身上会导致面色潮红、头痛、头晕、心悸和疲劳，这些反应大部分具有剂量依赖性，而且是在剂量增加后开始的短时间内出现，是暂时的，应用时间延长后消失。

（2）本品与其他二氢吡啶类药物相同，可引起与剂量有关的踝肿，牙龈炎或牙周炎患者用药后可能会引起轻微的牙龈肿大。

（3）也可见皮疹、瘙痒。

（4）在极少数患者中可能会引起显著的低血压伴心动过速，这在易感个体可能会引起心肌缺氧。

（六）禁忌

对本品过敏者禁用。

（七）注意事项

（1）本品可引发严重低血压和晕厥，产生反射性心动过速，在敏感人群中可能引发心绞痛，低血压患者慎用。

（2）本品慎用于心力衰竭和心功能不全患者，须注意本品的负性肌力作用，特别是在与β受体阻滞剂合用时。

（3）本品慎用于孕妇、哺乳期妇女和儿童。老年人（65岁以上）或肝功能不全患者宜从低剂量（一次2.5mg，一日1次）开始治疗，并在调整剂量过程中密切监测血压。FDA对本药的妊娠安全性分级为C级。

（4）临床试验表明，剂量超过每日 10mg 可增加降压作用，但同时增加周围性水肿和其他血管扩张不良事件的发生率。肾功能不全患者一般不需要调整建议剂量。

（5）本品应空腹口服或食用少量清淡饮食后口服，应整片吞服，勿咬碎或咀嚼。保持良好的口腔卫生可减少牙龈增生的发生率和严重性。

（八）药物相互作用

（1）本品与 β 阻滞剂合用时耐受性良好，但有报道本品与美托洛尔合用时可使美托洛尔的药时曲线下面积和峰浓度分别增加 31% 和 38%。

（2）本品与西咪替丁合用可使本品的药时曲线下面积和峰浓度增加 50%，故与西咪替丁合用时应调整本品剂量。

（3）本品与地高辛合用未见到心力衰竭患者的地高辛药动学发生显著改变。

（4）抗癫痫药物苯妥因、卡马西平或苯巴比妥可使本品在癫痫患者体内的血药峰浓度降低，药时曲线下面积降低 6%，因此应调整在这些患者中的治疗方案。

（5）其他药物如吲哚美辛或螺内酯与本品无明显相互作用。

（九）规格

普通片：5mg；10mg。缓释片：2.5mg；5mg；10mg。

七、氨氯地平

（一）其他名称

阿莫洛地平、安洛地平、丽珠优可、络活喜、Istin、Norvasc。

（二）药理作用

本品是二氢吡啶类钙离子通道阻滞剂。心肌和平滑肌的收缩依赖于细胞外钙离子通过特异性离子通道进入细胞。本品选择性抑制钙离子跨膜进入平滑肌细胞和心肌细胞，对平滑肌的作用大于心肌。其与钙通道的相互作用决定于它和受体位点结合和解离的渐进性速率，因此药理作用逐渐产生。本品是外周动脉扩张剂，直接作用于血管平滑肌，降低外周血管阻力，从而降低血压。治疗剂量下，体外试验可观察到负性肌力作用，但在整体动物实验中未见。本品不影响血浆钙浓度。轻中度高血压患者每日服药一次，可以 24 小时降低卧位和立位血压，长期使用不引起心率或血浆儿茶酚胺显著改变。降压效果平稳。降压效果和剂量相关，降压幅度与治疗前血压相关，中度高血压者（舒张压 105 ~ 114mmHg）的疗效比轻度高血压者（舒张压 90 ~ 104mmHg）高，血压正常者服药后没有明显作用。本品降低舒张压的作用在老年人和年轻人中相似，降低收缩压的作用对老年人更强。

本品缓解心绞痛的准确机制尚不明确，但可能在运动时，本品通过降低外周阻力（后负荷）减少心脏做功和心率血压乘积，减少心肌氧需，治疗劳力型心绞痛；通过抑制钙离子、肾上腺素、5- 羟色胺和血栓素 A2 引起的冠状动脉和小动脉收缩，恢复缺血区血供治疗自发性心绞痛。8 项临床试验中 5 项显示，本品显著延长运动诱发劳力型心绞痛的时间；部分研究显示本品延长 ST 段下降 1mm 的时间，并减少心绞痛发作频率。该作用具有持续性，并且不显著影响血压和心率。在一项 50 例自发性心绞痛患者中进行临床试验显示，本品每周可以减少 4 次心绞痛发作（安慰剂每周减少 1 次）。

本品不影响窦房结功能和房室传导。高血压或心绞痛患者合用本品和 β 受体阻滞剂，未发现心电图异常。本品不改变心绞痛患者的心电图，不加重房室传导阻滞。

肾功能正常的高血压患者用药后，肾血管阻力降低，肾小球滤过率和肾血流增加，但滤过分数或尿蛋白不变。

（三）适应证

（1）高血压（单独或与其他药物合并使用）。

（2）心绞痛，尤其是自发性心绞痛（单独或与其他药物合并使用）。

（3）经血管造影证实的冠心病。

（四）用法用量

通常口服起始剂量为 5mg，最大不超过 10mg，每日 1 次。瘦小者、体质虚弱者、老年患者或肝功能受损者从每次 2.5mg，每日 1 次开始用药；合用其他抗高血压药者也从此剂量开始用药。

用药剂量根据个体需要进行调整，调整期应不少于 7 ~ 14 天，以便医生充分评估患者对该剂量的反应。但在临床有保障的前提下，可以加快调整速度。

治疗心绞痛的推荐剂量是 5 ~ 10mg，老年患者或肝功能受损者需减量。

（五）不良反应

本品在 10mg/d 的剂量范围内有良好的耐受性，大多数不良反应是轻中度的。本品因不良反应而停药的仅为 1.5%，与安慰剂没有明显差别（约 1%）。最常见的不良反应是头痛和水肿。发生率超过 1% 的剂量相关性不良反应有水肿、头晕、潮红和心悸。与剂量关系不明确，但发生率超过 1% 的不良反应有头痛、疲倦、恶心、腹痛和嗜睡。

以上不良反应中，水肿、潮红、心悸和嗜睡在女性中的发生率超过男性。

（六）禁忌

对二氢吡啶类钙离子通道阻滞剂过敏者禁用。

（七）注意事项

（1）心绞痛和（或）心肌梗死：罕见。有严重的阻塞性冠状动脉疾病的患者，在开始应用钙离子通道阻滞剂治疗或加量时，会出现心绞痛发作频率、时程和（或）严重性增加，或发展为急性心肌梗死，机制不明。

（2）低血压：由于本品逐渐产生扩血管作用，口服一般很少出现急性低血压。但本品与其他外周扩血管药物合用时仍需谨慎，特别是对于有严重主动脉瓣狭窄的患者。

（3）心力衰竭：钙离子通道阻滞剂应慎用于心衰患者。

（4）肝功能不全：严重肝功能不全患者应慎用本品。

（5）肾衰竭：肾衰竭患者的起始剂量可以不变。

（6）本品对突然停用 β 受体阻滞剂所产生的反跳症状没有保护作用，因此，停用 β 受体阻滞剂需逐渐减量。

（7）孕妇和哺乳妇女慎用：哺乳妇女如服本品，应停止哺乳。FDA 对本药的妊娠安全性分级为 C 级。

（八）药物相互作用

（1）与西咪替丁、葡萄柚汁、制酸剂合用时不改变本品的药代动力学。

（2）本品不影响阿托伐他汀、地高辛、乙醇的药代动力学。

（3）原发性高血压患者单剂服用昔多芬对本品的药代动力学没有影响。两药合用时独立产生降压效应。

（4）本品不改变华法林的凝血因子作用时间。

（5）地高辛、苯妥英钠和华法林与本品合用对血浆蛋白结合率没有影响。

（6）吸入烃类麻醉药与本品合用可引起低血压。

（7）非甾体类抗炎药，尤其是吲哚美辛可减弱本品的降压作用。

（8）β 受体阻滞剂与本品合用耐受性良好，但可引起过度低血压，罕见加重心力衰竭。

（9）与雌激素合用可引起体液潴留而增高血压。

（10）与磺吡酮合用可增加本品的蛋白结合率，产生血药浓度变化。

（11）与锂剂合用可引起神经中毒，出现恶心、呕吐、腹泻、共济失调、震颤和（或）麻木，需慎重。

（12）拟交感胺可减弱本品降压作用。

（13）硝酸甘油和长效硝酸酯制剂与本品合用可加强抗心绞痛效应。虽未报告有反跳作用，但停药时应在医生指导下逐渐减量。

（九）规格

片剂：2.5mg；5mg；10mg。

八、左氨氯地平

（一）其他名称

施慧达。

（二）药理作用

药理作用同氨氯地平。

（三）适应证

高血压（单独或与其他药物合并使用）；心绞痛，尤其是自发性心绞痛（单独或与其他药物合并使用）。

（四）用法用量

通常口服起始剂量为2.5mg，每日1次，最大不超过5mg，每日1次。瘦小者、体质虚弱者、老年患者或肝功能受损者从每次2.5mg，每日1次开始用药，合用其他抗高血压药者也从此剂量开始用药。

（五）不良反应

不良反应同氨氯地平，但不良反应较轻。

（六）禁忌

同氨氯地平。

（七）注意事项

同氨氯地平。

（八）药物相互作用

同氨氯地平。

（九）规格

片剂：2.5mg；5mg。

九、乐卡地平

（一）其他名称

再宁平、Masnidipine、Zanedip。

（二）药理作用

本品是新一代的二氢吡啶类钙离子通道阻滞剂，具有较强的血管选择性，起效平缓，降压作用强，作用时间长，负性肌力作用少。体外研究发现，乐卡地平对血管平滑肌有直接的舒张作用，因而在体内具有较强的降压作用，但对心率和心输出量的影响较小。由于具有较大的疏水基因，脂溶性强，乐卡地平进入体内后迅速分布至组织器官中，与血管平滑肌细胞膜结合紧密，释放缓慢，所以，虽然该药血清消除半衰期短，但作用持久。

（三）适应证

治疗轻、中度原发性高血压。

（四）用法用量

推荐剂量为每次10mg，每天1次，餐前15分钟口服，必要时2周以后增至每次20mg，每天1次。

（五）不良反应

本品耐受性良好。可能出现的不良反应同其扩血管作用有关，如面部潮红、踝部水肿、心悸、心动过速、头痛、眩晕。偶见胃肠道反应、皮疹、疲劳、嗜睡、肌肉痛，极偶然可能出现低血压。

（六）禁忌

对二氢吡啶类过敏、左心室传出通道阻滞，未经治疗的充血性心力衰竭、不稳定型心绞痛、有严重肾脏或肝脏疾病以及在1个月内发生过心肌梗死的患者禁用。

（七）注意事项

对患有轻度至中度肝脏或肾脏疾病，正在进行透析治疗者，患有其他心脏病或需安装起搏器者，需适当调整剂量。

（八）药物相互作用

（1）本品可安全地与 β 受体阻断剂、利尿剂或 ACE 抑制剂同时服用。但值得注意的是，乐卡地平与 β 受体阻断剂同在肝脏代谢，有协同作用

（2）同时服用地高辛或西咪替丁（高于 800mg/d）需注意观察。

（3）同其他二氢吡啶类钙离子通道阻滞一样，应慎与酮康唑、伊曲康唑、红霉素、氟西汀、利福平、特非那定、阿司咪唑、环孢素、胺碘酮、奎尼丁、某些苯二氮䓬类（如地西泮和咪达唑仑）、普萘洛尔和美托洛尔同时服用。

（4）同时服用抗惊厥药，如苯妥英或卡马西平，需要谨慎。

（5）西柚汁可增强本品的作用，应避免同时使用。

（6）乙醇可能强化其抗高血压药的作用，建议服用本品时严格限制含酒精饮料的摄入。

（九）规格

片剂：10mg。

十、拉西地平

（一）其他名称

司乐平、乐息平、Lacidil。

（二）药理作用

本品为二氢吡啶类钙离子通道阻滞剂，高度选择性作用于平滑肌的钙离子通道，主要扩张周围动脉，减少外周阻力，降压作用强而持久。对心脏传导系统和心肌收缩功能无明显影响。可改善受损肥厚左室的舒张功能，及具抗动脉粥样硬化作用。使肾血流量增加而不影响肾小球滤过率，产生一过性但不明显的利尿和促尿钠排泄作用，因此能防止移植患者出现环孢素 A 诱发的肾脏灌注不足。

本品为高度脂溶性，它在脂质部分沉积并在清除阶段不断释放到结合部位。这一特点使本品明显不同于其他钙离子通道阻滞药，其他钙离子通道阻滞药脂溶性低因而作用时间短。

（三）适应证

高血压。

（四）用法用量

（1）成人起始剂量每次 4mg，每日 1 次，应在每天的同一时间服用，在早晨服用较好。饭前饭后均可。如需要 3 ~ 4 周可增加至每次 6 ~ 8mg，一日 1 次。除非临床需要更急而超前投药。

（2）肝病患者初始剂量为每次 2mg，每日 1 次。

（五）不良反应

（1）最常见的有头痛、皮肤潮红、水肿、眩晕和心悸。

（2）少见无力、皮疹（包括红斑和瘙痒）、胃纳不佳、恶心、多尿。

（3）极少数有胸痛和齿龈增生。

（六）禁忌

对本品成分过敏者禁用。

（七）注意事项

（1）肝功能不全者需减量或慎用，因其生物利用度可能增加，而加强降血压作用。

（2）本品不经肾脏排泄，肾病患者无须调整剂量。

（3）一般不明显影响实验室检查，但曾有一例可逆性碱性磷酸酶增加的报告。

（4）虽然本品不影响传导系统和心肌收缩，但理论上钙离子通道阻滞剂影响窦房结活动及心肌储备，应予注意。窦房结活动不正常者尤应关注，有心脏储备较弱患者亦应谨慎。

（5）本品有引起子宫肌肉松弛的可能性，临娩妇女应慎用。

（八）药物相互作用

（1）与 β 受体阻滞剂、利尿药合用，降压作用可加强。

（2）与西咪替丁合用，可使本品血药浓度增高。

（3）与地高辛合用，地高辛峰值水平可增加 17%，对 24 小时平均地高辛水平无影响。

（4）与普萘洛尔合用，可轻度增加两者药时曲线下面积（AUC）。

（5）与华法林、甲苯磺丁脲、双氯芬酸、环孢素、安替比林等无特殊交叉反应。

（九）规格

片剂：2mg；4mg。

十一、法舒地尔

（一）其他名称

川威。

（二）药理作用

本品是一种蛋白激酶抑制剂即细胞内钙离子拮抗剂。血管平滑肌的收缩是由于平滑肌细胞内钙离子浓度显著增高激活了关键酶的缘故。当钙离子达到一定浓度时，与钙离子结合蛋白钙调素结合，激活肌球蛋白轻链磷酸化酶，将肌球蛋白轻链磷酸化，引起肌肉收缩。蛛网膜下隙出血时，血管中释放出的各种血管收缩物质参与血管痉挛，最终通过肌球蛋白轻链磷酸化造成血管收缩。盐酸法舒地尔通过阻断血管收缩过程的最终阶段即肌球蛋白轻链磷酸化，扩张血管，抑制血管痉挛。

（三）适应证

蛛网膜下隙出血后脑血管痉挛等引起的缺血性脑血管疾病症状的改善。

（四）用法用量

成人一日 2 ~ 3 次，每次 30mg，以适量的电解质液稀释后静脉点滴，每次需 30 分钟。本品给药应在蛛网膜下隙出血术后早期开始，连用 2 周。

（五）不良反应

（1）由于本品使血管扩张，可引起低血压、颜面潮红、反射性心动过速及出血。

（2）应用本品有时发生 GOT、GPT 升高，有时出现皮疹、排尿困难或多尿、嗳气、呕吐，并可出现头痛、发热、意识水平下降和呼吸抑制等不良反应。

（六）禁忌

正在出血的患者尤其是颅内出血的患者和低血压患者禁用。

（七）注意事项

（1）本品使用时，应密切注意临床症状及 CT 改变，若发现颅内出血，应立即停药并进行适当处理。

（2）本品可引起低血压，应注意血压变化及给药剂量和速度。

（3）下列情况使用本品应慎重：严重意识障碍患者，蛛网膜下隙出血并发重症脑血管损害者，如脑底异常血管网或巨大脑动脉瘤等患者。

（4）老年患者应注意减量。

（5）本品只可静脉点滴使用，不可脊髓腔内注入。

（八）药物相互作用

（1）aleviatin 注射液、bitashimLn（Vc）注射液，静注用 puremarin、arepiati（苯妥英钠）与本品配伍时，立即变色或变浑浊，严禁使用。

（2）与本品配伍后需迅速使用的药品有静注用头孢替安、buroakuto、fulumarin。因为以上药物与本品配伍时，经常出现变色或透光率低下，因此，配伍后应迅速使用。

（九）规格

注射剂：2mL：30mg。

十二、地尔硫䓬

（一）其他名称

硫氮䓬酮、哈氮䓬、合心爽、奥的镇、CRD401、Odizem。

（二）药理作用

本品为钙离子通道阻滞剂，其作用与心肌及血管平滑肌除极时抑制钙离子内流有关。本品可以有效地扩张心外膜和心内膜下的冠状动脉，缓解自发性心绞痛或由麦角新碱诱发冠状动脉痉挛所致心绞痛；通过减慢心率和降低血压，减少心肌需氧量，增加运动耐量并缓解劳力型心绞痛。本品可以使血管平滑肌松弛，周围血管阻力下降，血压降低。其降压的幅度与高血压的程度有关，血压正常者仅使血压轻度下降。本品有负性肌力作用，并可减慢窦房结和房室结的传导。

（三）适应证

（1）冠状动脉痉挛引起的心绞痛和劳力型心绞痛。

（2）高血压。

（四）用法用量

1. 固体制剂

口服，起始剂量每次 60 ~ 20mg，每日 2 次，平均剂量范围为每天 240 ~ 360mg。

2. 注射剂

成人用量，初次为 10mg，临用前用氯化钠注射液或葡萄糖注射液溶解、稀释成 1% 浓度，在 3 分钟内缓慢注射，或按体重 0.15 ~ 0.25mg/kg 计算剂量，15 分钟后可重复，也可按体重每分钟 5 ~ 15μg/kg 静脉滴注。

（五）不良反应

1. 常见不良反应

水肿、头痛、恶心、眩晕、皮疹、无力。

2. 少见的不良反应（<1%）

（1）心血管系统：心绞痛、心律失常、房室传导阻滞、心动过缓、束支传导阻滞、充血性心力衰竭、心电图异常、低血压、心悸、晕厥、心动过速、室性期前收缩。

（2）神经系统：多梦、遗忘、抑郁、步态异常、幻觉、失眠、神经质、感觉异常、性格改变、嗜睡、震颤。

（3）消化系统：厌食、便秘、腹泻、味觉障碍、消化不良、口渴、呕吐、体重增加及碱性磷酸酶、乳酸脱氢酶、谷草转氨酶、谷丙转氨酶轻度升高。

（4）皮肤：瘀点、光敏感、瘙痒、荨麻疹，

（5）其他：弱视、口干、呼吸困难、鼻出血、易激惹、高血糖、高尿酸血症、阳痿、肌痉挛、鼻充血、多尿、夜尿增多、耳鸣、骨关节痛、脱发、多形性红斑、锥体外系综合征、齿龈增生、溶血性贫血、出血时间延长、白细胞减少、紫癜、视网膜病变、血小板减少、剥脱性皮炎。

（六）禁忌

（1）病态窦房结综合征未安装起搏器者禁用。

（2）Ⅱ或Ⅲ度房室传导阻滞未安装起搏器者禁用。

（3）收缩压低于 12kPa（90mmHg）者禁用。

（4）对本品过敏者禁用。

（5）急性心肌梗死或肺淤血者禁用。

（七）注意事项

（1）本品可延长房室结不应期，除病态窦房结综合征外不明显延长窦房结恢复时间。罕见情况下此

作用可异常减慢心率（特别在病态窦房结综合征患者）或致Ⅱ或Ⅲ度房室传导阻滞。本品与 β 受体阻滞剂或洋地黄合用可导致对心脏传导减缓的协同作用。

（2）本品有负性肌力作用，在心室功能受损的患者单用或与 β 受体阻滞剂合用的经验有限，因而这些患者应用本品须谨慎。

（3）本品最大降压效果常在 14 天后达到，使用本品偶可致症状性低血压。

（4）应用本品罕见出现急性肝损害，表现为碱性磷酸酶、乳酸脱氢酶、谷草转氨酶、谷丙转氨酶明显增高及其他急性肝损害征象，停药可恢复。

（5）本品在肝脏代谢，由肾脏和胆汁排泄，长期给药应定期监测肝肾功能。肝肾功能受损者应用本品应谨慎。

（6）皮肤反应多为暂时性的，继续应用本品也可消失。有少数报道皮肤反应可进展为多形性红斑和（或）剥脱性皮炎。如果皮肤反应为持续性应停药。

（7）本品由于可能与其他药物有协同作用，同时使用对心脏收缩和（或）传导有影响的药物时应谨慎，并仔细调整所用剂量。

（8）本品在体内经细胞色素 P450 酶进行生物转化，与经同一途径进行生物转化的其他药物合用时可导致代谢的竞争抑制。故在开始或停止同时使用本品时，对相同代谢途径的药物剂量，特别是治疗指数低的药物或有肝肾功能受损的患者，须加以调整以维持合理的血药浓度。

（9）使用注射剂治疗室上性心动过速，须心电图监测。

（10）FDA 对本药的妊娠安全性分级为 C 级。

（八）药物相互作用

（1）本品与 β 受体阻滞剂合用耐受性良好，但在左心室功能不全及传导功能障碍患者中资料尚不充分。本品可增加普萘洛尔生物利用度近 50%，因而在开始或停止两药合用时需调整普萘洛尔剂量。

（2）西咪替丁抑制细胞色素 P450 氧化酶影响本品首过代谢，可明显增加本品血药浓度峰值及药时曲线下面积。雷尼替丁仅使本品血药浓度升高，但不明显。

（3）有报告本品可使地高辛血药浓度增加 20%，但也有不影响的报告，虽然结果矛盾，但在开始、调整和停止本品治疗时应监测地高辛血药浓度，以免地高辛过量或不足。

（4）麻醉药对心肌收缩、传导、自律性都有抑制，并有血管扩张作用，可与本品产生协同作用，因此，两药合用时须调整剂量。

（5）本品可明显增加三唑仑和咪达唑仑血浆峰浓度及延长其消除半衰期。

（6）本品与卡马西平合用后，一些病例中可使卡马西平的血药浓度增高 40% ~ 72% 而导致毒性。

（7）在心、肾移植患者中发现，本品与环孢素合用时，环孢素的剂量应降低 15% ~ 48% 以保证环孢素的药物浓度与合用本品前相同。二者合用时应监测环孢素血浆药物浓度，特别在开始、调整剂量和停止使用本品时。环孢素对本品血浆药物浓度的影响尚未知。

（8）本品与利福平合用后可以明显降低本品血浆药物浓度及疗效。

（九）规格

片剂：30mg。缓释片：30mg。注射剂：10mg；50mg。

十三、氟桂利嗪

（一）其他名称

氟脑嗪、西比灵、脑灵、Sibelium。

（二）药理作用

本品是一种钙离子通道阻断剂，能防止因缺血等原因导致的细胞内病理性钙超载而造成的细胞损害。本品具有以下药理作用：①缓解血管痉挛：对血管收缩物质引起的持续性血管痉挛有持久的抑制作用，尤其对基底动脉和颈内动脉明显，其作用比桂利嗪强 15 倍。②前庭抑制作用：能增加耳蜗小动脉血流量，改善前庭器官循环。③抗癫痫作用：本品可阻断神经细胞的病理性钙超载而防止阵发性去极化，神经细胞放电，从而避免癫痫发作。④保护心肌：明显减轻缺血性心肌损害。⑤本品尚有改善肾功能之作用，可用于慢性肾衰竭。⑥抗组织胺作用。

（三）适应证

（1）脑血供不足、椎动脉性缺血、脑血栓形成后等。

（2）耳鸣、眩晕。

（3）偏头痛预防。

（4）癫痫辅助治疗。

（四）用法用量

（1）包括椎基底动脉供血不全在内的中枢性眩晕及外周性眩晕，每日 10 ~ 20mg，2 ~ 8 周为一个疗程。

（2）特发性耳鸣者，每次 10mg，每晚 1 次，10 天为一个疗程。

（3）间歇性跛行，每日 10 ~ 20mg。

（4）偏头痛预防，每次 5 ~ 10mg，每日 2 次。

（5）脑动脉硬化、脑梗死恢复期，每日 5 ~ 10mg。

（五）不良反应

1. 中枢神经系统

①嗜睡和疲惫感为最常见。②长期服用者可以出现抑郁症，以女性患者较常见。③锥体外系症状，表现为不自主运动、下颌运动障碍、强直等。多数用药 3 周后出现，停药后消失。老年人中容易发生。④少数患者可出现失眠、焦虑等症状。

2. 消化道症状

胃部烧灼感，胃纳亢进，进食量增加，体重增加。

3. 其他

少数患者可出现皮疹、口干、溢乳、肌肉酸痛等症状。但多为短暂性，停药可以缓解。

（六）禁忌

（1）对本药过敏者禁用。

（2）有抑郁症病史者禁用。

（3）急性脑出血性疾病禁用。

（七）注意事项

（1）用药后疲惫症状逐步加重者应减量或停药。

（2）严格控制药物应用剂量，当应用维持剂量达不到治疗效果或长期应用出现锥体外系症状时，应减量或停药。

（3）患有帕金森病等锥体外系疾病时，应慎用本品。

（4）由于本品可随乳汁分泌，虽然尚无致畸和对胚胎发育有影响的研究报告，但原则上孕妇和哺乳期妇女不用此药。

（5）驾驶员和机械操作者慎用，以免发生意外。

（八）药物相互作用

（1）与酒精、催眠药或镇静药合用时，加重镇静作用。

（2）与苯妥英钠、卡马西平联合应用时，氟桂利嗪的血药浓度降低。

（3）放射治疗患者合用氟桂利嗪，可提高对肿瘤细胞的杀伤力。

（4）在应用抗癫痫药物治疗的基础上加用氟桂利嗪可以提高抗癫痫效果。

（九）规格

片剂：5mg。

第二节　治疗慢性心功能不全的药物

一、地高辛

（一）其他名称

狄戈辛、强心素、拉诺辛、可力、Lanoxin。

（二）药理作用

1. 正性肌力作用

本品选择性与心肌细胞膜 Na^+–K^+–ATP 酶结合而抑制该酶活性，使心肌细胞膜内外 Na^+–K^+ 主动偶联转运受损，心肌细胞内 Na^+ 浓度升高，从而使肌膜上 Na^+、Ca^{2+} 交换趋于活跃，使细胞质内 Ca^{2+} 增多，肌浆网内 Ca^{2+} 储量亦增多，心肌兴奋时，有较多的 Ca^{2+} 释放。心肌细胞内 Ca^{2+} 浓度增高，激动心肌收缩蛋白，从而增加心肌收缩力。

2. 负性频率作用

由于其正性肌力作用，使衰竭心脏心输出量增加，血流动力学状态改善，消除交感神经张力的反射性增高，并增强迷走神经张力，因而减慢心率。此外，小剂量时提高窦房结对迷走神经冲动的敏感性，可增强其减慢心率作用。大剂量（通常接近中毒量）则可直接抑制窦房结、房室结和希氏束而呈现窦性心动过缓和不同程度的房室传导阻滞。

3. 心脏电生理作用

通过对心肌电活动的直接作用和对迷走神经的间接作用，降低窦房结自律性；提高浦氏纤维自律性；减慢房室结传导速度，延长其有效不应期，导致房室结隐匿性传导增加，可减慢心房纤颤或心房扑动的心室率；由于本药缩短心房有效不应期，当用于房性心动过速和房扑时，可能导致心房率的加速和心房扑动转为心房纤颤；缩短浦氏纤维有效不应期。

（三）适应证

（1）用于高血压、瓣膜性心脏病、先天性心脏病等所致的急性和慢性心功能不全，尤其适用于伴有快速心室率的心房颤动的心功能不全。对于肺源性心脏病、心肌严重缺血、活动性心肌炎及心外因素如严重贫血、甲状腺功能低下及维生素 B_1 缺乏症的心功能不全疗效差。

（2）用于控制伴有快速心室率的心房颤动、心房扑动患者的心室率及室上性心动过速。

（四）用法用量

1. 片剂

（1）成人：常用 0.125 ~ 0.5mg，每日 1 次，7 天可达稳态血药浓度；若达快速负荷量，可每 6 ~ 8 小时给药 0.25mg，总剂量 0.75 ~ 1.25mg/d；维持量，0.125 ~ 0.5mg，每日 1 次。

（2）小儿：本品总量，早产儿，0.02 ~ 0.03mg/kg；1 月以下新生儿，0.03 ~ 0.04mg/kg；1 月 ~ 2 岁，0.05 ~ 0.06mg/kg；2 ~ 5 岁，0.03 ~ 0.04mg/kg；5 ~ 10 岁，0.02 ~ 0.035/kg；10 岁或 10 岁以上，按照成人常用量。本品总量分 3 次或每 6 ~ 8 小时给予。维持量为总量的 1/5 ~ 1/3，分 2 次（每 12 小时 1 次）或每日 1 次。在小婴幼儿（尤其是早产儿）需密切监测血药浓度和心电图。近年通过研究证明，地高辛逐日给予一定剂量，经 6 ~ 7 天能在体内达到稳定的浓度而发挥全效作用，因此，病情不急而又易中毒者，可逐日按 5.5μg / kg 给药，也能获得满意的治疗效果，并能减少中毒发生率。

2. 注射剂

（1）成人：静脉注射，0.25 ~ 0.5mg，用 5% 葡萄糖注射液稀释后缓慢注射，以后可用 0.25mg，每隔 4 ~ 6 小时按需注射，但每日总量不超过 1mg。维持量，0.125 ~ 0.5mg，每日 1 次。

（2）小儿：静脉注射，按下列剂量分 3 次或每 6 ~ 8 小时给予。早产新生儿，0.015 ~ 0.025mg/kg；足月新生儿，0.02 ~ 0.03mg/kg；1 月 ~ 2 岁，0.04 ~ 0.05mg/kg；2 ~ 5 岁，0.025 ~ 0.035mg/kg；5 ~ 10 岁，0.015 ~ 0.03mg/kg；10 岁或 10 岁以上，按照成人常用量。维持量：洋地黄化后 24 小时内开始。

早产新生儿为洋地黄化总量的 20% ~ 30%，分 2 ~ 3 次等分给予；足月新生儿、婴儿和 10 岁以下小儿，为洋地黄化总量的 25% ~ 35%，分 2 ~ 3 次等分给予；10 岁或 10 岁以上，为洋地黄化总量的 25% ~ 35%，每日 1 次。在小婴幼儿（尤其早产儿）需密切监测血药浓度和心电图。

（五）不良反应

（1）常见的不良反应包括促心律失常作用、胃纳不佳或恶心、呕吐（刺激延髓中枢）、下腹痛、异常的无力、软弱。

（2）少见的反应包括视力模糊或色视（如黄视、绿视）、腹泻、中枢神经系统反应（如精神抑郁或错乱）。

（3）罕见的反应包括嗜睡、头痛、皮疹、荨麻疹（过敏反应）。

（4）在洋地黄的中毒表现中，促心律失常最重要，最常见者为室性期前收缩，约占促心律失常不良反应的 33%。其次为房室传导阻滞、阵发性或加速性交界性心动过速、阵发性房性心动过速伴房室传导阻滞、室性心动过速、窦性停搏、心室颤动等。儿童中心律失常比其他反应多见，但室性心律失常比成人少见。新生儿可有 PR 间期延长。

（六）禁忌

（1）任何洋地黄类制剂中毒者禁用。

（2）室性心动过速、心室颤动禁用。

（3）梗阻性肥厚型心肌病（若伴收缩功能不全或心房颤动仍可考虑）禁用。

（4）预激综合征伴心房颤动或扑动禁用。

（七）注意事项

（1）不宜与酸、碱类配伍。禁与钙盐注射剂合用。

（2）慎用：①低钾血症。②不完全性房室传导阻滞。③高钙血症。④甲状腺功能低下。⑤缺血性心脏病。⑥心肌梗死。⑦心肌炎。⑧肾功能损害。

（3）用药期间应注意随访检查：①血压、心率及心律。②心电图。③心功能监测。④电解质尤其钾、钙、镁。⑤肾功能。⑥疑有本品中毒时，应做血药浓度测定。过量时，由于蓄积性小，一般于停药后 1 ~ 2 天中毒表现可以消退。

（4）应用时注意监测地高辛血药浓度。

（5）应用本品剂量应个体化。

（6）FDA 对本药的妊娠安全性分级为 C 级。

（八）药物相互作用

（1）与两性霉素 B、皮质激素或失钾利尿剂如布美他尼、依他尼酸等同用时，可引起低血钾而致洋地黄中毒。

（2）与制酸药（尤其三硅酸镁）或止泻吸附药如白陶土、果胶、考来烯胺和其他阴离子交换树脂、柳氮磺吡啶、新霉素、对氨水杨酸同用时，可抑制强心苷吸收而导致强心苷作用减弱。

（3）与抗心律失常药、钙盐注射剂、可卡因、泮库溴胺、萝芙木碱、琥珀胆碱及拟肾上腺素类药同用时，可因作用相加而导致心律失常。

（4）严重或完全性房室传导阻滞且正常血钾的洋地黄化患者不应同时应用钾盐，但噻嗪类利尿剂与本品同用时，常须给予钾盐，以防止低钾血症。

（5）β 受体阻滞剂与本品同用，有导致房室传导阻滞发生严重心动过缓的可能，应重视。但并不排除 β 受体阻滞剂用于洋地黄不能控制心室率的室上性快速心律失常。

（6）与奎尼丁同用，可使本品血药浓度提高约 1 倍，提高程度与奎尼丁用量相关，甚至可达到中毒浓度，即使停用地高辛，其血药浓度仍继续上升，这是奎尼丁从组织结合处置换出地高辛，减少其分布容积之故。两药合用时应酌减地高辛用量 1/2 ~ 1/3。

（7）与维拉帕米、地尔硫䓬、胺碘酮合用，由于降低肾及全身对地高辛的清除率而提高其血药浓度，可引起严重心动过缓。

（8）螺内酯可延长本品半衰期，需调整剂量，或给药间期监测本品的血药浓度。

（9）血管紧张素转化酶抑制剂及其受体拮抗剂可使本品血药浓度增高。

（10）依酚氯胺与本品合用可致明显心动过缓。

（11）吲哚美辛可减少本品的肾清除，使本品半衰期延长，有中毒危险，需监测血药浓度及心电图。

（12）与肝素同用，由于本品可能部分抵消肝素的抗凝作用，需调整肝素用量。

（13）洋地黄化时静脉用硫酸镁应极其谨慎，尤其是也静注钙盐时，可发生心脏传导阻滞。

（14）红霉素由于改变胃肠道菌群，可增加本品在胃肠道的吸收。

（15）甲氧氯普胺因促进肠道运动而减少地高辛的生物利用度约 25%。普鲁本辛因抑制肠道蠕动而提高地高辛生物利用度约 25%。

（九）规格

片剂：0.25mg。注射剂：2mL：0.5mg。

二、去乙酰毛花苷

（一）其他名称

毛花强心丙、西地兰 D。

（二）药理作用

同地高辛。

（三）适应证

（1）主要用于心力衰竭。由于其作用较快，适用于急性心功能不全或慢性心功能不全急性加重的患者。

（2）用于控制伴快速心室率的心房颤动、心房扑动患者的心室率。

（3）用于终止室上性心动过速（已少用）。

（四）用法与用量

静脉注射。

1. 成人

用 5% 葡萄糖注射液稀释后缓慢注射，首剂 0.4 ～ 0.6mg，以后每 2 ～ 4 小时可再给 0.2 ～ 0.4mg，总量 1 ～ 1.6mg。

2. 小儿

按下列剂量分 2 ～ 3 次间隔 3 ～ 4 小时给予：早产儿和足月新生儿或肾功能减退、心肌炎患儿，0.22mg/kg 2 周 ～ 3 岁，0.025mg/kg。本品静脉注射获满意疗效后，可改用地高辛常用维持量以保持疗效。

（五）不良反应

同地高辛。

（六）禁忌

同地高辛。

（七）注意事项

（1）过量时，由于蓄积性小，一般于停药后 1 ～ 2 天中毒表现可以消退。

（2）以下情况慎用：①低钾血症。②不完全性房室传导阻滞。③高钙血症。④甲状腺功能低下。⑤缺血性心脏病。⑥急性心肌梗死早期。⑦心肌炎活动期。⑧肾功能损害。

（3）用药期间应注意随访检查：①血压、心率及心律。②心电图。③心功能监测。④电解质尤其钾、钙、镁。⑤肾功能。⑥疑有洋地黄中毒时，应做地高辛血药浓度测定。

（八）药物相互作用

同地高辛。

（九）规格

注射剂：1mL：0.2mg；2mL：0.4mg。

三、毒毛花苷 K

（一）其他名称

毒毛旋花子苷 K、毒毛苷 K、Strophatin K、Strofan K。

（二）药理作用

本品系从康吡毒毛旋花种子中提取的强心苷，其化学极性高，脂溶性低，为常用的高效、速效、短效强心苷。

1. 正性肌力作用

本品选择性地与心肌细胞膜 Na^+–K^+–ATP 酶结合而抑制该酶活性，使心肌细胞膜内外 Na^+–K^+ 主动偶联转运受损，心肌细胞内 Na+ 浓度升高，从而使肌膜上 Na^+、Ca^{2+} 交换趋于活跃，使细胞质内 Ca^{2+} 增多，肌浆网内 Ca^{2+} 储量亦增多，心肌兴奋时，有较多的 Ca^{2+} 释放。心肌细胞内 Ca^{2+} 浓度增高，激动心肌收缩蛋白，从而增加心肌收缩力。

2. 负性频率作用

由于其正性肌力作用，血流动力学状态改善，消除交感神经张力反射性增高，增强迷走神经张力，因而减慢心率，延缓房室传导。

3. 心脏电生理作用

降低窦房结自律性；提高浦氏纤维自律性；减慢房室结传导速度，延长其有效不应期，导致房室结隐匿性传导增加，可减慢心房纤颤或心房扑动的心室率；由于本药缩短心房有效不应期，当用于房性心动过速和房扑时，可能导致心房率的加速和心房扑动转为心房纤颤；缩短浦氏纤维有效不应期。

4. 心外作用

中毒量的强心苷可致中枢神经兴奋，出现头痛、头晕、疲倦和嗜睡，有时可出现神经痛，面部下 1/3 区痛，表现类似三叉神经痛。因兴奋延脑极后区催吐化学感受区而致呕吐，严重者甚至引发行为异常和精神症状，尤其易发生于动脉硬化症的老人，如定向困难、失语、幻觉和谵妄等。由于强心苷影响视神经功能，甚至引发球后视神经炎而发生视神经障碍，如视力模糊、复视及色视（黄视或绿视症）。中毒量强心苷对中枢交感神经的兴奋致使交感神经张力过高，是强心苷诱发心律失常的神经性因素。强心苷对人的动脉和静脉有直接收缩作用。

5. 中毒浓度强心苷的电生理影响

强心苷明显抑制心肌细胞膜 Na^+–K^+–ATP 酶，使 Na^+ 浓度急骤增高，K^+ 浓度明显降低，致使心肌细胞膜最大舒张电位降低，自律性增高，心肌、浦氏纤维兴奋下降，房室结、浦氏纤维以及心肌传导速度延缓，呈现不同程度的房室传导阻滞。中毒量强心苷还可使心肌细胞内 Ca^{2+} 浓度过高，Ca^{2+} 呈超负荷状态，使细胞内 Ca^{2+} 贮库振荡性地释出和再摄取 Ca^{2+}，同时细胞膜对 Na^+ 通透性增高，激发短暂的内向电流，心肌细胞膜出现滞后去极化，引起心肌触发活动，这是中毒量强心苷诱发心律失常的机制之一。

（三）适应证

本品适用于急性充血性心力衰竭，特别适用于洋地黄无效的患者，亦可用于心率正常或心率缓慢的心房颤动的急性心力衰竭患者。

（四）用法用量

静脉注射。

1. 成人

首剂 0.125 ~ 0.25mg，加入 10% 葡萄糖注射液 20 ~ 40mL 内缓慢注入（时间不少于 5 分钟），2 小时后按需要重复再给一次 0.125 ~ 0.25mg，总量每天 0.25 ~ 0.5mg。极量：静脉注射一次 0.5mg，一日 1mg。病情好转后，可改用洋地黄口服制剂。成人致死量为 10mg。

2. 小儿

按体重 0.007 ~ 0.01mg/kg 或按体表面积 0.3mg/m^2，首剂给予一半剂量，其余分成几个相等部分，间隔 0.5 ~ 2 小时给予。

（五）不良反应

参见地高辛。

（六）禁忌

（1）急性心肌炎、感染性心内膜炎、晚期心肌硬化等患者禁用。

（2）其余同地高辛。

（七）注意事项

本品毒性剧烈，过量时可引起严重心律失常。

（1）近 1 周内用过洋地黄制剂者，不宜应用，以免发生中毒危险。

（2）已用全效量洋地黄者禁用，停药 7 天后慎用。

（3）不宜与碱性溶液配伍。

（4）本品慎用于：①低钾血症。②不完全性房室传导阻滞。③高钙血症。④甲状腺功能低下。⑤缺血性心脏病。⑥急性心肌梗死早期。⑦活动心肌炎。⑧肾功能损害。⑨房性或室性期前收缩者。

（5）皮下注射或肌内注射可以引起局部炎症反应，一般仅用于静脉注射。

（6）强心苷中毒，一般会有恶心、呕吐、厌食、头痛、眩晕等，首先应鉴别是由于心功能不全加重，还是强心苷过量所致，因前者需调整剂量，后者则宜停药。

（7）用药期间忌用钙剂。

（8）用药期间应注意随访检查：①血压、心率及心律。②心电图。③心功能监测。④电解质尤其钾、钙、镁。⑤肾功能。⑥疑有本品中毒时，应做血药浓度测定。

（八）药物相互作用

（1）与两性霉素 B、皮质激素或失钾利尿剂如布美他尼、依他尼酸等同用时，可引起低血钾而致洋地黄中毒。

（2）与抗心律失常药、钙盐注射剂、可卡因、泮库溴胺、萝芙木碱、琥珀胆碱及拟肾上腺素类药同用时，可因作用相加而导致心律失常。

（3）血钾正常的严重或完全性房室传导阻滞的洋地黄化患者不应同时应用钾盐，噻嗪类利尿剂与本品同用时，常须给予钾盐，以防止低钾血症

（4）β 受体阻滞剂与本品同用，有导致房室传导阻滞发生严重心动过缓的可能。但并不排除洋地黄不能控制心室率的室上性快速心律失常时应用 β 受体阻滞剂。

（5）与奎尼丁同用，可使本品血药浓度提高约 1 倍，提高程度与奎尼丁用量相关，甚至可达到中毒浓度。

（6）与维拉帕米、地尔硫䓬、胺碘酮合用，由于降低肾及全身对强心苷的清除率而提高其血药浓度，可引起严重心动过缓。

（7）螺内酯可延长本品半衰期，需调整剂量，或给药间期监测本品的血药浓度。

（8）血管紧张素转化酶抑制剂及其受体拮抗剂可使本品血药浓度增高。

（9）依酚氯胺与本品合用可致明显心动过缓。

（10）吲哚美辛可减少本品的肾清除，使本品半衰期延长，有中毒危险，需监测血药浓度及心电图。

（11）与肝素同用，由于本品可能部分抵消肝素的抗凝作用，需调整肝素用量。

（12）应用本品时静脉注射硫酸镁应极其谨慎，尤其是静注钙盐时，可发生心脏传导阻滞。

（九）规格

注射剂：1mL：0.25mg；2mL：0.5mg。

四、氨力农

（一）其他名称

氨双吡酮、氨吡酮、氨利酮、Inocor、Wincoram。

（二）药理作用

本品为磷酸二酯酶抑制剂，其作用机制尚未完全阐明，试验证明本品具有正性肌力作用和血管扩张作用。正性肌力作用主要是通过抑制磷酸二酯酶，使心肌细胞内环磷酸腺苷（cAMP）浓度增高，细胞内钙增加，心肌收缩力加强，心排血量增加，与肾上腺素 β_1 受体或心肌细胞 Na^+–K^+–ATP 酶无关。其血管扩张作用可能是直接作用于小动脉，或心功能改善后交感神经的兴奋减轻而降低心脏前、后负荷，降低左心室充盈压，改善左室功能，增加心脏指数，但对平均动脉压和心率无明显影响。

（三）适应证

适用于对洋地黄、利尿剂、血管扩张剂治疗无效或效果欠佳的各种原因引起的急慢性顽固性充血性心力衰竭。

（四）用法用量

粉针剂每支加注射用氨力农溶剂 1 支温热，振摇，完全溶解后，再用适量的生理盐水稀释后使用负荷量 0.5 ~ 1.0mg/kg，5 ~ 10 分钟缓慢静脉注射，继续以 5 ~ 10μg /（kg · min）静脉滴注，单次剂量最大不超过 2.5mg/kg，每日最大量小于 10mg/kg，疗程不超过 2 周。

（五）不良反应

可有胃肠反应、血小板减少（用药后 2 ~ 4 周）、室性心律失常、低血压及肝肾功能损害。偶可致过敏反应，出现发热、皮疹，偶有胸痛、呕血、肌痛、精神症状、静脉炎及注射局部有刺激。长期口服不良反应大，甚至导致死亡率增加。口服制剂已不再应用。

（六）禁忌

严重低血压者禁用。

（七）注意事项

（1）氨力农在溶媒中成盐速度较慢，需 40 ~ 60℃温热、振摇，溶解完全后方可稀释使用。静脉注射用生理盐水稀释成 1 ~ 3mg/mL 溶液。

（2）用药期间应监测心率、心律、血压，必要时调整剂量。

（3）不宜用于严重瓣膜狭窄病变及肥厚梗阻性心肌病患者。

（4）合用强利尿剂时，可使左室充盈压过度下降，并需注意水、电解质平衡。

（5）对房扑、房颤患者，因可增加房室传导作用导致心室率增快，宜先用洋地黄制剂控制心室率。

（6）肝肾功能损害者慎用。

（7）尚无用于心肌梗死、孕妇、哺乳妇女及儿童的经验，使用时应慎重。FDA 对本药的妊娠安全性分级为 C 级。

（8）本品必须先用注射氨力农溶剂溶解，再以生理盐水稀释后使用，不能用含右旋糖酐或葡萄糖的溶液稀释。

（9）与呋塞米混用立即产生沉淀。

（八）药物相互作用

（1）与丙吡胺同用可导致血压过低。

（2）与常用强心、利尿、扩血管药合用，尚未见不良相互作用。

（3）与硝酸酯类合用有相加效应。

（4）应用期间不增加洋地黄的毒性，不增加心肌耗氧量，未见对缺血性心脏病增加心肌缺血的征象，故不必停用洋地黄、利尿剂及血管扩张剂。

（九）规格

注射剂：2mL：50mg；2mL：100mg。粉针剂：50mg。

五、米力农

（一）其他名称

甲氰吡酮、米利酮、Corotrope、Primacor。

（二）药理作用

本品是磷酸二酯酶抑制剂，为氨力农的同类药物，作用机制与氨力农相同。口服和静注均有效，兼有正性肌力作用和血管扩张作用。其作用较氨力农强 10 ~ 30 倍。耐受性较好。本品正性肌力作用主要是通过抑制磷酸二酯酶，使心肌细胞内环磷酸腺苷（cAMP）浓度增高，细胞内钙增加，心肌收缩力加强，心排血量增加，而与肾上腺素 β_1 受体或心肌细胞 Na^+-K^+-ATP 酶无关。其血管扩张作用可能是直接作用于小动脉所致，可降低心脏前、后负荷，降低左心室充盈压，改善左室功能，增加心脏指数，但对平均动脉压和心率无明显影响。米力农的心血管效应与剂量有关，小剂量时主要表现为正性肌力作用，当剂量加大，逐渐达到稳态的最大正性肌力效应时，其扩张血管作用也可随剂量的增加而逐渐加强。本品对伴有传导阻滞的患者较安全。

（三）适应证

适用于对洋地黄、利尿剂、血管扩张剂治疗无效或效果欠佳的各种原因引起的急慢性顽固性充血性心力衰竭。

（四）用法用量

静脉注射，负荷量 25 ~ 75μg/kg，5 ~ 10 分钟缓慢静注，以后每分钟 0.25 ~ 1.0μg/kg 静滴维持。每日最大剂量不超过 1.13mg/kg。

（五）不良反应

较氨力农少见。少数有头痛、室性心律失常、无力、血小板计数减少等。过量时可有低血压、心动过速。长期口服因不良反应大，可导致远期死亡率升高，已不再应用。

（六）禁忌

尚未明确。

（七）注意事项

（1）用药期间应监测心率、心律、血压，必要时调整剂量。

（2）不宜用于严重瓣膜狭窄病变及梗阻性肥厚型心肌病患者。急性缺血性心脏病患者慎用。

（3）合用强利尿剂时，可使左室充盈压过度下降，且易引起水、电解质失衡。

（4）对房扑、房颤患者，因可增加房室传导作用导致心室率增快，宜先用洋地黄制剂控制心室率。

（5）肝肾功能损害者慎用。

（6）尚无用于心肌梗死、孕妇及哺乳妇女、儿童资料，应慎重。FDA 对本药的妊娠安全性分级为 C 级。

（八）药物相互作用

（1）与丙吡胺同用可导致血压过低。

（2）与常用强心、利尿、扩血管药合用，尚未见不良相互作用。

（3）与硝酸酯类合用有相加效应。

（4）本品有加强洋地黄的正性肌力作用，故应用期间不必停用洋地黄。

（5）呋塞米混合立即产生沉淀。

（九）规格

注射剂：5mL：5mg。

第三节　抗心律失常药

一、奎尼丁

（一）药理作用

本品Ⅰa类抗心律失常药，对细胞膜有直接作用，主要抑制钠离子的跨膜运动，影响动作电位0相。抑制心肌的自律性，特别是异位兴奋点的自律性，降低传导速度，延长有效不应期，减低兴奋性，对心房不应期的延长较心室明显，缩短房室交界区的不应期，提高心房、心室肌的颤动阈。其次抑制钙离子内流，降低心肌收缩力。通过抗胆碱能作用间接对心脏产生影响。大剂量可阻断B受体，产生扩血管作用及低血压。奎尼丁的有效血药浓度是3～6mg/L，8mg/L以上可发生严重不良反应。肌内注射及静注已不再使用。

（二）适应证

主要适用于心房颤动或心房扑动经电转复后的维持治疗。

（三）用法用量

成人应先试服0.2g，观察有无过敏及特异质反应。成人常用量：一次0.2～0.3g，每日3～4次。用于转复心房颤动或心房扑动，第一日0.2g，每2小时1次，连续5次，如无不良反应，第二日增至每次0.3g，第三日每次0.4g，每2小时1次，连续5次。每日总量不宜超过2.4g。恢复窦性心律后改为维持量，一次0.2～0.3g，每日3～4次。成人处方极量：每日3g（一般每日不宜超过2.4g），应分次给予。

（四）不良反应

本品治疗指数低，约1/3的患者发生不良反应。

1. 心血管系统

本品有促心律失常作用，产生心脏停搏及传导阻滞，较多见于原有心脏病患者，也可发生室性期前收缩、室性心动过速及室颤。心电图可出现PR间期延长、QRS波增宽，一般与剂量有关。可使心电图QT间期明显延长，诱发室性心动过速（扭转性室性心动过速）或室颤，可反复自发自停，发作时伴晕厥现象，此作用与剂量无关，可发生于血药浓度尚在治疗范围内或以下时。本品可使血管扩张产生低血压，个别可发生脉管炎。

2. 消化系统

很常见。包括恶心、呕吐、痛性痉挛、腹泻、食欲下降、小叶性肝炎及食管炎。

3. 金鸡纳反应

可产生耳鸣、胃肠道障碍、心悸、惊厥、头痛及面红。视力障碍如视物模糊、畏光、复视、色觉障碍、瞳孔散大、暗点及夜盲。其他如听力障碍、发热、局部水肿、眩晕、震颤、兴奋、昏迷、忧虑甚至死亡。一般与剂量有关。

4. 特异质反应

头晕、恶心、呕吐、冷汗、休克、青紫、呼吸抑制或停止。与剂量无关。

5. 过敏反应

各种皮疹，尤以荨麻疹、瘙痒多见，尚可见发热、哮喘、肝炎及虚脱。与剂量无关。

6. 肌肉

使重症肌无力加重，使碱性磷酸酶增高。

7. 血液系统

血小板减少、急性溶血性贫血、粒细胞减少、白细胞核左移、中性粒细胞减少。

（五）禁忌

（1）对该药过敏者或曾应用该药引起血小板减少性紫癜者禁用。

（2）心源性休克、严重肝或肾功能损害、洋地黄中毒者禁用。

（3）没有起搏器保护的Ⅱ度或Ⅲ度房室传导阻滞者禁用。

（六）注意事项

（1）对于可能发生完全性房室传导阻滞（如地高辛中毒、Ⅱ度房室传导阻滞、严重室内传导障碍等）而无起搏器保护的患者，要慎用。

（2）饭后 2 小时或饭前 1 小时服药并多次饮水可加快吸收，血药浓度峰值的出现提早、升高。与食物或牛奶同服可减少对胃肠道的刺激，不影响生物利用度。

（3）当每日口服量超过 1.5g 时，或给有不良反应的高危患者用药，应住院，监测心电图及血药浓度。每天超过 2g 时应特别注意心脏毒性。

（4）转复心房扑动或心房颤动时，为了防止房室间隐匿性传导减轻而导致 1 ∶ 1 下传，应先用洋地黄制剂或 β 受体阻滞剂，以免室率过快。

（5）长期用药需监测肝肾功能，若出现严重电解质紊乱或肝肾功能异常时需立即停药。

（6）加强心电图检测，QRS 间期超过药前 20% 应停药。

（7）FDA 对本药的妊娠安全性分级为 C 级。

（七）药物相互作用

（1）与其他抗心律失常药合用时可致作用相加，维拉帕米、胺碘酮可使本品血药浓度上升。

（2）与口服抗凝药合用可使凝血因子进一步减少，也可减少本品与蛋白的结合，故需注意调整合用时及停药后的剂量。

（3）苯巴比妥及苯妥英钠可以增加本品的肝内代谢，使血浆半衰期缩短，应酌情调整剂量。

（4）本品可使地高辛血清浓度增高以致达中毒水平，也可使洋地黄毒苷血清浓度升高，故应监测血药浓度及调整剂量。在洋地黄过量时本品可加重心律失常。

（5）与抗胆碱药合用，可增加抗胆碱能效应。

（6）可减弱拟胆碱药的效应，应按需调整剂量。

（7）本品可使神经肌肉阻滞药尤其是筒箭毒碱、琥珀胆碱及泮库溴铵的呼吸抑制作用增强及延长。

（8）尿液的碱化药如乙酰唑胺、大量柠檬汁、抗酸药或碳酸氢盐等，可增加肾小管对本品的重吸收，以至常用量就出现毒性反应。

（9）与降压药、扩血管药及 β 受体阻滞剂合用，本品可加剧降压及扩血管作用；与 β 受体阻滞剂合用时还可加重对窦房结及房室结的抑制作用。

（10）利福平可增加本品的代谢，使血药浓度降低。

（11）异丙肾上腺素可能加重本品过量所致的心律失常，但对 QT 间期延长致的扭转性室速有利。

（八）规格

片剂：0.2g。

二、丙吡胺

（一）其他名称

双异丙吡胺、吡二丙胺、异搏停、达舒平、诺佩斯、Norpace。

（二）药理作用

本品属Ⅰa类抗心律失常药。其电生理及血流动力学类似奎尼丁，具有抑制钠离子快内流作用，延长动作电位及有效不应期，减低心房和附加束的传导速度，降低心肌传导纤维的自律性，抑制心房及心室肌的兴奋性，减低心肌收缩力。此外有较明显的抗胆碱作用，故可能使窦房结频率及房室交界区传导速度加快，但原有病态窦房结综合征或房室传导障碍者病情仍可加重。

（三）适应证

本品曾用于治疗各种心律失常，但由于其促心律失常作用，现仅推荐用于其他药物无效的危及生命的室性心律失常。

（四）用法用量

1. 普通片

口服，成人常用量，首次0.2g，以后每次0.1 ~ 0.15g，每6小时1次。应根据需要及耐受程度调整用量，每日最大剂量不超过0.8g。

2. 缓释片

一次0.2g，一日2次。

3. 注射液

静脉注射，按体重1 ~ 2mg/kg，最大量不宜超过0.15g。可以氯化钠注射液、5%葡萄糖注射液或乳酸钠注射液稀释，静注5分钟，必要时给药后20分钟重复一次，最大总量不应超过0.3g，再加上口服药量，每日最大量不应超过0.8g。

（五）不良反应

1. 心血管系统

①过量可致呼吸暂停，神志丧失，心脏停搏，传导阻滞及室性心律失常，心电图出现PR间期延长、QRS波增宽及QT延长，扭转性室速及室颤。②负性肌力作用是本品最重要的不良反应，可使50%患者心力衰竭复发或加重，无心力衰竭史者发生心力衰竭的机会少于5%，可致低血压，甚至休克。③已有报道静注可产生明显的冠状动脉收缩。

2. 抗胆碱作用

是本品最常见的不良反应，有口干、尿潴留、尿频、尿急、便秘、视力模糊、青光眼加重等。

3. 胃肠道

恶心、呕吐、厌食、腹泻。

4. 肝脏

肝脏胆汁淤积或肝功能不正常。

5. 血液系统

粒细胞减少。

6. 神经系统

失眠、精神抑郁或失常。

7. 其他

低血糖、阳痿、水潴留、静注时血压升高、过敏性皮疹、光敏性皮炎、潮红及紫癜也偶有发生。

（六）禁忌

（1）Ⅱ度或Ⅲ度房室传导阻滞及双束支传导阻滞者禁用（除非已有起搏器）。

（2）病态窦房结综合征患者禁用。

（3）心源性休克患者禁用。

（4）青光眼患者禁用。

（5）尿潴留患者禁用。

（6）重症肌无力患者禁用。

（七）注意事项

（1）首次服0.3g后0.5 ~ 3小时可达治疗作用，但不良反应也相应增加。

（2）心肌病或可能产生心功能不全者不宜用负荷量，并应严密监测血压及心功能情况。

（3）剂量应根据疗效及耐受性个体化给药，并逐渐增量。肝、肾功能不全者及体重轻者应适当减量。

（4）服用硫酸奎尼丁或盐酸普鲁卡因胺者如需换用本品，应先停服硫酸奎尼丁6 ~ 12小时或盐酸普鲁卡因胺3 ~ 6小时。

（5）血液透析可清除本品，故透析后可能需加一次药。

（6）肾功能受损者应依据肾功能适当减量。

（7）对诊断的干扰：①血糖减低（原因不明）。②心电图 QRS 波增宽，PR 及 QT 间期延长。

（8）下列情况应慎用：①对本品过敏者；②Ⅰ度房室或室内传导阻滞。③肾衰竭。④未经治疗控制的充血性心力衰竭或有心力衰竭史者。⑤广泛心肌损害，如心肌病等。⑥低血压。⑦肝功能受损者。⑧低钾血症。

（9）用药期间应注意随访检查：①血压。②心电图：QRS 增宽超过 25% 时应停药。③心功能监测。④肝、肾功能。⑤眼压。⑥血清钾（治疗前及治疗中定期测定）。

（10）治疗房颤或房扑时，宜先行洋地黄化，以免心室率增快。

（11）避免与负性肌力作用药物 β 受体阻滞剂、钙离子通道阻滞剂或抑制窦房结功能药物并用。

（12）FDA 对本药的妊娠安全性分级为 C 级。

（八）药物相互作用

（1）与其他抗心律失常药合用时，可进一步延长传导时间，抑制心功能。

（2）中至大量乙醇与之合用由于协同作用，低血糖及低血压发生机会增多。

（3）与华法林合用时，抗凝作用可更明显。

（4）与药酶诱导剂如苯巴比妥、苯妥英钠及利福平同用，可诱导本品的代谢。在某些患者中本品可诱导自身的代谢。

（九）规格

普通片：0.1g。缓释片：0.1g。注射液：2mL：50mg；2mL：100mg。

三、阿普林定

（一）其他名称

安博律定、茚满丙二胺、茚丙胺、Amidonal。

（二）药理作用

本品属Ⅰb 类抗心律失常药物，其局部麻醉作用约为利多卡因的 24 倍。主要抑制细胞膜对 Na^+ 的通透性，但不促进 K^+ 外流，能减慢心脏传导系统各部分的传导，降低膜反应性，提高兴奋阈值，延长心房、房室结、希氏－浦顷野系统和心室的有效不应期，阻滞旁路的前向和逆向传导。

（三）适应证

用于频发的室性和房性期前收缩，阵发性室性、房性心动过速，预激综合征并发室上性心动过速等。

（四）用法用量

1. 口服

首次一般为 100mg，其后 6 ~ 8 小时 50 ~ 100mg，当日不超过 300mg，2 ~ 3 日内每日各 100 ~ 150mg，分 2 ~ 3 次服，此后逐渐减至维持量，维持量为每日 50 ~ 100mg。

2. 静脉滴注

首次 100 ~ 200mg，用 5% ~ 10% 葡萄糖注射液 100 ~ 200mL 稀释，滴速 2 ~ 5mL/min，30 分钟滴完，每日不超过 300mg。

3. 静脉推注

每次 25 ~ 50mg。

儿童及老弱者用量酌减。

（五）不良反应

个别患者可有眩晕、共济失调、感觉异常、幻视、复视、记忆障碍、手颤。严重的可发生癫痫样抽搐，亦可见恶心、呕吐、腹泻。偶见 ALT 升高、胆汁淤积性黄疸和粒细胞缺乏症等特异质反应。

（六）禁忌

（1）中、重度房室传导阻滞及重度室内传导阻滞患者禁用。

（2）有癫痫样发作史患者禁用。

（3）黄疸或血常规异常患者禁用。

（4）严重心功能不全患者禁用。

（5）对本品过敏者禁用。

（七）注意事项

（1）本品必须在医生的指导下使用。对于有器质性心脏病的患者，特别是有心肌缺血和心功能不全者应慎用。

（2）个别患者如有眩晕、感觉异常、恶心、手颤等不良反应，减量或停药即可消失。

（3）肝肾功能不全、老年患者、帕金森病、有精神病史者慎用。

（4）给药过程中定期进行血常规检查（白细胞）、肝肾功能检查，心电图出现异常应停药。

（5）服药期间应同时口服地西泮与维生素 B_6，以防止癫痫样抽搐发作。如有癫痫样抽搐发作，立即肌内注射地西泮，同时减量服用。

（八）药物相互作用

同时应用普鲁卡因或利多卡因作浸润麻醉时，应停药或减量治疗 2 ~ 3 天，不得与其他抗心律失常药并用。

（九）规格

片剂：25mg；50mg。注射液：10mL：100mg。

四、美西律

（一）其他名称

慢心律、脉律定、脉舒律、Mexitil。

（二）药理作用

本品属Ⅰb类抗心律失常药，可以抑制心肌细胞钠内流，降低动作电位 0 相除极速度，缩短浦氏纤维的有效不应期。在心脏传导系统正常的患者中，本品对心脏冲动的产生和传导作用不大，临床试验中未发现本品引起Ⅱ度或Ⅲ度房室传导阻滞。本品不延长心室除极和复极时程，因此可用于 QT 间期延长的室性心律失常。该药具有抗心律失常、抗惊厥及局部麻醉作用。对心肌的抑制作用较小。美西律的有效血药浓度为 0.5 ~ 2μg/mL，中毒血药浓度与有效血药浓度相近，少数患者在有效血药浓度时即可出现严重不良反应。

（三）适应证

主要用于慢性室性心律失常，如室性期前收缩、室性心动过速。

（四）用法用量

1. 口服

首次 200 ~ 300mg，必要时 2 小时后再服 100 ~ 200mg。一般维持量每日 400 ~ 800mg，分 2 ~ 3 次服。成人极量为每日 1 200mg，分次口服。

2. 注射

静脉注射，开始量 100mg，加入 5% 葡萄糖注射液 20mL 中，缓慢静注 3 ~ 5 分钟。如无效，可在 5 ~ 10 分钟后再给 50 ~ 100mg。然后以 1.5 ~ 2mg/min 的速度静滴 3 ~ 4 小时后滴速减至 0.75 ~ 1mg/min。并维持 24 ~ 48 小时。

（五）不良反应

20% ~ 30% 患者口服发生不良反应。

1. 消化系统反应

最常见。包括恶心、呕吐等，有肝功能异常的报道，包括 GOT 增高。

2. 神经系统反应

为第二位常见不良反应。包括头晕、震颤（最先出现手细颤）、共济失调、眼球震颤、嗜睡、昏迷及惊厥、复视、视物模糊、精神失常、失眠。

3. 心血管系统反应

窦性心动过缓及窦性停搏一般较少发生。偶见胸痛、室性心动过速、低血压及心力衰竭加剧。治疗包括停药、用阿托品、升压药、起搏器等。

4. 过敏反应

皮疹。

5. 其他

极个别有白细胞及血小板减少。

（六）禁忌

心源性休克、Ⅱ或Ⅲ度房室传导阻滞、病窦综合征者禁用。

（七）注意事项

（1）本品在危及生命的心律失常患者中有使心律失常恶化的可能。在程序刺激试验中，此种情况见于10%的患者，但不比其他抗心律失常药高。

（2）本品可用于已安装起搏器的Ⅱ度和Ⅲ度房室传导阻滞患者，有临床试验表明在Ⅰ度房室传导阻滞的患者中应用较安全，但要慎用。

（3）本品可引起严重心律失常，多发生于恶性心律失常患者。

（4）在低血压和严重充血性心力衰竭患者中慎用。

（5）肝功能异常者慎用。

（6）室内传导阻滞或严重窦性心动过缓者慎用。

（7）用药期间注意随访检查血压、心电图、血药浓度。

（8）FDA对本药的妊娠安全性分级为C级。

（八）药物相互作用

（1）本品与常用的抗心绞痛、抗高血压和抗纤溶药物合用未见相互影响。

（2）本品与奎尼丁、普萘洛尔或胺碘酮合用治疗效果更好，可用于单用一种药物无效的顽固室性心律失常，但不宜与Ⅰb类药物合用。

（3）如果苯妥英钠或其他肝酶诱导剂如利福平和苯巴比妥等与美西律合用，可以降低本品的血药浓度。

（4）苯二氮䓬类药物不影响本品的血药浓度。

（5）本品与地高辛、利尿剂、普萘洛尔合用不影响心电图PR、QRS和QT间期。

（6）在急性心肌梗死早期，吗啡使本品吸收延迟并减少，可能与胃排空延迟有关。

（7）制酸药可减低口服本品时的血药浓度，但也可因尿pH值增高，血药浓度升高。

（九）规格

片剂：50mg；100mg；250mg。胶囊剂：50mg；100mg；400mg。注射剂：2mL：100mg。

五、莫雷西嗪

（一）其他名称

吗拉西嗪、乙吗噻嗪、安脉静、Aetmozine、Ethmozine。

（二）药理作用

本品属Ⅰ类抗心律失常药，具体分类尚有不同意见。它可抑制 Na^+ 快内流，具有膜稳定作用，缩短2相和3相复极及动作电位时间，缩短有效不应期。对窦房结自律性影响很小，但可延长房室及希－浦系统的传导。本品血流动力学作用轻微，在严重器质性心脏病患者可使心力衰竭加重。

（三）适应证

适用于室性心律失常，包括室性期前收缩及室性心动过速。对冠心病、心绞痛、高血压等患者的心律失常具有显著疗效。

（四）用法用量

1. 口服

剂量应个体化，在应用本品前，应停用其他抗心律失常药物1～2个半衰期。成人常用量150～300mg，每8小时1次，极量为每日900mg。

2. 注射

肌内注射或静脉注射。以2.5%溶液2mL，加于1～2mL0.5%普鲁卡因中肌内注射，或加于10mL 0.9%氯化钠注射液或5%葡萄糖注射液中于2～5mL分钟内缓慢静脉注射，每日2次。对阵发性心动过速，可缓慢静脉注射2.5%溶液4mL。

（五）不良反应

有头晕、恶心、头痛、乏力、嗜睡、腹痛、消化不良、呕吐、出汗、感觉异常、口干、复视等。致心律失常作用的发生率约3.7%。

（六）禁忌

（1）Ⅱ或Ⅲ度房室传导阻滞及双束支传导阻滞且无起搏器者应禁用。

（2）心源性休克与过敏者禁用。

（七）注意事项

（1）试验证实，本品在心肌梗死后无症状的非致命性室性心律失常患者中可增加两周内的死亡率，长期应用也未见到对改善生存有益，故应慎用于此类患者。

（2）注意促心律失常作用与原有心律失常加重的鉴别，用药早期最好能进行监测。

（3）下列情况应慎用：①Ⅰ度房室传导阻滞和室内传导阻滞。②肝或肾功能不全。③严重心衰。

（4）用药期间应注意随访检查血压、心电图及肝功能。

（八）药物相互作用

（1）西咪替丁可使本品血药浓度增加1.4倍，同时应用时本品应减少剂量。

（2）本品可使茶碱类药物清除增加，半衰期缩短。

（3）本品与华法林共用时可改变后者对凝血因子时间的作用。在华法林抗凝的患者开始用本品或停用本品时应进行监测。

（九）规格

片剂：50mg。注射液：2mL：50mg。

六、普罗帕酮

（一）其他名称

丙胺苯丙酮、心律平、利他月疗、Fenopraine、Rytmonorm。

（二）药理作用

（1）本品属于Ⅰc类抗心律失常药。离体动物心肌的实验结果表明，0.5～1μg/min时可降低收缩期的去极化作用，因而延长传导时间，动作电位的持续时间及有效不应期也稍有延长，并可提高心肌细胞阈电位，明显减少心肌的自发兴奋性。它既作用于心房、心室（主要影响浦氏纤维，对心肌的影响较小），也作用于兴奋的形成及传导。临床资料表明，治疗剂量（口服300mg及静注30mg）时可降低心肌的应激性，作用持久，PQ间期及QRS时间均增加，延长心房及房室结的有效不应期，它对各种类型的实验性心律失常均有对抗作用。

抗心律失常作用与其膜稳定作用及竞争性β受体阻断作用有关。它有微弱的钙离子通道阻滞作用（比维拉帕米弱100倍），尚有轻度的抑制心肌作用，增加末期舒张压，减少搏出量，其作用均与用药的剂量成正比。它还有轻度的降压和减慢心率作用。

（2）离体实验表明普罗帕酮能松弛冠状动脉及支气管平滑肌。

（3）它具有与普鲁卡因相似的局部麻醉作用。

（三）适应证

用于阵发性室性心动过速及室上性心动过速（包括伴预激综合征者）。

（四）用法用量

1. 口服

一次 100 ~ 200mg，一日 3 ~ 4 次。由于其局部麻醉作用. 宜在饭后与饮料或食物同时吞服，不得嚼碎。

2. 静脉注射

成人常用量，1 ~ 1.5mg/kg，或以 70mg 加 5% 葡萄糖注射液稀释，于 10 分钟内缓慢注射，必要时 10 ~ 20 分钟重复一次，总量不超过 210mg。静注起效后改为静滴，滴速 0.5 ~ 1mg/min，或口服维持。

（五）不良反应

不良反应较少，主要者为口干、舌唇麻木，可能是由于其局部麻醉作用所致。此外，早期的不良反应还有头痛、头晕、闪耀，其后可出现胃肠道障碍，如恶心、呕吐、便秘等。也可出现房室传导阻断症状。有 2 例在连续服用两周后出现胆汁淤积性肝损伤的报道，停药后 2 ~ 4 周各酶的活性均恢复正常。据认为这一病理变化属于过敏反应及个体因素性。

（六）禁忌

无起搏器保护的窦房结功能障碍、严重房室传导阻滞、双束支传导阻滞患者，严重充血性心力衰竭、心源性休克、严重低血压及对该药过敏者禁用。

（七）注意事项

（1）心肌严重损害者慎用。

（2）严重的心动过缓、肝肾功能不全、明显低血压患者慎用。

（3）如出现窦房性或房室性传导高度阻滞时，可静注乳酸钠、阿托品、异丙肾上腺素或间羟肾上腺素等解救。

（4）FDA 对本药的妊娠安全性分级为 C 级。

（八）药物相互作用

（1）与奎尼丁合用可以减慢代谢过程。

（2）与局部麻醉药合用可增加中枢神经系统不良反应的发生。

（3）本品可以增加血清地高辛浓度，并呈剂量依赖型。

（4）与普萘洛尔、美托洛尔合用可以显著增加其血浆浓度和清除半衰期，而对普罗帕酮没有影响。

（5）与华法林合用时可增加华法林血药浓度和凝血因子时间。

（6）与西咪替丁合用可使普罗帕酮血药稳态水平提高，但对其电生理参数没有影响。

（九）规格

片剂：50mg；100mg；150mg。注射液：5mL：17.5mg；10mL：35mg。

七、胺碘酮

（一）其他名称

乙胺碘呋酮、安律酮、可达龙、Atlansil、Cordarone。

（二）药理作用

本品属Ⅲ类抗心律失常药。主要电生理效应是延长各部心肌组织的动作电位及有效不应期，有利于消除折返激动。同时具有轻度非竞争性的肾上腺素 α 及 β 受体阻滞和轻度Ⅰ及Ⅳ类抗心律失常药性质。减低窦房结自律性。对静息膜电位及动作电位高度无影响。对房室旁路前向传导的抑制大于逆向。由于复极过度延长，口服后心电图有 QT 间期延长及 T 波改变，可以减慢心率 15% ~ 20%，使 PR 和 QT 间期延长 10% 左右。对冠状动脉及周围血管有直接扩张作用。可影响甲状腺素代谢。本品特点为半衰期长，故服药次数少，治疗指数大，抗心律失常谱广。

（三）适应证

口服适用于危及生命的阵发性室性心动过速及室颤的预防，也可用于其他药物无效的阵发性室上性心动过速、阵发性心房扑动、心房颤动，包括合并预激综合征者及持续心房颤动、心房扑动电转复后的维持治疗。可用于持续房颤、房扑时室率的控制。除有明确指征外，一般不宜用于治疗房性、室性期前收缩。

注射适用于利多卡因无效的室性心动过速和急诊控制房颤、房扑的心室率。

（四）用法用量

1. 口服

治疗室上性心律失常，每日 0.4 ~ 0.6g，分 2 ~ 3 次服，1 ~ 2 周后根据需要改为每日 0.2 ~ 0.4g 维持，部分患者可减至 0.2g，每周 5 天或更小剂量维持。治疗严重室性心律失常，每日 0.6 ~ 1.29，分 3 次服，1 ~ 2 周后根据需要逐渐改为每日 0.2 ~ 0.4g 维持。

2. 静脉滴注

负荷量按体重 3mg/kg，然后以 1 ~ 1.5 mg/min 维持，6 小时后减至 0.5 ~ 1mg/min，一日总量 1 200mg，以后逐渐减量。静脉滴注胺碘酮最好不超过 3 天。

（五）不良反应

1. 心血管系统

较其他抗心律失常药不良反应要少。①窦性心动过缓、窦性停搏或窦房阻滞，阿托品不能对抗此反应。②房室传导阻滞。③偶有 QT 间期延长伴扭转性室性心动过速，主要见于低血钾和并用其他延长 QT 间期的药物时。以上不良反应主要见于长期大剂量应用和伴有低血钾时。以上情况均应停药，可用升压药、异丙肾上腺素、碳酸氢钠（或乳酸钠）或起搏器治疗；注意纠正电解质紊乱；扭转性室性心动过速发展成室颤时可用直流电转复。由于本品半衰期长，故治疗不良反应需持续 5 ~ 10 天。

2. 甲状腺

①甲状腺功能亢进，可发生在用药期间或停药后，除突眼征以外可出现典型的甲状腺功能亢进征象，也可出现新的心律失常，检测 T_3、T_4 均增高，TSH 下降。发病率约 20%。停药数周至数月可完全消失，少数需用抗甲状腺药、普萘洛尔或肾上腺皮质激素治疗。②甲状腺机能低下，发生率 1% ~ 4%，老年人较多见，可出现典型的甲状腺机能低下征象，检测 TSH 增高，停药后数月可消退，但黏液性水肿可遗留不消，必要时可用甲状腺素治疗。

3. 胃肠道

便秘，少数人有恶心、呕吐、食欲下降，负荷量时明显。

4. 眼部

服药 3 个月以上者在角膜基底层下 1/3 有黄棕色色素沉着，与疗程及剂量有关，儿童发生较少。这种沉着物偶可影响视力，但无永久性损害。少数人可有光晕，极少因眼部不良反应停药。

5. 神经系统

不多见，与剂量及疗程有关，可出现震颤、共济失调、近端肌无力、锥体外体征，服药 1 年以上者可有周围神经病，减药或停药后可逐渐消退。

6. 皮肤

光敏感与疗程及剂量有关，皮肤石板蓝样色素沉着，停药后经较长时间（1 ~ 2 年）才渐退。其他过敏性皮疹，停药后消退较快。

7. 肝脏

肝炎或脂肪浸润，氨基转移酶增高，与疗程及剂量有关。

8. 肺脏

肺部不良反应多发生在长期大量服药者（一日 0.8 ~ 1.2g）。主要产生过敏性肺炎，肺间质或肺泡纤维性肺炎，肺泡及间质有泡沫样巨噬细胞及 2 型肺细胞增生，并有纤维化，小支气管腔闭塞。

9. 静脉炎

偶可发生低血钙及血清肌酐升高。静脉用药时局部刺激产生静脉炎，宜用氯化钠注射液或注射用水稀释，或采用中心静脉给药。

10. 其他

FDA 对本药的妊娠安全性分级为 D 级。

（六）禁忌

（1）严重窦房结功能异常者禁用。

（2）Ⅱ度或Ⅲ度房室传导阻滞者禁用。

（3）心动过缓引起晕厥者禁用。

（4）对本品过敏者禁用。

（七）注意事项

（1）过敏反应：对碘过敏者对本品可能过敏。

（2）对诊断的干扰：①心电图变化：例如 PR 及 QT 间期延长，服药后多数患者有 T 波减低伴增宽及双向，出现 U 波，此并非停药指征。②极少数有 AST、ALT 及碱性磷酸酶增高。③甲状腺功能变化：本品抑制周围 T_4 转化为 T_3，导致 T_4 及 rT_3 增高和血清 T_3 轻度下降，甲状腺功能检查通常不正常，但临床并无甲状腺功能障碍。甲状腺功能检查不正常可持续至停药后数周或数月。

（3）下列情况应慎用：①窦性心动过缓。② QT 延长综合征。③低血压。④肝功能不全。⑤肺功能不全。⑥严重充血性心力衰竭。

（4）多数不良反应与剂量有关，故需长期服药者尽可能用最小有效维持量，并应定期随诊，用药期间应注意随访检查：①血压。②心电图，口服时应特别注意 QT 间期。③肝功能。④甲状腺功能，包括 T_3、T_4 及促甲状腺激素，每 3 ~ 6 个月 1 次。⑤肺功能、肺部 X 光片，每 6 ~ 12 个月 1 次。⑥眼科检查。

（5）本品口服作用的发生及消除均缓慢，临床应用根据病情而异。对危及生命的心律失常宜用短期较大负荷量，必要时静脉负荷。而对于非致命性心律失常，应用小量缓慢负荷。

（6）本品半衰期长，故停药后换用其他抗心律失常药时应注意相互作用。

（八）药物相互作用

（1）本药可增加华法林的抗凝作用，该作用可自加用本品后 4 ~ 6 天持续至停药后数周或数月。合用时应密切监测凝血因子时间，调整抗凝药的剂量。

（2）增强其他抗心律失常药对心脏的作用。本品可增高血浆中奎尼丁、普鲁卡因胺、氟卡尼及苯妥英的浓度。与Ⅰa 类药合用可加重 QT 间期延长，极少数可致扭转型室速，故应特别小心。从加用本品起，原抗心律失常药应减少 30% ~ 50% 剂量，并逐渐停药，如必须合用则通常推荐剂量减少一半。

（3）与 β 受体阻滞剂或钙离子通道阻滞剂合用可加重窦性心动过缓、窦性停搏及房室传导阻滞。如果发生则本品或前两类药应减量。

（4）增加血清地高辛浓度，亦可能增高其他洋地黄制剂的浓度达中毒水平，当开始用本品时洋地黄类药应停药或减少 50%，如合用应仔细监测其血清中药物浓度。本品有加强洋地黄类药对窦房结及房室结的抑制作用。

（5）与排钾利尿药合用，可增加低血钾所致的心律失常。

（6）增加日光敏感性药物作用。

（7）可抑制甲状腺摄取 ^{131}I 及 ^{99m}Tc。

（九）规格

片剂：0.2g。胶囊剂：0.1g；0.2g。注射液：2mL：150mg。

八、安他唑啉

（一）其他名称

安他心、Antistine。

（二）药理作用

本品具有抗心律失常作用，其作用机制是干扰心肌细胞膜对钠、钾离子的渗透，减慢心肌的传导，同时有轻度的交感神经阻滞作用，从而增加周围血管的阻力及降低心排血量，对血压和心率无影响，作用时间可维持 4 ~ 6 小时。

（三）适应证

临床主用于房性和室性期前收缩、室性心动过速、房颤等心律失常及过敏性疾病。

（四）用法用量

口服。一次 100 ~ 200mg，一日 3–4 次，饭后服用。

（五）不良反应

恶心、呕吐、嗜睡、白细胞减少。长期服用可致免疫性血小板减少性紫癜。

（六）注意事项

器质性心脏病及心输出量不足的患者慎用。

（七）规格

片剂：100mg；200mg。

九、门冬氨酸钾镁

（一）其他名称

脉安定、潘南金、Aspara、Panangin。

（二）药理作用

本品是门冬氨酸钾盐和镁盐的混合物，为电解质补充剂。镁和钾是细胞内的重要阳离子，在多种酶反应和肌肉收缩过程中扮演着重要角色，细胞内外钾离子、钙离子、钠离子、镁离子浓度的比例影响心肌收缩性。门冬氨酸是体内草酰乙酸的前体，在三羧酸循环中起重要作用。同时，门冬氨酸也参加鸟氨酸循环，促进氨和二氧化碳的代谢，使之生成尿素，降低血中氨和二氧化碳的含量。门冬氨酸与细胞有很强的亲和力，可作为钾、镁离子进入细胞的载体，使钾离子重返细胞内，促进细胞除极化和细胞代谢，维持其正常功能；镁离子是生成糖原及高能磷酸酯不可缺少的物质，可增强门冬氨酸钾盐的治疗作用。

（三）适应证

电解质补充药。可用于低钾血症、洋地黄中毒引起的心律失常（主要是室性心律失常）以及心肌炎后遗症、充血性心力衰竭、心肌梗死、病毒性肝炎、肝硬化和肝性脑病的治疗。

（四）用法用量

1. 口服

餐后服用，每次 0.14 ~ 0.28g，每日 3 次，根据具体情况剂量可增加至每次 0.42g，每日 3 次。儿童及老弱者用量酌减。

2. 注射

仅供静脉使用。将 10 ~ 20mL 注射液溶于 5% 葡萄糖注射液 500mL 中缓慢滴注。如有需要可在 4 ~ 6 小时后重复此剂量。

（五）不良反应

（1）口服大剂量可能引致腹泻。

（2）滴注太快时可能引起高钾血症和高镁血症，还可出现恶心、呕吐、血管疼痛、面色潮红、血压下降，偶见血管刺激性疼痛。

（六）禁忌

高钾血症、急性和慢性肾衰竭、Addison 病、Ⅲ度房室传导阻滞、心源性休克（血压低于 90mmHg）患者禁用。

（七）注意事项

（1）肾功能损害、房室传导阻滞患者慎用。

（2）有电解质紊乱的患者应常规性检测血钾、镁离子浓度。

（3）由于胃酸能够影响其疗效，因此本品应餐后服用。

（4）因本品能够抑制四环素、铁盐和氟化钠的吸收，故服用本品与上述药物时应间隔 3 小时以上。

（八）药物相互作用

（1）本品能够抑制四环素、铁盐、氟化钠的吸收。

（2）本品与保钾性利尿剂和（或）血管紧张素转化酶抑制剂（ACEI）伍用时，可能会发生高钾血症。

（九）规格

片剂：每片含有无水门冬氨酸镁 0.140g（相当于 11.8mg 镁离子）和无水门冬氨酸钾 0.158g（相当于 36.2mg 钾离子）。注射液：10mL（每支含 L- 门冬氨酸 0.85g、钾 0.114g、镁 0.042g）。

第四节　防治心绞痛药

一、硝酸甘油

（一）其他名称

三硝酸甘油酯、疗保心灵、疗通脉、Nitroglycerol、Glyceryl Trinitrate。

（二）药理作用

本品的主要药理作用是松弛血管平滑肌。硝酸甘油释放氧化亚氮（NO），激活鸟苷酸环化酶，使平滑肌和其他组织内的环鸟苷酸（cCMP）增多，导致肌球蛋白轻链去磷酸化，调节平滑肌收缩状态，引起血管扩张。

本品扩张动静脉血管床，以扩张静脉为主，其作用强度呈剂量相关性。外周静脉扩张，使血液潴留在外周，回心血量减少，左室舒张末压（前负荷）降低。扩张动脉使外周阻力（后负荷）降低。动静脉扩张使心肌耗氧量减少，缓解心绞痛。对心外膜冠状动脉分支也有扩张作用。

治疗剂量可降低收缩压、舒张压和平均动脉压，有效冠状动脉灌注压常能维持，但血压过度降低或心率增快使舒张期充盈时间缩短时，有效冠状动脉灌注压则降低。

本品使增高的中心静脉压与肺毛细血管楔嵌压、肺血管阻力与体循环血管阻力降低。心率通常稍增快，估计是血压下降的反射性作用。心脏指数可增加、降低或不变。左室充盈压和外周阻力增高伴心脏指数低的患者，心脏指数可能会有增高。相反，左室充盈压和心脏指数正常者，静脉注射用药可使心脏指数稍有降低。

（三）适应证

用于冠心病心绞痛的治疗及预防，也可用于降低血压或治疗充血性心力衰竭。

（四）用法用量

1. 片剂

成人一次用 0. 25 ~ 0.5mg，舌下含服。每 5 分钟可重复 1 片，直至疼痛缓解。在活动或大便之前 5 ~ 10 分钟预防性使用，可避免诱发心绞痛。

2. 缓释片

成人每次 2.5mg，每 12 小时 1 片，作用可延续 8 ~ 10 小时。

3. 气雾剂

心绞痛发作时，向口腔舌下黏膜喷射 1 ~ 2 次，相当于硝酸甘油 0.5 ~ 1mg。使用时先将喷雾帽取下，将罩壳套在喷雾头上，瓶身倒置，把罩壳对准口腔舌下黏膜揿压阀门，药液即呈雾状喷入口腔内。

4. 甘油膜

每次 1 格，舌下含服。

5. 注射液

用 5% 葡萄糖注射液或 0.9% 氯化钠注射液稀释后静脉滴注，开始剂量为 5μg/min，最好用输液泵恒速输入。用于降低血压或治疗心力衰竭，可每 3 ~ 5 分钟增加 5μg/min，如在 20μg/min 时无效可以

10μg/min 递增，以后可 20μg/min。患者对本药的个体差异很大，静脉滴注无固定适合剂量，应根据个体的血压、心率和其他血流动力学参数调整用量。

（五）不良反应

（1）头痛：可于用药后立即发生，可为剧痛和呈持续性。

（2）偶可发生眩晕、虚弱、心悸，也可有体位性低血压的表现，尤其在直立、制动的患者。

（3）治疗剂量可发生明显的低血压反应，表现为恶心、呕吐、虚弱、出汗、苍白和虚脱。

（4）晕厥、面红、药疹和剥脱性皮炎均有报告。

（六）禁忌

急性循环衰竭、严重低血压（收缩压 <90mmHg）、急性心肌梗死伴低充盈压、肥厚性梗阻型心肌病、缩窄性心包炎、心包填塞、严重贫血、青光眼、颅内压增高、硝基化合物过敏、脑出血或头颅外伤、严重肝肾功能损害患者禁用。

（七）注意事项

（1）应使用能有效缓解急性心绞痛的最小剂量，过量可能导致耐受现象。

（2）小剂量可能发生严重低血压，尤其在直立位时。

（3）应慎用于血容量不足或收缩压低的患者。

（4）发生低血压时可并发心动过缓，加重心绞痛。

（5）可加重肥厚性梗阻型心肌病引起的心绞痛。

（6）易出现药物耐受性。

（7）如果出现视力模糊或口干，应停药。

（8）剂量过大可引起剧烈头痛。

（9）静脉滴注本品时，由于许多塑料输液器可吸附硝酸甘油，因此应采用不吸附本品的输液装置，如玻璃输液瓶等。

（10）静脉使用本品时须采用避光措施。

（11）FDA 对本药的妊娠安全性分级为 C 级。

（八）药物相互作用

（1）中度或过量饮酒时，使用本药可致低血压。

（2）与降压药或血管扩张药合用可增强本品的致体位性低血压作用。

（3）阿司匹林可减少舌下含服硝酸甘油的清除，并增强其血流动力学效应。

（4）使用长效硝酸甘油可降低舌下用药的治疗作用。

（5）枸橼酸西地那非（万艾可）可加强本品的降压作用。

（6）与乙酰胆碱、组胺及拟交感胺类药合用时，疗效可能减弱。

（九）规格

片剂：0.3mg；0.5mg；0.6mg。缓释片：2.5mg。气雾剂：15g（含硝酸甘油 0.1g）。甘油膜剂：每格含硝酸甘油 0.5mg。注射液：1mL：1mg；1mL：2mg；1mL：5mg；1mL：10mg。

二、硝酸异山梨酯

（一）其他名称

畅欣达、硝异梨醇、硝酸脱水山梨醇酯、异舒吉、消心痛。

（二）药理作用

本品主要药理作用是松弛血管平滑肌。它在体内代谢生成单硝酸异山梨酯，后者释放氧化氮（NO），NO 与内皮舒张因子相同，激活鸟苷酸环化酶，使平滑肌细胞内的环鸟苷酸（cGMP）增多，从而松弛血管平滑肌，使外周动脉和静脉扩张，对静脉的扩张作用更强。静脉扩张使血液潴留在外周，回心血量减少，左室舒张末压和肺毛细血管楔嵌压（前负荷）减低。动脉扩张使外周血管阻力、收缩期动脉压和平均动脉压（后负荷）减低。冠状动脉扩张，使冠脉灌注量增加。总的效应是使心肌耗氧量减少，供氧量增多，心绞痛得以缓解。

（三）适应证

冠心病的长期治疗；心绞痛的预防；心肌梗死后持续心绞痛的治疗；与洋地黄和（或）利尿剂联合应用，治疗慢性充血性心力衰竭；肺动脉高压的治疗。

（四）用法用量

1. 普通片

预防心绞痛，口服，一次 5 ~ 10mg，一日 2 ~ 3 次，一日总量 10 ~ 30mg。由于个体反应不同，需个体化调整剂量。舌下给药，一次 5mg。

2. 缓释片

一次 20 ~ 40mg，一日 2 次。由于个体反应不同，需个体化调整剂量。

3. 气雾剂

使用时，先揭开药瓶盖帽，使喷射阀门处于上方，药瓶垂直，按压喷射阀门数次至喷雾均匀后则可使用。但若停用时间较长，则需再按压阀门至喷雾均匀后方可使用。使用时将喷雾嘴对准口腔，按压 4 揿，可达到有效剂量 2.5mg。

4. 乳膏剂

宜自小剂量开始，逐渐增量。将乳膏按刻度挤出所需长度，均匀涂布于所给印有刻度的纸上，每格相当于硝酸异山梨酯 0.2g，将纸面涂药区全部涂满，即 5cm × 5cm 面积，贴在左胸前区（可用胶布固定），一日 1 次（必要时 8 小时一次），可睡前贴用。

5. 注射液

静脉滴注，以 0.9% 氯化钠注射液或 5% 葡萄糖注射液稀释至 50 ~ 100μg/mL 的浓度。药物剂量可根据患者的反应调整，静脉滴注开始剂量 30μg/min，观察 0.5 ~ 1 小时，如无不良反应可加倍。一日 1 次。

（五）不良反应

用药初期可能会出现硝酸酯引起的血管扩张性头痛，还可能出现面部潮红、眩晕、直立性低血压和反射性心动过速。偶见血压明显降低、心动过缓和心绞痛加重，罕见虚脱及晕厥。

（六）禁忌

急性循环衰竭（休克、循环性虚脱）、严重低血压（收缩压 <90mmHg）、急性心肌梗死伴低充盈压（除非在有持续血流动力学监测的条件下）、肥厚性梗阻型心肌病、缩窄性心包炎或心包填塞、严重贫血、青光眼、颅内压增高、原发性肺动脉高压、对硝基化合物过敏者禁用。

（七）注意事项

（1）低充盈压的急性心肌梗死、主动脉和（或）二尖瓣狭窄、体位性低血压、颅内压增高者慎用。

（2）不应突然停止用药，以避免反跳现象。

（3）FDA 对本药的妊娠安全性分级为 C 级。

（八）药物相互作用

（1）与其他血管扩张剂、钙离子通道阻滞剂、β 受体阻滞剂、降压药、三环类抗抑郁药及酒精合用，可增强本类药物的降血压效应。

（2）可加强双氢麦角碱的升压作用。

（3）同时使用类固醇抗炎药可降低本药的疗效。

（九）规格

普通片：2.5mg；5mg；10mg。缓释片：20mg。气雾剂：每瓶药液重量 9.1g，含硝酸异山梨酯 0.125g，每瓶喷量 200 揿。乳膏剂：10g：1.5g。注射剂 0.5mL： 5mg；10mL：10mg；100mL： 10mg；200mL：20mg。

三、单硝酸异山梨酯

（一）其他名称

异乐定、安心迈、长效心痛治 -20、欣康、可利新。

（二）药理作用

参见硝酸异山梨酯。

（三）适应证

冠心病的长期治疗；心绞痛的预防；心肌梗死后持续心绞痛的治疗；与洋地黄和（或）利尿剂联合应用，治疗慢性充血性心力衰竭。

（四）用法用量

1. 片剂

口服，一次 10 ~ 20mg，1 日 2 ~ 3 次，严重病例可用 40mg，一日 2 ~ 3 次。

2. 缓释片

每日清晨服 1 片，病情严重者，可服 2 片，若出现头痛，最初剂量可减至每日半片。整片或半片服用前应保持完整，用半杯水吞服，不可咀嚼或碾碎服用。

3. 缓释胶囊

每次 50mg，每日早饭后服 1 次。

4. 胶丸

口服，一次 10 ~ 20mg，一日 2 次。

5. 注射液

用 5% 葡萄糖注射液稀释后从 1 ~ 2mg/h 开始静滴，根据患者的反应调整剂量，最大剂量为 8 ~ 10mg，用药期间须密切观察患者的心率及血压。由于个体反应不同，需个体化调整剂量。

（五）不良反应

同硝酸异山梨酯。

（六）禁忌

同硝酸异山梨酯。

（七）注意事项

（1）低充盈压的急性心急梗死患者，应避免收缩压低于 90mmHg。

（2）主动脉和（或）二尖瓣狭窄、体位性低血压及肾功能不全者慎用。

（3）FDA 对本药的妊娠安全性分级为 C 级。

（八）药物相互作用

与其他血管扩张剂、钙离子通道阻滞抗剂，β 受体阻滞剂、抗高血压药、三环类抗抑郁药及酒精合用，可强化本类药物的降血压效应。

（九）规格

普通片剂：10mg； 20mg； 40mg。缓释片剂：40mg； 50mg； 60mg。缓释胶囊剂：50mg。

胶丸剂：10mg；20mg。注射剂：2mL： 25mg。

四、曲美他嗪

（一）其他名称

冠脉舒、心康宁、万爽力、三甲氧苄嗪。

（二）药理作用

本品为作用较强的抗心绞痛药，其起效较硝酸甘油慢，但作用持续时间较长。具有对抗肾上腺素、去甲肾上腺素及加压素的作用，能降低血管阻力，增加冠脉血流量及周围循环血流量，促进心肌代谢及心肌能量的产生。同时能减低心脏工作负荷，降低心肌耗氧量及心肌能量的消耗，从而改善心肌氧的供需平衡。尚能增加对强心苷的耐受性。

（三）适应证

冠脉功能不全、心绞痛、陈旧性心肌梗死等。对伴有严重心功能不全者可与洋地黄并用。

（四）用法用量

1. 口服

每次 20 ~ 60mg，一日 3 次，饭后服，总剂量每日不超过 180mg。常用维持量为每次 10mg，一日 3 次。

2. 静脉注射

8 ~ 20mg，加于 25% 葡萄糖注射液 20mL 中。

3. 静脉滴注

8 ~ 20mg，加于 5% 葡萄糖注射液 500mL 中。

（五）不良反应

罕见胃肠道不适（恶心、呕吐）。由于辅料日落黄 FCFS （E110）及胭脂红 A（E124）的存在，有产生过敏反应的危险。

（六）禁忌

新近心肌梗死患者禁用。

（七）注意事项

（1）动物实验没有提示致畸作用，但是由于缺乏临床资料，致畸的危险不能排除。因此，从安全的角度考虑，最好避免在妊娠期间服用该药物。

（2）由于缺乏通过乳汁分泌的资料，建议治疗期间不要哺乳。

（八）规格

片剂：20mg；30mg。注射剂：21mg： 4mg。

五、双嘧达莫

（一）其他名称

潘生丁、双嘧哌胺醇、哌醇定。

（二）药理作用

本品具有抗血栓形成作用。本品抑制血小板聚集，高浓度（50μg/mL）可抑制血小板释放。作用机制可能为：①抑制血小板、上皮细胞和红细胞摄取腺苷。治疗浓度（0.5 ~ 1.9μg / dl）时该抑制作用成剂量依赖性。局部腺苷浓度增高，作用于血小板的 A_2 受体，刺激腺苷酸环化酶，使血小板内环磷酸腺苷（cAMP）增多。通过这一途径，血小板活化因子（PAF），胶原和二磷酸腺苷（ADP）等刺激引起的血小板聚集受到抑制。②抑制各种组织中的磷酸二酯酶（PDE）。治疗浓度抑制环磷酸鸟苷磷酸二酯酶（cGMP-PDE），对 cAMP-PDE 的抑制作用弱，因而强化内皮舒张因子（EDRF）引起的 cGMP 浓度增高。③抑制血栓烷素 A_2（TXA_2）形成。TXA_2 是血小板活性的强力激动剂。④增强内源性前列腺素 I_2（PGI_2）的作用。

本品对血管有扩张作用。犬经十二指肠给予双嘧达莫 0.5 ~ 4mg/kg 产生剂量相关性体循环和冠状血管阻力降低，体循环血压降低和冠脉血流增加。给药后 24 分钟起效，作用持续约 3 小时。

在人观察到相同的血流动力学效应。但急性静脉给药可使狭窄冠脉远端局部心肌灌注减少。

（三）适应证

片剂适用于血栓栓塞性疾病预防和治疗，单用或与阿司匹林合用。注射液用于诊断心肌缺血的药物试验。

（四）用法用量

1. 口服

一次 25 ~ 50mg，一日 3 次，饭前服。

2. 注射液

①深部肌内注射或静脉注射：每次 10 ~ 20mg，一日 1 ~ 3 次。②静脉滴注：每日 30mg。

（五）不良反应

治疗剂量时不良反应轻而短暂，长期服用最初的不良反应多消失。常见的不良反应有头晕、头痛、呕吐、腹泻、脸红、皮疹和瘙痒，罕见心绞痛和肝功能不全。不良反应持续或不能耐受者少见，停药后可消除。

（六）禁忌

对本品过敏者禁用。

（七）注意事项

（1）严重冠脉病变患者使用本品后缺血可能加重。

（2）可引起外周血管扩张，故低血压患者应慎用。

（3）有出血倾向患者慎用。

（4）有报告本品可能引起肝酶升高。

（5）不宜与葡萄糖以外的其他药物混合注射。

（6）FDA 对本药的妊娠安全性分级为 B 级。

（八）药物相互作用

（1）与阿司匹林有协同作用，可与阿司匹林组成复方制剂。

（2）与肝素合用可引起出血倾向。

（3）与香豆素类抗凝药同用时出血并不增多或增剧。

（九）规格

片剂：25mg。注射剂：2mL：10mg。

六、丹参酮Ⅱ A 磺酸钠

（一）药理作用

本品能增加冠脉流量，改善缺血区心肌的侧支循环及局部供血，改善缺氧心肌的代谢紊乱，提高心肌耐缺氧能力，抑制血小板聚集，抗血栓形成，缩小实验动物缺血心肌梗死面积。在一定剂量下亦能增强心肌收缩力。

（二）适应证

用于冠心病、心绞痛、心肌梗死，也可用于室性期前收缩。

（三）用法用量

1. 肌内注射

每次 40 ~ 80mg，一日 1 次。

2. 静脉注射

每次 40 ~ 80mg，以 25% 葡萄糖注射液 20mL 稀释。

3. 静脉滴注

40 ~ 80mg，以 5% 葡萄糖注射液 250 ~ 500mL 稀释，一日 1 次。

（四）禁忌

对本品过敏者禁用。

（五）注意事项

（1）部分患者肌内注射后有疼痛。个别有皮疹反应，停药后即可消失。

（2）当药品性状发生改变时禁止使用。

（六）规格

注射剂：2mL：10mg。

七、川芎嗪

（一）其他名称

四甲基吡嗪、Tetramethylpyrazine。

（二）药理作用

本品有抗血小板聚集、扩张小动脉、改善微循环、活血化瘀作用，并对已聚集的血小板有解聚作用。

（三）适应证

用于闭塞性脑血管疾病如脑供血不全、脑血栓形成、脑栓塞及其他缺血性血管疾病如冠心病、脉管炎等。

（四）用法用量

1. 口服

每次 100mg，每天 3 次，1 个月为一疗程。

2. 肌内注射

盐酸盐注射液每次 2mL，每日 1 ~ 2 次。磷酸盐注射液每次 2 ~ 4mL，每日 1 ~ 2 次，15 天为一疗程。

3. 静脉滴注

缺血性脑血管病急性期及其他缺血性血管疾病，一般静脉滴注。盐酸盐每日 40 ~ 80mg，或磷酸盐每日 100 ~ 150mg，稀释于 5% 葡萄糖注射液或 0.9% 氯化钠注射液 250 ~ 500mL 中静脉滴注。速度不宜过快。10 ~ 15 日为一疗程，一般使用 1 ~ 2 个疗程。

4. 穴位注射

缺血性脑血管疾病恢复期及后遗症一般穴位注射。每次选三四个穴位，每穴注射盐酸盐 10 ~ 20mg，隔日 1 次，15 次为一疗程，一般使用 1 ~ 2 个疗程，在给药间隔日可配合头皮针治疗。

（五）不良反应

（1）口服偶有胃部不适、口干、嗜睡等，饭后服用可避免或减少副反应。

（2）注射液酸性较强，穴位注射刺激性较强。

（3）极少数妇女经期提前，经量增多。

（六）禁忌

脑出血及有出血倾向的患者禁用。

（七）注意事项

（1）不适于肌肉大量注射。

（2）静脉滴注速度不宜过快。

（3）儿童及老年患者用药应按儿童及老年剂量使用。

（八）药物相互作用

不宜与碱性注射剂一起配伍。

（九）规格

片剂：50mg（磷酸盐）。注射剂：2mL：40mg（盐酸盐）；2mL：50mg（磷酸盐）。

八、辅酶 A

（一）药理作用

本品为体内乙酰化反应的辅酶。参与体内乙酰化反应，对糖、脂肪和蛋白质的代谢起着重要的作用，如三羧酸循环、肝糖原积存、乙酰胆碱合成等，均与本品有密切关系。

（二）适应证

辅酶类。用于白细胞减少症、原发性血小板减少性紫癜、功能性低热、心肌梗死、脂肪肝、糖尿病、酸中毒的辅助治疗。

（三）用法用量

1. 静脉滴注

一次 50 ~ 200U，一日 50 ~ 400U，临用前用 5% 葡萄糖注射液 500mL 溶解后静脉滴注。

2. 肌内注射

一次 50 ~ 200U，一日 50 ~ 400U，临用前用 0.9% 氯化钠注射液 2mL 溶解后注射，一般 7 ~ 14 日为一疗程。

（四）禁忌

（1）急性心肌梗死患者禁用。

（2）对本品过敏者禁用。

（五）药物相互作用

与三磷腺苷、细胞色素 C 等合用，效果更好。

（六）规格

注射剂：50U；100U；200U。

九、辅酶 Q10

（一）其他名称

泛癸利酮、癸烯醌。

（二）药理作用

本品是生物体内广泛存在的脂溶性醌类化合物，在人体呼吸链中质子移位及电子传递中起重要作用，可作为细胞代谢和细胞呼吸激活剂，还是重要的抗氧化剂和非特异性免疫增强剂，可促进氧化磷酸化反应，保护生物膜结构完整性。具有下列作用：

（1）抗心肌缺血作用：可减轻急性缺血时的心肌收缩力减弱及磷酸肌酸与三磷腺苷的含量减少，有助于保持缺血心肌细胞线粒体的形态结构，同时使实验性心肌梗死范围缩小，对缺血心肌有一定保护作用。

（2）增加心输出量，降低外周阻力，有助于抗心力衰竭作用。对醛固酮的合成与分泌有抑制作用并干扰其对肾小管的效应。

（3）抗心律失常作用：在缺氧条件下灌流离体动物心室肌时，可使动作电位持续时间缩短，电刺激测定其产生室性心律失常阈值较对照组小，冠状动脉开放后，阈值恢复亦较快。

（4）使外周血管阻力下降。

（5）有抗阿霉素的心脏毒性作用及保肝等作用。

（三）适应证

用于下列疾病的辅助治疗：

1. 心血管疾病

如病毒性心肌炎、慢性心功能不全。

2. 肝炎

如病毒性肝炎、亚急性重型肝炎、慢性活动性肝炎。

3. 癌症

能减轻放疗、化疗等引起的某些不良反应。

（四）用法用量

1. 口服一次 5 ~ 15mg，一日 3 次，饭后服用。

2. 肌内或静脉注射

每日 5 ~ 10mg，2 ~ 4 周为一疗程。

（五）不良反应

可出现恶心、胃部不适、食欲减退，但不必停药。偶见皮疹。

（六）禁忌

对本品过敏者禁用。

（七）注意事项

静注宜缓慢，以免引起头晕、头胀、胸闷及低血压等。

（八）规格

片剂：5mg。胶囊剂：5mg；10mg；15mg。注射液：2mL：5mg。

十、银杏达莫

（一）药理作用

本品中银杏总黄酮具有扩张冠脉血管、脑血管，改善脑缺血产生的症状和记忆功能。双嘧达莫抑制血小板聚集，高浓度（50μg/mL）可抑制血小板释放。

（二）适应证

适用于预防和治疗冠心病、血栓栓塞性疾病。

（三）用法用量

静脉滴注。成人一次 10 ~ 25mL，加入 0.9% 氯化钠注射液或 5% ~ 10% 葡萄糖注射液 500mL 中，一日 2 次。

（四）不良反应

（1）偶有恶心、呕吐、头晕、皮肤过敏反应发生。

（2）罕见心绞痛加重，一旦停药，症状立即消失。

（五）注意事项

有出血倾向者慎用。

（六）药物相互作用

与肝素、香豆素等抗凝药同用时，易引起出血倾向。

（七）规格

注射剂：5mL；10mL。

十一、环磷腺苷

（一）其他名称

环化腺苷酸、cAMP。

（二）药理作用

本品为蛋白激酶致活剂，系核苷酸的衍生物。它是在人体内广泛存在的一种具有生理活性的重要物质，由三磷腺苷在腺苷环化酶催化下生成，能调节细胞的多种功能活动。作为激素的第二信使，在细胞内发挥激素调节生理机能和物质代谢作用，能改变细胞膜的功能，促使网织肌浆质内的钙离子进入肌纤维，从而增强心肌收缩，并可促进呼吸链氧化酶的活性，改善心肌缺氧，缓解冠心病症状及改善心电图。此外，对糖、脂肪代谢及核酸、蛋白质的合成等起着重要的调节作用。

（三）适应证

（1）用于心绞痛、心肌梗死、心肌炎及心源性休克。

（2）对改善风湿性心脏病的心悸、气急、胸闷等症状有一定的作用。

（3）对急性白血病结合化疗可提高疗效，亦可用于急性白血病的诱导缓解。

（4）对老年慢性支气管炎、各种肝炎和银屑病也有一定疗效。

（四）用法用量

1. 肌内注射

一次 20mg，溶于 2mL0.9% 氯化钠注射液中，一日 2 次。

2. 静脉注射

一次 20mg，溶于 20mL0.9% 氯化钠注射液中推注，一日 2 次。

3. 静脉滴注

本品 40mg 溶于 250 ～ 500mL5% 葡萄糖注射液中，一日 1 次。冠心病以 15 日为一疗程，可连续应用 2 ～ 3 疗程；白血病以一个月为一疗程；银屑病以 2 ～ 3 周为一疗程，可延长使用到 4 ～ 7 周，每日用量可增加至 60 ～ 80mg。

（五）不良反应

（1）偶见发热和皮疹。

（2）大剂量静脉注射（按体重每分钟达 0.5mg/kg）时，可引起腹痛、头痛、肌痛、睾丸痛、背痛、四肢无力、恶心、手脚麻木、高热等。

（六）规格

注射剂：20mg。

第五章

抗生素

第一节　抗生素的分类

（1）β－内酰胺类：是指分子中含有 β－内酰胺环的抗生素，青霉素和头孢菌素均属此类。还包括 β－内酰胺酶抑制剂、氧头孢类、碳青霉烯类等。

（2）氨基苷类：如链霉素、庆大霉素、卡那霉素、小诺米星、阿司米星等。

（3）四环素类。

（4）氯霉素类。

（5）大环内酯类。

（6）林可霉素类。

（7）其他主要抗细菌的抗生素：如去甲万古霉素、杆菌肽、多粘菌素、磷霉素等。尚有卷曲霉素、利福平等，列入抗结核病药中介绍。

（8）抗真菌抗生素。

（9）抗肿瘤抗生素：如丝裂霉素、放线菌素 D、博来霉素、阿霉素等。

第二节　抗生素的合理应用

（1）选择有效药物：第一，要掌握不同抗生素的抗菌谱，务必使所选药物的抗菌谱与所感染的微生物相适应。例如，青霉素的抗菌谱主要包括一些球菌和某些革兰阳性杆菌。链球菌是引起上呼吸道感染的重要病原菌，它对青霉素尚有一定程度的敏感性，所以在适当情况下选用青霉素。也可考虑用红霉素、第一代头孢菌素或其他适当的药物。链球菌感染不宜用庆大霉素，因为链球菌对氨基苷类抗生素常是不敏感的，因而无效。

第二，要考虑细菌对药物的耐药性。随着抗生素的大量使用，细菌的耐药菌株相应增多。如葡萄球菌的多数菌株对青霉素 G、氨苄西林和抗假单胞菌青霉素耐药。淋球菌耐青霉素类的菌株也日益增多。一些曾经有效的药物逐渐失效（或减效）。所以，在选择药物时必须考虑细菌耐药性的发展。

第三，还要考虑各种药物的吸收、分布等特性。透过血脑屏障性能好的药物，如氯霉素、磺胺、青霉素、氨苄西林等（后两者仅在脑膜受损时可透过），可用于中枢感染。而氨基苷类、大环内酯类等不易透过血脑屏障，则只宜用于中枢以外的感染。大环内酯类在胆汁中的浓度高于血清浓度，对治疗胆道感染有利，但氨基苷类的胆汁浓度甚低，因此氨基苷类不宜选用于胆道感染。青霉素类、头孢菌素类、氨基苷类在尿液中浓度甚高，对于敏感菌所致的尿路感染只要用低剂量就有效。

（2）应用方法合理：选定药物以后，还要根据其药物代谢动力学性质确定给药方案。如中效磺胺，

应按照其 $t_{1/2}$ 间隔，1 日给药 2 次，过少就不能维持有效血药浓度，过多则可致蓄积中毒。具有抑菌性质的药物常要求在体液中保持一定的浓度，以维持其作用。而繁殖期杀菌性药物（青霉素、头孢菌素类）

则要求快速进入体内，在短时间内形成高血药浓度（间歇冲击疗法），以发挥杀菌作用。

（3）防止不良反应：不良反应的发生主要原因有以下四个方面。

①不适当地增大剂量或增加给药次数：均可导致药物蓄积而产生不良反应。

②不适当地联合用药：同类药物的联合应用，除抗菌作用相加外，毒性也是相加的。如氨基苷类中同类药物联合应用，常导致其耳、肾和神经肌肉阻滞毒性增强。不同类的药物联合应用也可导致某些毒性增强，如氨基苷类和强效利尿药联合应用可导致耳毒性增强；氨基苷类和头孢菌素类联合应用往往可导致肾毒性增强等。

③不合理的给药方法：不合理的给药方法常可导致不良反应的产生。如氨基苷类药物若进入血流过快，可产生严重的不良反应，由于神经肌肉阻滞而导致呼吸抑制。因此，这类药物不可直接静脉注射，以免产生不良后果。

④过敏反应：许多抗菌药物可致过敏反应，甚至发生严重的剥脱性皮炎、过敏性休克等。为了防止过敏反应的发生，用药前应了解既往药物过敏史。必要时可进行皮肤敏感试验来加以判断。

（4）避免引起病原菌的耐药性：病原菌产生耐药性而使药物失效是当前抗菌治疗中的一个大问题。一些常见的病原菌对常用的抗菌药物都有较高的耐药率。为此，要掌握病原菌对抗菌药物的敏感性，选用那些敏感率较高的抗菌药物。加强用药的目的性，不要无目的地应用。还要避免频繁地更换或中断抗菌药物以及减少抗菌药物的外用等。

第三节　青霉素类

一、青霉素（Benzylpenicillin）

（一）其他名称

苄青霉素，青霉素 G，Penicillin G。

（二）ATC 编码

J01CE01。

（三）性状

钠盐、钾盐均为白色结晶性粉末；无臭或微有特异性臭，有引湿性；遇酸、碱或氧化剂即迅速失效，水溶液在室温放置易失效。在水中极易溶解，在乙醇中溶解，在脂肪油或液状石蜡中不溶。普鲁卡因青霉素（procaine benzylpenicillin）为白色微晶性粉末；遇酸、碱或氧化剂等即迅速失效。在甲醇中易溶，在乙醇或氯仿中略溶，在水中微溶。苄星青霉素（benzathine benzylpenicillin）为白色结晶性粉末。青霉素游离酸的 pKa 为 2.8。青霉素钠 0.6μg 为 1 单位，1mg 相当于 1 670 单位。青霉素钾 0.625μg 为 1 单位，1mg 相当于 1 598 单位。

（四）药理学

在细菌繁殖期起杀菌作用，对革兰阳性球菌（链球菌、肺炎球菌、敏感的葡萄球菌）及革兰阴性球菌（脑膜炎球菌、淋球菌）的抗菌作用较强，对革兰阳性杆菌（白喉杆菌）、螺旋体（梅毒螺旋体、回归热螺旋体、钩端螺旋体）、梭状芽孢杆菌（破伤风杆菌、气性坏疽杆菌）、放线菌以及部分拟杆菌有抗菌作用。

青霉素钠、钾不耐酸，口服吸收差，不宜用于口服。肌内注射吸收迅速，肌内注射 100 万单位，血清浓度于 0.5h 达峰值，约 20 单位 /mL；消除迅速，大部分由尿排泄，数小时从体内消除，$t_{1/2}$=0.5h。

（五）适应证

青霉素用于敏感菌所致的急性感染，如：菌血症、败血症、猩红热、丹毒、肺炎、脓胸、扁桃体炎、中耳炎、蜂窝织炎、疖、痈、急性乳腺炎、心内膜炎、骨髓炎、流行性脑膜炎（流脑）、钩端螺旋体病（对本病早期疗效较好）、樊尚咽峡炎、创伤感染、回归热、气性坏疽、炭疽、淋病、放线菌病等。治疗破伤风、白喉宜与相应的抗毒素联用。

普鲁卡因青霉素吸收缓慢，肌内注射 30 万单位，血药浓度峰值约 2 单位 /mL，24h 仍可测得。适用于梅毒和一些敏感菌所致的慢性感染。

苄星青霉素吸收极缓慢，血药浓度低，适用于需长期使用青霉素预防的患者，如慢性风湿性心脏病患者。

（六）用法和用量

青霉素钠常用于肌内注射或静脉滴注。肌内注射成人 1 日量为 80 万 ~ 320 万单位，儿童 1 日量为 3 万 ~ 5 万单位 /kg，分为 2 ~ 4 次给予。静脉滴注适用于重病，如感染性心内膜炎、化脓性脑膜炎患者。成人 1 日量为 240 万 ~ 2 000 万单位，儿童 1 日量为 20 万 ~ 40 万单位 /kg，分 4 ~ 6 次加至少量输液中作间歇快速滴注。输液的青霉素（钠盐）浓度一般为 1 万 ~ 4 万单位 /mL。本品溶液（20 万 ~ 40 万单位 /2 ~ 4mL）可用于气雾吸入，1 日 2 次。

青霉素钾通常用于肌内注射，由于注射局部较痛，可以用 0.25% 利多卡因注射液作为溶剂（2% 苯甲醇注射液已不用）。钾盐也可静脉滴注，但必须注意患者体内血钾浓度和输液的钾含量（每 100 万单位青霉素 G 钾中含钾量为 65mg，与氯化钾 125mg 中的含钾量相近），并注意滴注速度不可太快。

普鲁卡因青霉素仅供肌内注射，1 次量 40 万 ~ 80 万单位，每日 1 次。

苄星青霉素仅供肌内注射，1 次 60 万单位，10 ~ 14 日 1 次；1 次 120 万单位，14 ~ 21 日 1 次。

（七）不良反应

（1）常见过敏反应，包括严重的过敏性休克和血清病型反应、白细胞减少、药疹、接触性皮炎、哮喘发作等。

（2）低剂量的青霉素不引起毒性反应。大剂量应用，可出现神经 – 精神症状，如反射亢进、知觉障碍、幻觉、抽搐、昏睡等，也可致短暂的精神失常，停药或降低剂量可恢复。对于少数有凝血功能缺陷的患者，大剂量青霉素可扰乱凝血机制，而致出血倾向。

（3）普鲁卡因青霉素偶可致一种特异反应。注射药物当时或之后 1 ~ 2min 内，患者自觉有心里难受、濒危恐惧感、头晕、心悸、幻听、幻视等症状。一般无呼吸障碍和循环障碍，多数病例可出现血压升高（可与过敏性休克相鉴别）。一般不需特殊处理，症状维持 1 ~ 2h 可自行恢复正常。用镇静药（地西泮）或抗组胺药（肌内注射苯海拉明 20mg）有助于恢复。

（八）禁忌证

对本品或其他青霉素类药过敏者禁用。对普鲁卡因过敏者禁用普鲁卡因青霉素。

（九）注意

（1）以上几种青霉素都可导致过敏反应，用前要按规定方法（见前述）进行皮试。苄星青霉素因使用间隔期长，所以在每次用药前都要进行皮试。

（2）重度肾功能损害者应调整剂量或延长给药间隔。

（3）不宜鞘内给药。

（4）青霉素钠盐或钾盐的水溶液均不稳定，应现配现用，必须保存时，应置冰箱中，以在当天用完为宜。

（十）药物相互作用

（1）丙磺舒（1 次 0.5g，1 日 3 次口服）可阻滞青霉素类药物的排泄，联合应用可使青霉素类血药浓度上升。

（2）理论上氯霉素、红霉素、四环素类、林可霉素类、磺胺类等抑菌药可能减弱青霉素的杀菌作用，但是在球菌性脑膜炎时常与磺胺嘧啶钠联用；流感嗜血杆菌性脑膜炎时与氯霉素联用。

（3）与华法林同用，可加强抗凝血作用。

（4）同时服用避孕药，可能影响避孕效果。

（十一）制剂

注射用青霉素钠：每支（瓶）0.24g（40 万单位）、0.48g（80 万单位）或 0.6g（100 万单位）。

注射用青霉素钾：每支 0.25g（40 万单位）。

注射用普鲁卡因青霉素：每瓶 40 万单位者，含普鲁卡因青霉素 30 万单位及青霉素钾盐或钠盐 10 万单位；每瓶 80 万单位者其含量加倍。既有长效，又有速效作用。每次肌内注射 40 万 ~ 80 万单位，每日 1 次。

注射用苄星青霉素（长效青霉素，长效西林）：每瓶 120 万单位，肌内注射。

（十二）贮法

贮存在干燥、凉暗处，勿置冰箱中，以免瓶装品吸潮。

二、青霉素Ⅴ（Phenoxymethylpenicillin）

（一）其他名称

苯甲氧青霉素，青霉素Ⅴ钾，Penicillin Ⅴ。

（二）ATC 编码

J01CE10。

（三）药理学

本品属青霉素酶敏感性青霉素，常用其钾盐。本品的抗菌谱、抗菌作用均同青霉素钠。口服后不被破坏，吸收率为 60%，其吸收不受胃中食物的影响。口服后 0.5 ~ 1h 达血药浓度峰值。在血浆中与血浆蛋白结合率较高。56% 经肝代谢失活，20% ~ 40% 经肾排泄。$t_{1/2}$ 为 1h。

适应证、不良反应、禁忌证、注意、药物相互作用均同青霉素钠。

（四）用法和用量

口服。成人：125 ~ 500mg（20 万 ~ 80 万单位）/ 次，每 6 ~ 8 小时 1 次。儿童：每日 15 ~ 50mg/kg，分 3 ~ 6 次服用。

（五）制剂

片剂、胶囊剂：每片或粒 125mg（20 万单位）；250mg（40 万单位）；500mg（80 万单位）。还有颗粒剂或口服干糖浆。

（六）贮法

密封、遮光、凉暗干燥处保存。

三、苯唑西林钠（Oxacillin Sodium）

（一）其他名称

苯唑青霉素钠，新青霉素Ⅱ，BACTOCIL。

（二）ATC 编码

J01CF04。

（三）性状

为白色粉末或结晶性粉末；无臭或微臭。在水中易溶；在丙酮或丁醇中极微溶解；在醋酸乙酯或石油醚中几乎不溶。本品游离酸的 pKa 为 2.8。水溶液的 pH 为 5.0 ~ 7.0。

（四）药理学

本品为半合成的异噁唑类，具有耐葡萄球菌青霉素酶的性质；不为金黄色葡萄球菌所产生的青霉素酶所破坏，对产酶金黄色葡萄球菌菌株有效；但对不产酶菌株的抗菌作用不如青霉素 G。空腹口服本品 1g，于 0.5 ~ 1h 血清浓度达峰值，约 12μg/mL，吸收量可达口服量的 1/3 以上；肌内注射 0.5g，血清浓度于 0.5h 达峰值，约 16μg/mL。在体内分布广，肝、肾、肠、脾、胸腔积液和关节囊液中均可达有效治疗浓度；腹腔积液中含量较低，痰和汗液中含量微少；本品不能透过正常脑膜。进入体内的药物，约有 1/3 ~ 1/2 以原形在尿中排泄，$t_{1/2}$ 约为 0.4 小时。

（五）适应证

本品主要用于产酶的金黄色葡萄球菌和表皮葡萄球菌的周围感染，包括内脏、皮肤和软组织等部位的感染，但对耐甲氧西林金黄色葡萄球菌（MRSA）感染无效。对中枢感染不适用。

（六）用法和用量

静脉滴注：1次1～2g，必要时可用到3g，溶于100mL输液内滴注0.5～1小时，1日3～4次。小儿每日用量50～100mg/kg，分次给予。肌内注射：1次1g，1日3～4次。口服、肌内注射均较少用。肾功能轻中度不足者可按正常用量，重度不足者应适当减量。

（七）不良反应

（1）可出现胃肠道反应，如恶心、呕吐、腹胀、腹泻、食欲缺乏等，口服给药时较常见。其他尚有静脉炎。大剂量应用可出现神经系统反应，如抽搐、痉挛、神志不清、头痛等。偶见中性粒细胞减少，对特异体质者可致出血倾向。个别人氨基转移酶升高。

（2）尚可见药疹、药物热等过敏反应。少数人可发生白色念珠菌继发感染。

（八）禁忌证

对本品或其他青霉素类过敏者禁用。新生儿、肝肾功能严重损害者、有过敏性疾病史者慎用。

（九）注意

（1）本品可致过敏性休克，用药前应作过敏试验。

（2）严重肾功能不全者应减少给药剂量。

（十）药物相互作用

（1）丙磺舒阻滞本品的排泄，血药浓度升高，使作用维持较长。

（2）与西素米星或奈替米星联用，可增强其抗金黄色葡萄球菌的作用。

（3）与庆大霉素或氨苄西林联用，可相互增强对肠球菌的抗菌作用。

（十一）制剂

注射用苯唑西林钠：每瓶0.5g；1g（效价）。

（十二）贮法

密闭、干燥处保存。

四、氯唑西林钠（Cloxacillin Sodium）

（一）其他名称

邻氯青霉素钠，氯苯西林钠，氯唑青。

（二）ATC编码

J01CF02。

（三）性状

为白色粉末或结晶性粉末；微臭，味苦；有引湿性。在水中易溶，在乙醇中溶解，在醋酸乙酯中几乎不溶。本品游离酸的pKa为2.7，10%水溶液的pH，为5.0～7.0。

（四）药理学

本品为半合成的异噁唑类，具有耐抗葡萄球菌青霉素酶性质。类似苯唑西林，对产酶金黄色葡萄球菌有抗菌作用，适用于葡萄球菌感染。

口服吸收达50%。肌内注射0.5g，0.5h血清浓度达峰值，约18μg/mL。主要由肾脏排泄、尿药浓度可达数百至1 000μg/mL。本品蛋白结合率可达95%，不易透过血脑屏障和进入胸腔积液。$t_{1/2}$约为0.6h。

（五）适应证

主要用于产酶金黄色葡萄球菌或不产酶葡萄球菌所致的败血症、肺炎、心内膜炎、骨髓炎或皮肤软组织感染等。但对耐甲氧西林金黄色葡萄球菌（MRSA）感染无效。

（六）用法和用量

肌内注射：1次0.5～1g，1日3～4次。静脉滴注：1次1～2g，溶于100mL输液中，滴注0.5～1小时，1日3～4次。小儿每日用量30～50mg/kg，分次给予。口服剂量：每次0.25～0.5g，1日4次，空腹服用。不良反应、禁忌证、注意、药物相互作用均参见苯唑西林钠。

（七）制剂

注射用氯唑西林钠：每瓶 0.5g（效价）。胶囊剂：每胶囊 0.125g；0.25g；0.5g。颗粒剂：50mg。

（八）贮法

密闭、干燥处保存。

五、氨苄西林（Ampicillin）

（一）其他名称

氨苄青霉素，安比西林，安必欣。

（二）ATC 编码

J01CA01。

（三）性状

为白色结晶性粉末；味微苦。在水中微溶，在氯仿、乙醇、乙醚或脂肪油中不溶；在稀酸溶液或稀碱溶液中溶解。pKa 为 2.5 和 7.3。0.25% 水溶液的 pH 为 3.5 ~ 5.5。其钠盐为白色或类白色的粉末或结晶；无臭或微臭，味微苦；有引湿性。在水中易溶，在乙醇中略溶，在乙醚中不溶。10% 水溶液的 pH 为 8 ~ 10。

本品在干燥状态下较稳定。受潮或在水溶液中，除发生降解反应外，还发生聚合反应，生成可致敏的聚合物。

（四）药理学

为半合成的广谱青霉素，其游离酸含 3 分子结晶水，供口服用；其钠盐供注射用。对革兰阳性菌的作用与青霉素 G 近似，对绿色链球菌和肠球菌的作用较优，对其他菌的作用则较差。对耐青霉素 G 的金黄色葡萄球菌无效。革兰阴性菌中淋球菌、脑膜炎球菌、流感杆菌、百日咳杆菌、大肠杆菌、伤寒副伤寒杆菌、痢疾杆菌、奇异变形杆菌、布氏杆菌等对本品敏感，但易产生耐药性。肺炎杆菌、吲哚阳性变形杆菌、铜绿假单胞菌对本品不敏感。

正常人空腹口服 0.5g 或 1g，血清浓度 2h 达峰值，分别为 5.2μg/mL 和 7.6μg/mL。肌内注射 0.5g，血清浓度于 0.5 ~ 1h 达峰值，约为 12μg/mL。体内分布广，在主要脏器中均可达有效治疗浓度。在胆汁中的浓度高于血清浓度数倍。透过正常脑膜能力低，但在脑膜发炎时则透膜量明显增加。在痰液中的浓度低。进入体内的药物，有 80% 以原形由尿排泄，$t_{1/2} \leq 1h$。

（五）适应证

本品主要用于敏感菌所致的泌尿系统、呼吸系统、胆道、肠道感染以及脑膜炎、心内膜炎等。

（六）用法和用量

口服：1 日 50 ~ 100mg/kg，分成 4 次空腹服用；儿童 1 日 50 ~ 100mg/kg，分成 4 次。肌内注射：1 次 0.5 ~ 1g，1 日 4 次；儿童 1 日 50 ~ 150mg/kg，分成 4 次。静脉滴注：1 次 1 ~ 2g，必要时可用到 3g，溶于 100mL 输液中，滴注 0.5 ~ 1h，1 日 2 ~ 4 次，必要时每 4 小时 1 次；儿童 1 日 100 ~ 150mg/kg，分 4 次给予。

（七）不良反应

本品可致过敏性休克，皮疹发生率较其他青霉素为高，可达 10% 或更多。有时也发生药热。偶见粒细胞和血小板减少，少见肝功能异常，大剂量静脉给药可发生抽搐等神经症状。

（八）禁忌证

对本品或其他青霉素类过敏者禁用；传染性单核细胞增多症、巨细胞病毒感染、淋巴细胞白血病、淋巴瘤等患者避免使用。

（九）注意

（1）严重肾功能损害者，有哮喘、湿疹、荨麻疹等过敏性疾病，均应慎用。

（2）用药期间如出现严重的持续性腹泻，可能是假膜性肠炎，应立即停药，确诊后采用相应抗生素治疗。

（3）本品针剂应溶解后立即使用，溶解放置后致敏物质可增多。

（4）本品在弱酸性葡萄糖液中分解较快，因此宜用中性液体作溶剂。

（十）药物相互作用

（1）与下列药物有配伍禁忌：氨基苷类、多黏菌素类、红霉素、四环素类、氯化钙、葡萄糖酸钙、肾上腺素、间羟胺、多巴胺、B族维生素、维生素C、含有氨基酸的注射剂等。

（2）与阿司匹林、吲哚美辛和磺胺类药物合用，可减少本药的排泄，使血药浓度升高。

（3）本品可加强华法林的抗凝血作用，降低口服避孕药的药效。

（十一）制剂

胶囊剂：每胶囊0.25g。注射用氨苄西林钠：每瓶0.5g；1.0g。

（十二）贮法

密闭、干燥处保存。

六、阿莫西林（Amoxicillin）

（一）其他名称

羟氨苄青霉素，阿莫仙，强必林，益萨林，再林。

（二）ATC编码

J01CA04。

（三）性状

为白色或类白色结晶性粉末；味微苦。在水中微溶，在乙醇中几乎不溶。pKa为2.4、7.4和9.6。0.5%水溶液的pH为3.5～5.5。本品的耐酸性较氨苄西林为强。

（四）药理学

抗菌谱与氨苄西林相同，微生物对本品和氨苄西林有完全的交叉耐药性。本品口服吸收良好。服用同量药物，本品的血清药物浓度比氨苄西林高约一倍。

（五）适应证

常用于敏感菌所致的呼吸道、尿路和胆道感染以及伤寒等。

（六）用法和用量

口服：成人每日1～4g，分3～4次服。儿童每日50～100mg/kg，分3～4次服。肾功能严重不足者应延长用药间隔时间；肾小球滤过率（GFR）10～15mL/min者8～12小时给药1次；<10mL/min者12～16h给药1次。不良反应、禁忌证、注意、药物相互作用参见氨苄西林。

（七）制剂

片剂（胶囊）：每片（粒）0.125g；0.25g（效价）。

（八）贮法

遮光、密封保存。

七、哌拉西林钠（Piperacillin Sodium）

（一）其他名称

氧哌嗪青霉素，哔唑西林，哌氨苄青霉素。

（二）ATC编码

J01CA12。

（三）性状

为白色或类白色粉末；极易引湿。在水或甲醇中极易溶解，在无水乙醇中溶解，在丙酮中不溶。10%水溶液的pH为5.0～7.0。

（四）药理学

为半合成的氨脲苄类抗假单胞菌青霉素。对革兰阳性菌的作用与氨苄西林相似，对肠球菌有较好的抗菌作用，对于某些拟杆菌和梭菌也有一定作用。对革兰阴性菌的作用强，抗菌谱包括淋球菌、大肠杆菌、变形杆菌、克雷伯肺炎杆菌、铜绿假单胞菌、枸橼酸杆菌、肠杆菌属、嗜血杆菌等，对沙门杆菌、痢疾杆菌、一些假单胞菌（除铜绿假单胞菌外）、脑膜炎球菌、耶尔森杆菌等在体外也有抗菌作用，但其临床意义尚未明确。本品不耐酶。

本品口服不吸收。肌内注射 2g，血清药物浓度于 0.5h 达峰值，约为 36μg/mL。于 30 分钟内静脉滴注 4g，即时血药浓度 > 200μg/mL，于 1h 为≥ 100μg/mL，$t_{1/2}$ 约为 1 小时。体内分布较广，周围器官均可达有效浓度，在胆汁和前列腺液中有较高浓度。本品主要由肾排泄，12 小时内尿中可排出给药量的 1/2 ~ 2/3。

（五）适应证

临床上用于上述敏感菌株所引起的感染（对中枢感染疗效不确切）。

（六）用法和用量

尿路感染，1 次 1g，1 日 4 次，肌内注射或静脉注射。其他部位（呼吸道、腹腔、胆道等）感染：1 日 4 ~ 12g，分 3 ~ 4 次静脉注射或静脉滴注。严重感染 1 日可用 10 ~ 24g。

（七）不良反应

注射局部引起静脉炎或局部红肿。消化系统反应有腹泻、恶心、呕吐，少见肝功能异常、胆汁淤积性黄疸等。可致皮疹，偶见过敏性休克。神经系统可见头痛、头晕、乏力等。少见肾功能异常，白细胞减少及凝血功能障碍。

（八）禁忌证

对本品或其他青霉素类过敏者禁用。

（九）注意

（1）有出血史、溃疡性结肠炎、克罗恩病或假膜性结肠炎者慎用。

（2）长期用药应注意检查肝、肾功能。

（十）药物相互作用

（1）丙磺舒阻滞本品的排泄，血药浓度升高，使作用维持较长。

（2）与氨基苷类联用，对铜绿假单胞菌、沙雷菌、克雷伯菌、其他肠杆菌属和葡萄球菌的敏感菌株有协同抗菌作用。

（3）与肝素等抗凝血药合用，增加出血危险。与溶栓药合用，可发生严重出血。

（十一）制剂注射

用哌拉西林钠：每瓶 0.5g；1.0g（效价）。

（十二）贮法

密闭、在凉暗干燥处保存。

八、美洛西林钠（ Mezlocillin Sodium ）

（一）其他名称

美洛林，磺唑氨苄青霉素钠，诺美，诺塞林。

（二）ATC 编码

J01CA10。

（三）性状

为白色结晶性粉末，极易溶于水，溶液透明，无色或微灰黄色，在 0.9% 氯化钠液或 5% 葡萄糖液中尚稳定，但应在临用前溶解为宜。

（四）药理学

抗菌谱与哌拉西林近似，主要是革兰阴性杆菌，对链球菌属（包括肠球菌）、拟杆菌属也有抗菌作用。但铜绿假单胞菌等对本品的耐药性发展较快，与氨基苷类联合可对铜绿假单胞杆菌、沙雷杆菌、克雷白杆菌等有协同抗菌作用，对 MRSA 无效。

静脉注射本品 1g，即时血药浓度为 149μg/mL；30min 时为 40μg/mL；2h 为 5.3μg/mL；6 小时为 0.5μg/mL。静脉滴注 3g（历时 0.5 小时），1h 和 4h 的血药浓度分别为 57μg/mL 和 4.4μg/mL。按 3g 静脉滴注，每 4 小时一次，连用 7 日，平均血药浓度超过 100μg/mL，全过程血药浓度 >50μg/mL。体内分布于血清、腹膜液、胸膜液、支气管与创口分泌液、骨及其他组织中，在胆汁中有甚高浓度。本品很少透过血脑屏障，但脑膜炎时，可进入脑脊液中。本品主要由肾排泄，其中有 <10% 为代谢物。血液透析可迅速除去大部分药物，腹腔透析也可除去部分药物。

（五）适应证

本品主要用于一些革兰阴性病原菌，如假单胞菌、克雷伯菌、肠杆菌属、沙雷菌、变形杆菌、大肠杆菌、嗜血杆菌以及拟杆菌和其他一些厌氧菌（包括革兰阳性的粪链球菌）所致的下呼吸道、腹腔、胆道、尿路、妇科、皮肤及软组织部位感染以及败血症。

（六）用法和用量

用氯化钠液、葡萄糖液或乳酸钠林格液溶解后静脉注射或静脉滴注，也可肌内注射给药。

成人一般感染每日 150 ~ 200mg/kg，或每次 2 ~ 3g，每 6 小时一次；重症感染每日 200 ~ 300mg/kg，或每次 39，每 4 小时一次；极重感染可用到每日 24g 分 6 次用；淋球菌尿道炎，1 ~ 2g，只用一次，用前 0.5 小时服丙磺舒 1g。

新生儿用量：≤ 7 日龄者每日 150mg/kg 或 75 mg/kg，每 12 小时一次。>7 日龄者，根据体重不同可按每日 225 ~ 300mg/kg，或每次 75mg/kg，每日 3 ~ 4 次。肾功能受损者：肌酐清除率 > 30mL/min 者可按正常用量；10 ~ 30mL/min 者，按疾病轻重用每次 1.5 ~ 3g，每 8 小时一次；<10mL/min 者用 1.5g，每 8 小时一次，重症可用到 2g，每 8 小时一次。手术预防感染给药：每次 4g，于术前 1 小时及术后 6 ~ 12h 各给一次。

（七）不良反应

（1）常见过敏反应：食欲缺乏、恶心、呕吐、腹泻、肌内注射局部疼痛和皮疹，且多在给药过程中发生，大多程度较轻，不影响继续用药，重者停药后上述症状迅速减轻或消失。

（2）少数病例可出现血清氨基转移酶、碱性磷酸酶升高及嗜酸性粒细胞一过性增多。中性粒细胞减少、低钾血症等极为罕见。未见肾功能改变以及电解质紊乱等严重反应。

（八）禁忌证

对本品或其他青霉素类过敏者禁用。

（九）注意

用前做皮试，用青霉素钠皮试液或本品溶液（300μg/mL），阴性反应者始可用药。妊娠期妇女一般避免应用，十分必要时应慎用。哺乳妇可用本品。本品与氨基苷类可互相影响活力，勿混合给药。本品溶液贮存于冷处可析出结晶，可将容器置温水中使溶解后再应用。其他均参见青霉素。

（十）药物相互作用

（1）氯霉素、红霉素、四环素类等抗生素和磺胺药等抑菌剂可干扰本品的杀菌活性，不宜与本品合用，尤其是在治疗脑膜炎或急需杀菌剂的严重感染时。

（2）丙磺舒、阿司匹林、吲哚美辛、保泰松、磺胺药可减少本品自肾脏排泄，因此与本品合用时使其血药浓度增高，排泄时间延长，毒性也可能增加。

（3）本品与重金属，特别是铜、锌和汞呈配伍禁忌，因后者可破坏其氧化噻唑环。由锌化合物制造的橡皮管或瓶塞也可影响其活力。

（4）本品静脉输液加入头孢噻吩、林可霉素、四环素、万古霉素、琥乙红霉素、两性霉素 B、去甲肾上腺素、间羟胺、苯妥英钠、盐酸羟嗪、丙氯拉嗪、异丙嗪、B 族维生素、维生素 C 等后将出现混浊。

（5）避免与酸碱性较强的药物配伍，pH4.5 以下会有沉淀发生，pH4.0 以下及 pH8.0 以上效价下降较快。

（6）本品可加强华法林的作用。

（7）与氨基糖苷类抗生素合用有协同作用，但混合后，两者的抗菌活性明显减弱，因此两药不能置同一容器内给药。

（十一）制剂

粉针剂：每瓶 1g。注射剂：0.5g；1.0g。

（十二）贮法

密封、在干燥凉暗处保存。

九、阿洛西林钠（Azlocillin Sodium）

（一）其他名称

苯咪唑青霉素，阿乐欣，可乐欣。

（二）ATC 编码

J01CA09。

（三）性状

参见美洛西林钠。

（四）药理学

本品与美洛西林、哌拉西林同为氨脲苄类抗假单胞菌青霉素，比美洛西林在侧链上少一个甲硫酰基。本品的抗菌性质与哌拉西林、美洛西林相似。快速静脉注射 1g 后 5 分钟时血药峰浓度为 92.9mg/L，30min 内静脉滴注本品 5g，结束时血药浓度为 409mg/L，$t_{1/2}$ 分别为 0.7 ~ 1.1h 和 1.2 ~ 1.8h。体内分布良好，在支气管分泌物、组织间液和创口渗出物中有较高浓度，但在骨骼中浓度甚低。对铜绿假单胞菌脑膜炎患者，每 6 小时静脉注射本品 5g，脑脊液中药物浓度可达 42 ~ 125mg/L（同期血药浓度为 13.7 ~ 460mg/L）。血浆蛋白结合率约 30%，给药量的大部分（50% ~ 80%）由尿液排泄。

（五）适应证

主要用于铜绿假单胞菌与其他革兰阴性菌所致的系统感染，如败血症、脑膜炎、肺炎及尿路和软组织感染。必要时可与氨基苷类联合以加强抗铜绿假单胞菌的作用。

（六）用法和用量

尿路感染：每日 50 ~ 100mg/kg；重症感染，成人每日 200 ~ 250mg/kg，儿童每日 50 ~ 150mg/kg。

以上量分 4 次，静脉注射或静脉滴注，也可肌内注射给予。可用氯化钠注射液、葡萄糖液或乳酸钠林格液溶解后给予，也可加入墨菲管中，随输液进入（但要掌握速度，不宜过快）。

（七）注意

用前应做皮试，用青霉素钠皮试液或本品溶液（300μg/mL），阴性后始可用药。进药速度避免过快，以减少反应。

（八）制剂

粉针剂：每支 2g；3g；4g。

（九）贮法

密闭、干燥处保存。

十、磺苄西林钠（Sulbenicillin Sodium）

（一）其他名称

磺苄青霉素，磺苄西林，卡他西林，美罗。

（二）ATC 编码

J01CA16。

（三）性状

为白色或淡黄色冻干粉末。

（四）药理学

为广谱半合成青霉素类抗生素，对大肠埃希菌、变形杆菌属、肠杆菌属、枸橼酸菌属、沙门菌属和志贺菌属等肠杆菌科细菌，以及铜绿假单胞菌、流感嗜血杆菌、奈瑟菌属等其他革兰阴性菌具有抗菌作用。本品对溶血性链球菌、肺炎链球菌以及不产青霉素酶的葡萄球菌亦具抗菌活性。本品对消化链球菌、梭状芽孢杆菌在内的厌氧菌也有一定作用。

本品口服不吸收。肌内注射本品 1g 后半小时达血药峰浓度（C_{max}），为 30mg/L。静脉推注 2g 后 15min 血药浓度为 240mg/L。于 1 小时内和 2h 内静脉滴注 5g，滴注结束即刻血药浓度均大于 200mg/L。血清蛋白结合率约为 50%。本品广泛分布于胆汁、腹膜液、痰液、肺、胸壁、子宫、脐带、羊水中，其中胆汁中浓度可为血浓度的 3 倍。$t_{1/2}$ 约为 2.5 ~ 3.2h。24h 尿中药物排出量为给药量的 80%。

（五）适应证

临床上用于敏感的铜绿假单胞菌、某些变形杆菌属以及其他敏感革兰阴性菌所致肺炎、尿路感染、复杂性皮肤软组织感染和败血症等。对本品敏感菌所致腹腔感染、盆腔感染宜与抗厌氧菌药物联合应用。

（六）用法和用量

中度感染，成人一日 8g，重症感染或铜绿假单胞菌感染时剂量需增至一日 20g，分 4 次静脉滴注或可静脉注射；儿童根据病情每日剂量按体重 80 ~ 300mg/kg，分 4 次给药。

（七）不良反应

过敏反应较常见，皮疹、发热等；过敏性休克偶见，一旦发生，必须就地抢救，予以保持气道畅通、吸氧及给用肾上腺素、糖皮质激素等治疗措施。可见恶心、呕吐等胃肠道反应。实验室检查异常包括白细胞或中性粒细胞减少，血清转氨酶一过性增高等。大剂量用药可出现血小板功能或凝血机制异常，发生出血倾向。注射部位局部疼痛、硬结等。

（八）禁忌证

对本品或其他青霉素类过敏者禁用。

（九）注意

（1）有哮喘、湿疹、荨麻疹等过敏史者，肝、肾功能减退者，年老、体弱者慎用。

（2）妊娠期妇女、哺乳期妇女使用应权衡利弊。

（3）用前必须皮试，可用青霉素皮试，也可用本品配成 500μg/mL 皮试液。

（十）药物相互作用

（1）丙磺舒可阻滞本品的排泄，血药浓度升高，使作用维持较长。

（2）与庆大霉素联用，可相互增加对肠球菌的抗菌作用。

（十一）制剂

注射用磺苄西林钠：每瓶 1.0g；2g；4g。

（十二）贮法

遮光，密闭，在凉暗干燥处保存。

第四节　头孢菌素类

一、头孢氨苄（Cefalexin）

（一）其他名称

苯甘孢霉素，先锋霉素Ⅳ，赐福力欣，福林。

（二）ATC 编码

J01DB01。

（三）性状

为白色或乳黄色结晶性粉末；微臭。在水中微溶，在乙醇、氯仿或乙醚中不溶。pKa 为 2.5、5.2 和 7.3。

水溶液的 pH 为 3.5 ~ 5.5。

（四）药理学

本品为半合成的第一代口服头孢菌素。对金黄色葡萄球菌（包括耐青霉素 G 菌株）、溶血性链球菌、肺炎球菌、大肠杆菌、奇异变形杆菌、克雷白杆菌（肺炎杆菌）、流感嗜血杆菌、卡他球菌等有抗菌作用。葡萄球菌的部分菌株、粪链球菌、吲哚阳性变形杆菌、肠杆菌属对本品耐药。本品对铜绿假单胞菌无抗菌作用。

本品口服吸收良好。空腹给药吸收率可达 90%，口服 0.25g、0.5g、1g，1h 的平均血清药物浓度分别为 9μg/mL、18μg/mL、32μg/mL，6h 尚可测出。本品吸收后主要由尿呈原形排泄，8h 内可排出 90% 以上。口服 0.25g 后尿药峰浓度约 1mg/mL。t1/2 约为 0.6h。

（五）适应证

用于敏感菌所致的呼吸道、泌尿道、皮肤和软组织、生殖器官（包括前列腺）等部位的感染，也常用于中耳炎。

（六）用法和用量

成人：1 日 1 ~ 2g，分 3 ~ 4 次服用，空腹服用。小儿：1 日 25 ~ 50mg/kg，分 3 ~ 4 次服用。

（七）不良反应

服药后常见胃肠道反应，如恶心、腹泻、食欲不振等。少见皮疹、荨麻疹、红斑、药物热等过敏反应，偶见过敏性休克。用药后可出现暂时性肝功能异常。少数患者可能出现血红蛋白降低、血小板减少、中性粒细胞减少、嗜酸粒细胞增多，偶见溶血性贫血。对肾脏影响，少数患者可出现尿素氮、肌酸、肌酸酐值升高。

（八）禁忌证

对头孢菌素过敏者及有青霉素过敏性休克史者禁用。

（九）注意

（1）对青霉素过敏或过敏体质者慎用。

（2）肾功能严重损害者应酌减用量。

（十）药物相互作用

（1）与庆大霉素或阿米卡星联用，对某些敏感菌株有协同抗菌作用。

（2）与丙磺舒合用，可抑制本品在肾脏的排泄，使血药浓度升高约 30%。

（3）与肾毒性药物如强利尿剂、氨基苷类、抗肿瘤药等同用，可增加肾毒性。

（4）与华法林同用可增加出血的危险。

（十一）制剂

片（胶囊）剂：每片（粒）0.125g；0.25g。颗粒剂：1g 含药 50mg。

（十二）贮法

遮光、密封，在凉暗处保存。

二、头孢唑林钠（Cefazolin Sodium）

（一）其他名称

先锋霉素Ⅴ，西孢唑啉，凯复唑，赛福宁。

（二）ATC 编码

J01DB04。

（三）性状

常用其钠盐，为白色或类白色的结晶性粉末，无臭，味苦，极易溶于水，微溶于甲醇，极微溶于乙醇，不溶于丙酮、乙醚或氯仿中。其游离酸的 pKa 为 2.5，溶液的 pH 为 4.5 ~ 6（接近 5.5）。水溶液较稳定，室温下可保存 24h；受冷常析出结晶，宜温热溶化后应用。

（四）药理学

为半合成的第一代头孢菌素。抗菌谱类似头孢氨苄，对葡萄球菌（包括产酶菌株）、链球菌（肠球菌除外）、肺炎链球菌、大肠杆菌、奇异变形杆菌、克雷白杆菌、流感嗜血杆菌以及产气肠杆菌等有抗菌作用。本品的特点是对革兰阴性菌的作用较强，对葡萄球菌的 β－内酰胺酶耐抗性较弱。

本品通常用于注射。肌内注射 1g，1h 血药浓度为 64μg/mL；静脉注射 1g，30min 血药浓度为 106μg/mL。本品的半衰期较长 $t_{1/2}$=1.8 小时），有效血药浓度较持久。除脑组织外，在全身分布良好，在胆汁中的浓度较低（为血清药物浓度的 1/5 ～ 1/2）。本品主要由尿呈原形排泄，肌内注射 500mg6h 内有 60% ～ 80% 药物由尿排出，尿药峰浓度可达 1 000μg/mL。

（五）适应证

用于敏感菌所致的呼吸道、泌尿生殖系、皮肤软组织、骨和关节、胆道等感染，也可用于心内膜炎、败血症、咽和耳部感染。

（六）用法和用量

肌内或静脉注射：1 次 0.5 ～ 1g，1 日 3 ～ 4 次。革兰阳性菌所致轻度感染：1 次 0.5g，1 日 2 ～ 3 次；中度或重症感染：1 次 0.5 ～ 1g，1 日 3 ～ 4 次；极重感染：1 次 1 ～ 1.5g，1 日 4 次。泌尿系感染：1 次 1g，1 日 2 次。儿童 1 日量为 20 ～ 40mg/kg，分 3 ～ 4 次给予；重症可用到 1 日 100mg/kg。新生儿 1 次不超过 20mg/kg，1 日 2 次。

（七）不良反应

常见皮疹、红斑、药物热、支气管痉挛等过敏反应，偶见过敏性休克。胃肠道反应有恶心、呕吐、食欲减退、腹痛、腹泻、味觉障碍等症状，偶见假膜性肠炎。用药后可出现暂时性肝功能异常。少数患者可能出现血红蛋白降低、血小板减少、中性粒细胞减少、嗜酸粒细胞增多，偶见溶血性贫血。对肾脏影响，少数患者可出现尿素氮、肌酸、肌酸酐值升高。

（八）禁忌证

对头孢菌素过敏者禁用。

（九）注意

（1）青霉素过敏者，肝、肾功能不全者慎用。

（2）肌内注射偶可引起局部疼痛，静脉注射少数患者可引起静脉炎。

（3）有的供肌内注射的注射剂内含利多卡因，不可注入静脉。

（十）药物相互作用

参见头孢氨苄。

（十一）制剂

注射用头孢唑林钠：每瓶 0.5g；1g；2g。

（十二）贮法

密封、在干燥凉暗处保存。

三、头孢羟氨苄（Cefadroxil）

（一）其他名称

羟氨苄头孢菌素，欧意，力欣奇。

（二）ATC 编码

J01DB05。

（三）性状

为白色或类白色结晶性粉末，有特异性臭味。在水中微溶，在乙醇、氯仿或乙醚中几乎不溶。5% 水溶液的 pH 为 4 ～ 6。在弱酸性条件下稳定。

（四）药理学

本品为半合成的第一代口服头孢菌素。其作用类似头孢氨苄，对金黄色葡萄球菌、溶血性链球菌、肺炎链球菌、大肠杆菌、奇异变形杆菌、肺炎克雷白杆菌等有抗菌作用。

本品口服吸收良好，受食物的影响小，口服0.5g或1g后，平均血药峰浓度分别为16μg/mL或28μg/mL。体内有效浓度维持较久，用药12h尚可测出。有90%以上的药物由尿呈原形排出，1次口服0.5g，尿药峰浓度可达1 800μg/mL，有效浓度可维持20h。

（五）适应证

用于呼吸道、泌尿道、咽部、皮肤等部位的敏感菌感染。

（六）用法和用量

成人平均用量：1日1～2g，分2～3次口服，泌尿道感染时，也可1次服下。小儿1日量50mg/kg，分两次服。

肾功能不全者，首次服1g，以后按肌酐清除率制订给药方案：肌酐清除率为25～50mL/min者，每12小时服0.5g；10～25mL/min者，每24小时服0.5g；<10mL/min者，每36小时服0.5g。不良反应、注意、药物相互作用参见头孢氨苄。

（七）制剂

片剂（胶囊剂）：每片（粒）0.125g；0.25g。

（八）贮法

遮光、密封、在干燥凉暗处保存。

四、头孢拉定（Cefradine）

本品为第一代头孢菌素。其游离酸供口服。注射制剂有两种：一种是游离酸与无水碳酸钠的混合物（1：0.315）；另一种是游离酸与精氨酸的混合物。

（一）其他名称

头孢环己烯，先锋霉素Ⅵ，泛捷复，君必清，VELOSEF。

（二）ATC编码

J01DB09。

（三）性状

为白色或类白色的结晶性粉末；微臭。在水中略溶，在乙醇、氯仿、乙醚中几乎不溶。pKa为2.5和7.3。1%水溶液pH为3.5～6。在碱性物质存在时，游离酸容易溶解。

（四）药理学

抗菌性能类似头孢氨苄，对金黄色葡萄球菌、溶血性链球菌、肺炎链球菌、大肠杆菌、奇异变形杆菌、肺炎克雷白杆菌、流感嗜血杆菌等有抗菌作用。空腹口服250mg或500mg，平均血药峰浓度于1h内到达，分别为9μg/mL或16.5μg/mL。食物延迟本品吸收，但不影响吸收总量。90%药物在6h内以原形由尿排泄，口服250mg后，尿药峰浓度可达1 600μg/mL。本品的肾毒性较轻微。

静脉注射本品1g，5分钟时血药浓度为86μg/mL；15min为50μg/mL；30min为26μg/mL；1小时为12μg/mL；到4h为1μg/mL。

（五）适应证

用于呼吸道、泌尿道、皮肤和软组织等部位的敏感菌感染，注射剂也用于败血症和骨感染。

（六）用法和用量

口服：成人1日1～2g，分3～4次服用。小儿每日25～50mg/kg，分3～4次服用。肌内注射、静脉注射或滴注：成人1日2～4g，分4次注射；小儿1日量为50～100mg/kg，分4次注射。肾功能不全者按患者肌酐清除率制订给药方案：肌酐清除率>20mL/min者，每6小时服500mg；15～20mL/min者，每6小时服250mg；<15mL/min者，每12小时服250mg。

（七）不良反应

长期用药可致菌群失调、维生素 B 族、维生素 K 缺乏、二重感染等不良反应。

（八）禁忌证

对头孢类抗生素过敏者禁用。

（九）注意

（1）对青霉素过敏或有过敏体质者及肾功能不全者慎用。

（2）国内上市后不良反应报道，使用本品可能导致血尿，95% 以上是由静脉注射用药引起的。儿童是发病的易感人群，儿童患者应用本品应谨慎并在监测下用药。

（十）制剂

胶囊剂：每粒 0.25g；0.5g。干混悬剂：0.125g；0.25g。注射用头孢拉定（添加碳酸钠）：每瓶 0.5g；1g。注射用头孢拉定 A（添加精氨酸）：每瓶 0.5g；1g。

（十一）贮法

置干燥、阴凉处，避免受热。

五、头孢呋辛钠（Cefuroxime Sodium）

（一）其他名称

头孢呋肟，新福欣，西力欣，伏乐新，达力新，ZINACEF。

（二）ATC 编码

J01DC02。

（三）性状

为白色或微黄色结晶性粉末，易溶于水。其水溶液，视浓度和溶剂的不同，由浅黄色至琥珀色。其游离酸的 pKa 为 2.5，新制备液的 pH 为 6 ~ 8.5。

（四）药理学

本品为半合成的第二代头孢菌素。对革兰阳性菌的抗菌作用低于或接近于第一代头孢菌素。革兰阴性的流感嗜血杆菌、淋球菌、脑膜炎球菌、大肠杆菌、克雷白杆菌、奇异变形杆菌、肠杆菌属、枸橼酸杆菌、沙门菌属、志贺菌属以及某些吲哚阳性变形杆菌对本品敏感。本品有较好的耐革兰阴性菌的 β－内酰胺酶的性能，对上述菌中耐氨苄西林或耐第一代头孢菌素的菌株也能有效。铜绿假单胞菌、弯曲杆菌、不动杆菌、沙雷杆菌大部分菌株、普通变形杆菌、难辨梭状芽孢杆菌、李斯特菌等对本品不敏感。

肌内注射 750mg，血药浓度达峰值时间约 45min，平均浓度为 27μg/mL；静脉注射 750mg 或 1.5g，15min 血药浓度分别为 50μg/mL 或 100μg/mL. 分别在 5.3h 或 8h 内维持 2μg/mL 的有效浓度。$t_{1/2}$ 约 80min。约有 90% 的药物在 8 小时内由肾排泄，尿药峰浓度可达 1 300μg/mL。

（五）适应证

临床应用于敏感的革兰阴性菌所致的下呼吸道、泌尿系、皮肤和软组织、骨和关节、女性生殖器等部位的感染。对败血症、脑膜炎也有效。

（六）用法和用量

肌内注射或静脉注射，成人：1 次 750 ~ 1 500mg，1 日 3 次；对严重感染，可按 1 次 1 500mg，1 日 4 次。应用于脑膜炎，1 日剂量在 9g 以下。儿童：平均 1 日量为 60mg/kg，严重感染可用到 100mg/kg，分 3 ~ 4 次给予。肾功能不全者按患者的肌酐清除率制订给药方案：肌酐清除率 >20mL/min 者，每日 3 次，每次 0.75 ~ 1.5g；10 ~ 20mL/min 者每次 0.75g，1 日 2 次；<10mL/min 者每次 0.75g，1 日 1 次。

肌内注射：1 次用 0.75g，加注射用水 3mL，振摇使成混悬液，用粗针头作深部肌内注射。静脉给药：每 0.75g 本品，用注射用水约 10mL，使溶解成澄明溶液，缓慢静脉注射或加到墨非管中随输液滴入。

（七）不良反应

常见皮肤瘙痒、胃肠道反应、血红蛋白降低、转氨酶和血胆红素升高、肾功能改变等。肌内注射可致局部疼痛。

（八）注意

（1）对青霉素过敏或过敏体质者慎用。

（2）严重肝肾功能不全者慎用。

（3）本品可透过胎盘，也可经乳汁排出，妊娠期妇女、哺乳期妇女用药应权衡利弊。

（九）药物相互作用

（1）不可与氨基苷类置同一容器中注射。

（2）与高效利尿药（如呋塞米）联合应用，可致肾损害。

（十）制剂

注射用头孢呋辛钠：每瓶 0.75g；1.5g。

（十一）贮法

遮光、密封、在干燥凉暗处保存。

六、头孢克洛（Cefaclor）

（一）其他名称

头孢氯氨苄，希刻劳，新达罗，再克，CECLOR。

（二）ATC 编码

J01DC04。

（三）性状

为白色或类白色结晶性粉末，略溶于水（1 ∶ 100），极微溶于氯仿、乙醚或甲醇中，2.5% 水混悬液的 pH 为 3 ～ 4.5，对胃酸稳定，遇碱逐渐分解。

（四）药理学

本品为半合成头孢菌素，抗菌谱较其他的第一代略广。抗菌性能与头孢唑啉相似，对葡萄球菌（包括产酶菌株）、化脓性链球菌、肺炎链球菌、大肠杆菌、奇异变形杆菌、流感嗜血杆菌等有良好的抗菌作用。

本品口服应用，空腹服 0.25g、0.5g 或 1g，在 30 ～ 60min 内血药峰浓度分别为 7μg/mL、13μg/mL 或 23μg/mL。主要分布于血液、内脏器官、皮肤组织中。脑组织中的浓度低。t1/2 为 0.6 ～ 0.9min，药物由尿呈原形排出，一次口服 0.25g，尿药峰浓度可达 600μg/mL，肾功能不全者半衰期稍延长。

（五）适应证

用于上述敏感菌所致的呼吸道、泌尿道和皮肤、软组织感染，以及中耳炎等。

（六）用法和用量

成人：口服常用量为每次 250mg，每 8 小时 1 次。重病或微生物敏感性较差时，剂量可加倍，但 1 日量不可超过 4g。儿童：1 日口服剂量为 20mg/kg，分 3 次（每 8 小时 1 次）；重症可按 1 日 40mg/kg 给予，但 1 日量不超过 1g。

（七）不良反应

参见头孢氨苄。长期应用可致菌群失调，还可引起继发性感染。

（八）禁忌证

对头孢类抗生素过敏者禁用。

（九）注意

（1）对于肾功能轻度不全者，可不减用量；对肾功能严重不全或完全丧失者，应进行血药浓度监测，降低用量。

（2）与青霉素类有部分交叉过敏性，对青霉素过敏者应慎用。

（3）可透过胎盘，妊娠期妇女不宜应用。

（4）与食物同用时，血药峰浓度仅为空腹用药的 50% ~ 75%，故宜空腹给药。

（十）药物相互作用

参见头孢氨苄。

（十一）制剂

胶囊剂（片剂）：每粒（片）0.125g；0.25g。干混悬剂：0.125g；1.5g。

（十二）贮法

遮光、密封、在干燥凉暗处保存。

七、头孢噻肟钠（Cefotaxime Sodium）

（一）其他名称

头孢氨噻肟，凯福隆，治菌必妥，泰可欣，CLAFORAN。

（二）ATC 编码

J01DD01。

（三）性状

为白色、类白色或淡黄白色结晶；无臭或微有特殊臭。在水中易溶，在乙醇中微溶，在氯仿中不溶。10% 溶液的 pH 为 4.5 ~ 6.5。稀溶液无色或微黄色，浓度高时显灰黄色。若显深黄色或棕色，则表示药物已变质。

（四）药理学

本品为半合成的第三代头孢菌素。对革兰阳性菌的作用与第一代头孢菌素近似或较弱，对链球菌（肠球菌除外）抗菌作用较强。对革兰阴性菌有较强的抗菌效能。奈瑟菌属、流感杆菌、大肠杆菌、奇异变形杆菌、克雷白杆菌、沙门杆菌等对本品甚敏感；枸橼酸杆菌对本品中度敏感；沙雷杆菌、吲哚阳性变形杆菌等对本品也有一定的敏感性。铜绿假单胞菌、阴沟杆菌、脆弱拟杆菌等对本品较不敏感。

在肠道中不吸收。肌内注射 1g，0.5h 血药浓度达峰，约为 22μg/mL，6h 降为 1.5μg/mL，$t_{1/2}$ 约为 1h，药物血浆蛋白结合率为 30% ~ 45%。体内分布面较广，胆汁中较高，不易透过正常脑膜，但脑膜有炎症时可增加透入量。在肝内代谢为活性较低的代谢物，连同一些原形物由尿排出，尿中有较高的有效浓度。

（五）适应证

用于敏感菌所致的呼吸道、泌尿道、骨和关节、皮肤和软组织、腹腔、胆道、消化道、五官、生殖器等部位的感染，对烧伤、外伤引起的感染以及败血症、中枢感染也有效。

（六）用法和用量

临用前，加灭菌注射用水适量使溶解，溶解后立即使用。成人：肌内或静脉注射，1 次 0.5 ~ 1g，1 日 2 ~ 4 次。一般感染用 2g/d，分成两次肌内注射或静脉注射；中等或较重感染 3 ~ 6g/d，分为 3 次肌内注射或静脉注射；败血症等 6 ~ 8g/d，分为 3 ~ 4 次静脉给药；极重感染 1 日不超过 12g，分为 6 次静脉给药；淋病用 1g 肌内注射（单次给药已足）。静脉滴注，2 ~ 3g/d。小儿：肌内注射或静脉注射 1 日量为 50 ~ 100mg/kg，分成 2 ~ 3 次给予。婴幼儿不能肌内注射。

（七）不良反应

过敏反应可致皮疹、发热、瘙痒等。消化系统出现食欲缺乏、恶心、呕吐、腹泻等。肝功能异常，一过性血尿素氮和肌酸酐增高。偶见白细胞、中性粒细胞、血小板减少，嗜酸性粒细胞增多。长期用药可致二重感染，如念珠菌病、假膜性肠炎等。

（八）禁忌证

对头孢类抗生素过敏者禁用。

（九）注意

（1）对青霉素过敏和过敏体质者、严重肾功能不全者慎用。

（2）溃疡性结肠炎、克罗恩病或假膜性肠炎者慎用。

（十）药物相互作用

（1）与庆大霉素或妥布霉素合用，对铜绿假单胞菌有协同抗菌作用。

（2）与阿米卡星合用，对大肠杆菌、肺炎克雷白杆菌有协同作用。

（3）与氨基苷类、其他头孢菌素或强利尿剂同用，可能增加肾毒性。

（4）与丙磺舒合用，可抑制本品在肾脏的排泄，提高血药浓度及延长血浆半衰期。

（十一）制剂

注射用头孢噻肟钠：每瓶 0.5g；1g；2g。

（十二）贮法

密封、在干燥凉暗处保存。

八、头孢曲松钠（Ceftriaxone Sodium）

（一）其他名称

头孢三嗪，罗氏芬，菌必治，罗塞秦，ROCEPFIIN。

（二）ATC 编码

J01DD04。

（三）性状

为白色至黄色的结晶性粉末，溶于水，略溶于甲醇，极微溶于乙醇，水溶液因浓度不同而显黄色至琥珀色。其 1% 溶液的 pH 约为 6.7。

（四）药理学

本品为半合成的第三代头孢菌素。抗菌谱与头孢噻肟近似，对革兰阳性菌有中度的抗菌作用。对革兰阴性菌的作用强，主要敏感菌有金黄色葡萄球菌、链球菌属、肺炎链球菌、嗜血杆菌属、奈瑟菌属、大肠杆菌、肺炎克雷白杆菌、沙雷杆菌、各型变形杆菌、枸橼酸杆菌、伤寒杆菌、痢疾杆菌、消化球菌、消化链球菌、梭状芽孢杆菌等。铜绿假单胞菌、肠杆菌属对本品也敏感。产酶金黄色葡萄球菌、耐氨苄青霉素的流感嗜血杆菌、耐第一代头孢菌素和庆大霉素的一些革兰阴性菌常可对本品敏感。但粪链球菌和耐甲氧西林的葡萄球菌对本品均耐药。在消化道不吸收。肌内注射 1g，血药浓度 2h 达峰值，约为 76μg/mL，到 12h 尚有约 29μg/mL。静脉滴注 1g，历时 0.5h，滴完当时血药浓度约为 150μg/mL，到 12h 约 28μg/mL，24h 约 9μg/mL。体内分布广，可透过血脑屏障，并可进入羊水和骨组织。在体内不经生物转化，以原形排出体外，约 2/3 量通过肾脏，1/3 通过胆道排泄，因此在尿液和胆汁中有很高的浓度。$t_{1/2}$ 为 6 ~ 8h。

（五）适应证

用于敏感菌所致的肺炎、支气管炎、腹膜炎、胸膜炎，以及皮肤和软组织、尿路、胆道、骨及关节、五官、创面等部位的感染，还用于败血症和脑膜炎。

（六）用法和用量

一般感染，每日 1g，1 次肌内注射或静注。严重感染，每日 2g，分 2 次给予。脑膜炎，可按 1 日 100mg/g（但总量不超过 4g），分 2 次给予。淋病，单次用药 250mg 即足。儿童用量一般按成人量的 1/2 给予。肌内注射：将 1 次药量溶于适量 0.5% 盐酸利多卡因注射液，作深部肌内注射。静脉注射：按 1g 药物用 10mL 灭菌注射用水溶解，缓缓注入，历时 2 ~ 4min。静脉滴注：成人 1 次量 1g 或 1 日量 2g，溶于等渗氯化钠注射液或 5% ~ 10% 葡萄糖液 50 ~ 100mL 中，于 0.5 ~ 1h 内滴入。

（七）不良反应

参见头孢噻肟钠。

（八）禁忌证

对头孢类抗生素过敏者禁用。

（九）注意

（1）青少年、儿童使用本品，偶可致胆结石，但停药后可消失。

（2）对青霉素过敏和过敏体质者、严重肾功能不全者慎用。

（3）本品不能加入哈特曼氏以及林格氏等含有钙的溶液中使用。头孢曲松禁用于正在或准备接受含钙的静脉注射用产品的新生儿。

（十）药物相互作用

（1）与氨基苷类药合用，有协同抗菌作用，但同时可能加重肾损害。

（2）本品与含钙剂或含钙产品合并用药有可能导致致死性结局的不良事件。

（3）本药可影响乙醇代谢，使血中乙酰醛浓度升高，出现双硫仑样反应。

（4）丙磺舒不影响本药的消除。

（十一）制剂

注射用头孢曲松钠：每瓶 0.5g；1g；2g。

（十二）贮法

遮光、密封、在干燥凉暗处保存。

九、头孢哌酮钠（Cefoperazone Sodium）

（一）其他名称

头孢氧哌唑，先锋必，CEFOBID。

（二）ATC 编码

J01DD12。

（三）性状

为白色或类白色结晶性粉末；无臭，有引湿性。在水中易溶，在甲醇中略溶，在乙醇中极微溶解，在丙酮和醋酸乙酯中不溶。25% 水溶液的 pH 为 4.5 ~ 6.5。水溶液因浓度不同由无色到浅黄色。

（四）药理学

本品为半合成的第三代头孢菌素。抗菌性能与头孢噻肟相似。对革兰阳性菌的作用较弱，仅溶血性链球菌和肺炎链球菌较为敏感。对大多数的革兰阴性菌，本品的作用略次于头孢噻肟，对铜绿假单胞菌的作用较强。

口服不吸收，肌内注射 1g 后 1h，血药浓度达峰值，约为 65μg/mL。静脉注射 1g 后数分钟内血药浓度可达 175μg/mL。在 2h 内滴注本品 1g，结束时，血药浓度为 100μg/mL，到第 10 小时约为 4μg/mL。$t_{1/2}$ 约为 2h。本品由尿和胆汁排泄，因此在尿液和胆汁中有很高的浓度，还可以分布到胸水、腹水、羊水、痰液中，在脑膜发炎时，可进入脑脊液。

（五）适应证

用于各种敏感菌所致的呼吸道、泌尿道、腹膜、胸膜、皮肤和软组织、骨和关节、五官等部位的感染，还可用于败血症和脑膜炎等。

（六）用法和用量

肌内或静脉注射，成人 1 次 1 ~ 2g，1 日 2 ~ 4g。严重感染，1 次 2 ~ 4g，1 日 6 ~ 8g。小儿每日 50 ~ 150mg/kg，分 2 ~ 4 次注射。

（七）不良反应

参见头孢噻肟钠。可干扰体内维生素 K 的代谢，造成出血倾向，大剂量或长期用药时尤应注意。

（八）禁忌证

对头孢类抗生素过敏者禁用。肝功能不全及胆道阻塞患者禁用。

（九）注意

（1）对青霉素过敏和过敏体质者慎用。

（2）本品可透过胎盘，少量可经乳汁排出，妊娠期妇女、哺乳期妇女用药应权衡利弊。

（十）药物相互作用

（1）与氨基苷类合用，对大肠杆菌、铜绿假单胞菌某些敏感菌株有协同抗菌作用。

（2）与非甾体镇痛药、血小板聚集抑制药合用，可增加出血的危险性。

（3）与氨基苷类、其他头孢菌素或强利尿剂同用，可能增加肾毒性。

（4）抗凝药或溶栓药同用，可干扰维生素 K 代谢，导致低凝血酶原血症。

（十一）制剂

注射用头孢哌酮钠：每瓶 0.5g；1g；2g。注射用头孢哌酮钠 / 舒巴坦（1 ∶ 1；2 ∶ 1；4 ∶ 1；8 ∶ 1）国家药品不良反应监测中心提示，警惕注射用头孢哌酮钠 / 舒巴坦钠严重不良反应，主要以全身性损害、呼吸系统损害为主。对死亡病例报告分析显示，54% 的患者存在合并用药情况，14% 存在多种药品混合静脉滴注的情况。儿童患者存在不同程度的超剂量用药，尤其是一次用药剂量过大的问题。

用药期间饮酒：注射用头孢哌酮钠 / 舒巴坦钠可影响乙醇代谢，使血中乙酰醛浓度上升，如在用药期间及停药后 5d 内饮酒，或者使用含乙醇成分的药物或食物，可能会出现双硫仑样反应。注射用头孢哌酮钠 / 舒巴坦钠严重病例报告中，用药前后饮酒引起的双硫仑样反应约占 6%。

（十二）贮法

密封、在干燥凉暗处保存。

十、头孢他啶（Ceftazidime）

（一）其他名称

头孢羧甲噻肟，复达欣，FORTUM。

（二）ATC 编码

J01DD02。

（三）性状

为无色或微黄色粉末，加水即泡腾溶解生成澄明药液。因浓度的不同，药液可由浅黄色至琥珀色。新制备液的 pH 为 6 ～ 8。

（四）药理学

对革兰阳性菌的作用与第一代头孢菌素近似或较弱；葡萄球菌、链球菌 A 和 B 群、肺炎链球菌对本品敏感。对革兰阴性菌的作用突出，对大肠杆菌、肠杆菌属、克雷白杆菌、枸橼酸杆菌、奇异变形杆菌、普通变形杆菌、流感嗜血杆菌（包括耐氨苄西林菌株）、脑膜炎球菌等有良好的抗菌作用。对铜绿假单胞菌的作用强，超过其他 β – 内酰胺类和氨基苷类抗生素。对某些拟杆菌也有效。肠球菌、耐甲氧西林的葡萄球菌、李斯特菌、螺旋杆菌、难辨梭状芽孢杆菌和脆弱拟杆菌（大部分菌株）对本品耐药。

口服不吸收，静脉注射 1g，0.5h 血药浓度为 60 μg/mL，1h 为 39 μg/mL，2h 为 23 μg/mL，4h 为了 11 μg/mL，8h 尚有 3 μg/mL。t1/2 约为 1.8 ～ 2h。本品体内分布广，可进入胸水、腹水、痰液、淋巴液、脑脊液（脑膜发炎时）中，在骨组织、胆汁、心肌中也有一定的浓度。本品在体内不代谢，由肾脏排泄，在尿中达甚高浓度。

（五）适应证

用于革兰阴性菌的敏感菌株所致的下呼吸道、皮肤和软组织、骨和关节、胸腔、腹腔、泌尿生殖系以及中枢等部位感染，也用于败血症。

（六）用法和用量

轻症一日剂量为 1g，分 2 次肌内注射。中度感染 1 次 1g，1 日 2 ～ 3 次，肌内注射或静脉注射。重症 1 次可用 2g，1 日 2 ～ 3 次，静脉滴注或静脉注射。本品可加入氯化钠注射液、5% ～ 10% 葡萄糖注射液、含乳酸钠的输液、右旋糖酐输液中。

（七）不良反应

长期用药可发生菌群失调和二重感染。可引起念珠菌病及维生素 K、B 族维生素缺乏。

（八）禁忌证

对头孢类抗生素过敏者禁用。

（九）注意

（1）对青霉素过敏或过敏体质者慎用。早产儿及2个月以内的新生儿慎用。

（2）本品遇碳酸氢钠不稳定，不可配伍。

（十）药物相互作用

（1）与美洛西林或哌拉西林联用，对大肠杆菌、铜绿假单胞菌有协同或累加作用。

（2）与氨基苷类合用，有协同抗菌作用。

（3）与氨基苷类、抗肿瘤药或强利尿剂同用，可加重肾毒性。

（4）与氯霉素合用，有相互拮抗作用。

（十一）制剂

注射用头孢他啶：每瓶1g；2g。

（十二）贮法

密封、在干燥凉暗处保存。

十一、头孢美唑（Cefmetazole）

（一）其他名称

先锋美他醇，头孢甲氧氰唑，CEFMETAZON。

（二）ATC编码

J0IDC09。

（三）性状

常用其钠盐，为白色或微黄色粉末或团块；几无臭；极易溶于水，易溶于甲醇，略溶于丙酮，微溶于乙醇。有引湿性。

（四）药理学

系第二代头孢霉素类半合成抗生素，性能与第二代头孢菌素相近。抗菌谱包括革兰阳性、阴性菌和厌氧菌，对葡萄球菌、大肠杆菌、克雷白杆菌、吲哚阴性和阳性变形杆菌、脆弱拟杆菌等有良好的抗菌作用。本品的耐酶性能强，对一些已对头孢菌素耐药的病原菌也可有效。

静脉注射1g，10min时血药浓度为188μg/mL；静脉滴注1g历时1h，滴完时为76μg/mL；静脉注射1g，6h血药浓度为1.9μg/mL；而静脉滴注1g，6h血药浓度为2.7μg/mL。t1/2约为1小时。易透入子宫，在胆汁中也有较高浓度。在体内几不代谢，6小时内有85%～90%原形药物由尿排出，尿药浓度甚高。

（五）适应证

用于葡萄球菌、大肠杆菌、克雷白杆菌、吲哚阴性和阳性杆菌、拟杆菌等微生物的敏感菌株所致的肺炎、支气管炎、胆道感染、腹膜炎、泌尿系统感染、子宫及附件感染等。

（六）用法和用量

静脉注射或静脉滴注。成人，1日量为1～2g，分为2次；儿童，1日量为25～100mg/kg，分为2～4次。重症或顽症时，成人可用到1日4g，儿童可用到1日150mg/kg，溶剂可选用等渗氯化钠注射液或5%葡萄糖液，静注时还可用灭菌注射用水（但不适用于滴注，因渗透压过低）。

（七）不良反应

可致过敏，出现荨麻疹、皮疹、药热等，偶可致休克。偶可致BUN升高，停药可恢复。嗜酸性粒细胞增多、白细胞减少以及红细胞减少。少数患者可有氨基转移酶和碱性磷酸酶升高。消化道不良反应有恶心、呕吐和腹泻等。极少数病例可致假膜性肠炎，也可致念珠菌二重感染。

（八）禁忌证

对头孢类抗生素过敏者禁用。

（九）注意

（1）对其他头孢菌素类药物过敏者，以及过敏体质者应慎用。

（2）由于主要经肾排泄，肾功能受损者应慎用。

（3）妊娠期妇女、哺乳期妇女慎用。

（十）药物相互作用

参见头孢噻肟钠。

（十一）制剂

注射用头孢美唑钠：每瓶 0.25g；0.5g；1g；2g（效价）。

（十二）贮法

密闭、在干燥凉暗处保存。

十二、头孢克肟（Cefixime）

（一）其他名称

氨噻肟烯头孢菌素，世伏素，达力芬，CEFSPAN。

（二）ATC 编码

J01DD08。

（三）性状

为白色至淡黄色结晶性粉末，无味，具轻微特异臭，易溶于甲醇、二甲亚砜，略溶于丙酮，难溶于乙醇，几不溶于水、醋酸乙酯、乙醚、已烷中。

（四）药理学

本品为口服用的第三代头孢菌素类抗生素。具第三代头孢菌素的抗菌特性，其抗菌谱包括链球菌、肺炎链球菌、淋球菌、大肠杆菌、克雷白杆菌、卡他布拉汉菌、沙雷杆菌、枸橼酸杆菌、阴沟肠杆菌、产气肠杆菌、流感嗜血杆菌等。对细菌的 β－内酰胺酶甚稳定。

正常人 1 次空腹口服 50mg、100mg、200mg，4h 血中药物水平达峰，分别为 0.69μg/mL、1.18pμg/mL、1.95μg/mL，$t_{1/2}$ 为 2.3 ~ 2.5h。儿童 1 次按 1.5mg/kg、3.0mg/kg、6.0mg/kg 空腹服用，3 ~ 4h 血药水平达峰，分别为 1.14μg/mL、2.01 μg/mL、3.97μg/mL，$t_{1/2}$ 为 3.2 ~ 3.7h。体内分布，以痰、扁桃体、颌窦、中耳分泌物及胆汁中浓度较高。0 ~ 12h 的尿排泄率为 20% ~ 25%，口服 50mg，4 ~ 6 小时尿液药物峰浓度为 42.9%。

（五）适应证

用于上述敏感菌所引起的肺炎、支气管炎、泌尿道炎、淋病、胆囊炎、胆管炎、猩红热、中耳炎、副鼻窦炎等。

（六）用法和用量

成人及体重为 30kg 以上的儿童：1 次 50 ~ 100mg，1 日 2 次；重症 1 次口服量可增至 200mg。体重为 30kg 以下的儿童：1 次 1.5 ~ 3mg/kg，1 日 2 次；重症 1 次量可增至 6mg/kg。

（七）不良反应

本品偶引起过敏性反应，如皮疹、瘙痒、发热、颗粒性白细胞减少、嗜酸性粒细胞增多、血小板减少；可致肝氨基转移酶及碱性磷酸酶升高；可致菌群失常，并引起维生素缺乏或二重感染，也可致过敏性休克。

（八）禁忌证

对头孢类抗生素过敏者禁用。

（九）注意

（1）肾功能不全者应减量使用。

（2）妊娠期妇女、新生儿、早产儿均宜慎用。

（3）本品可干扰尿糖反应，使 Benedict、Fehling 及 Clintest 试验出现假阳性反应。并可使直接血清抗球蛋白试验（Coombs test）出现阳性反应。

（十）药物相互作用

参见头孢氨苄。

（十一）制剂

胶囊剂：每粒 50mg 或 100mg；颗粒：每 1g 中含本品 50mg（效价）。

（十二）贮法

遮光、密封、凉暗处保存。

第六章

妇产科疾病药物治疗

第一节　促性腺激素释放激素

下丘脑神经细胞具有神经及内分泌两种功能的特性。这类神经分泌细胞既能接受中枢神经发放的信号，又能像腺体分泌细胞那样分泌多肽激素。因此，下丘脑弓状核促性腺激素释放激素（GnRH）神经元的神经末梢不与另一神经末梢的突触或非神经性的效应细胞相沟通；而是通过纤维与垂体门脉毛细血管襻直接连接，向垂体门脉循环，定时、定量释放 GnRH，调节着垂体前叶促性腺激素的正常释放。

一、GnRH 的分泌与功能

（一）GnRH 的分泌

已知 GnRH 的释放是以脉冲的形式释放的。由于 GnRH 的半衰期仅为 4 ~ 9min，在外周血中无法测定，只能通过测定血中的促性腺激素浓度变化，间接推断 GnRH 的释放。在正常月经周期中，LH 分泌脉冲在卵泡期为 90min，黄体后期为 220min 1 次，由此推测 GnRH 的脉冲周期可能亦是这样。

GnRH 的释放严密控制着垂体促性腺激素（GnTH）的释放。GnRH 脉冲式释放的频率或幅度发生改变，垂体 LH 和 FSH 的释放量和 LH 与 FSH 的比值即发生显著的改变。如 GnRH 的脉冲频率减慢，GnTH 的相应脉冲释放量增加，FSH 的增加量更为显著；反之，GnRH 的脉冲频率加快，GnTH 的释放量减少，FSH 减少更为迅速。GnRH 脉冲幅度显著加大时，亦能选择性地抑制 FSH 分泌。上述情况还提示：生殖周期中 LH 与 FSH 的分泌不一定需要有两种释放或抑制激素分别予以调节，GnRH 与卵巢激素的共同作用可分别调节 LH 和 FSH 分泌；此外还说明 LH 和 FSH 并非平行分泌。临床出现 LH 和 FSH 比值的改变可能（至少一部分）是由 GnRH 释放的脉冲频率发生改变所致。

GnRH 的脉冲释放频率及振幅除影响 LH 和 FSH 的释放量和两者的比值外，脉冲式的释放型对垂体 GnTH 细胞的反应性也有重要影响。如对哺乳动物（包括人类）持续滴注 GnRH，不但不能使血中 CnTH 浓度持续升高，反而下降；这一情况并不是由于 GnTH 细胞内的激素排空所致，而是在 GnRH 的持续作用下垂体细胞对其失敏（desensitization），处于一种对 GnRH 不反应状态（refractoriness）；在其他刺激因子作用下，仍能分泌 GnTH，说明细胞虽然对 GnRH 失敏，但并未丧失分泌功能。撤除 GnRH 的持续刺激后，GnTH 细胞的反应性可逐渐恢复，随着刺激停止时间的延长，反应性亦越来越强；恢复过程与细胞内激素的储存量无关。

（二）GnRH 功能

脉冲式的 GnRH 释放不但保持 GnTH 细胞的反应性，还能产生自身增强效应（self-priming），即第二次 GnRH 脉冲作用于 GnTH 细胞时，可使其分泌更多的 GnTH。

GnRH 的脉冲式释放还受神经系统的高级中枢所调控。从大部分脑区，尤其是皮质和边缘系统，都有神经纤维和 GnRH 神经元发生突触联系，通过神经递质的作用调节 GnRH 的释放。中枢儿茶酚胺类及多巴胺是其中最主要的神经递质：在羊的实验中观察到去甲肾上腺素对新贮存的 GnRH 有促进释放作用（Domansk 1991），而 Havern（1991）发现中枢多巴胺神经元通过与弓状核 GnRH 神经元的突触联系，对 GnRH 脉冲频率有直接的抑制作用。还有不少研究结果都表明 GnRH 的分泌，反映了去甲肾上腺素能神经的兴奋与多巴胺能神经抑制两者的平衡，由此可知来自视、听、触等内外感受器信息，可通过上述中枢神经系统的神经递质，影响下丘脑的肽能神经元的活动，随之发生内分泌系统的变动，其中尤以生殖内分泌最为敏感，影响最为明显。

已知 β－内啡肽（endophin）对痛觉、情绪、行为及神经内分泌调节等方面有广泛的生理功能，Conover 通过实验明确其可抑制 GnRH 脉冲幅度和加快脉冲上升速度，但对脉冲频率却无明显影响，表明情绪等精神因素可严重干扰女性生殖内分泌的正常功能；为此，在诊治妇科内分泌疾病时要重视患者精神状态的疏导，使患者树立战胜疾病的信心，愉快地配合治疗。通过这一针对性的心理治疗，治愈率定会相应提高。

二、促性腺激素释放激素类似物

促性腺激素释放激素类似物（gonadotropin releasing hormone analogue，GnRHa）是由 9 种不同类型的氨基酸所组成的十肽，其分子结构为如下：焦谷（氨酸）－组－色－丝－酪－甘－亮－精－脯－甘酰胺（glycine-NH_2）。

GnRH 的半寿期很短，临床应用很不方便，因而临床广泛应用人工合成的 GnRHa，其与天然 GnRH 的不同点在于：①将第 10 位的甘酰胺转换为乙基胺，成为九肽；提高了抵抗内肽酶降解的能力，使其活性成倍增强。②在第 6 位取代了甘氨酸残基，生物活性亦可呈几何级数的倍增，半寿期亦可大大延长等，目前在市场已有多种 GnRHa 问世。

（一）GnRHa 的种类

根据时效长短、给药途径可分两类。

1. 短效 GnRHa

（1）布舍瑞林（buserelin）：皮下注射液 1mg/mL；喷鼻液 1mg/mL，喷 100μg。

（2）那法瑞林（nafarelin）：喷鼻液 2mg/mL，喷 1 次 200μg。

（3）阿拉瑞林（alarelin 国产）：1mg/mL，皮下或肌内注射。

2. 长效 GnRHa

（1）戈舍瑞林（goserelin）：商品名，Zoladex（诺雷德），微囊注射剂 3.6mg。

（2）亮丙瑞林（leuprorelin）：商品名，Enanton（抑那通），微囊注射剂 3.75mg。

（3）达菲瑞林（dapherelin）：微囊注射剂 3.75mg。

（二）GnRHa 的药理作用

小剂量、脉冲性输入时，可激发垂体功能，分泌促性腺激素，进而改善卵巢功能，促进排卵，以治疗闭经、无排卵性不孕等疾病。尤其通过自身增强效应，增加垂体细胞内 GnRH 受体的浓度和活性。

超生理剂量长期、持续性输入时，则使垂体细胞对其失敏，而致引起垂体和卵巢功能的抑制，造成低促性腺激素血症、低雌激素血症，产生药物性绝经。用以治疗一些雌激素依赖性疾病，如子宫内膜异位症、子宫肌瘤、性早熟等。

三、GnRHa 的临床应用

（一）诊断性应用

主要用于垂体兴奋试验：通过外源性 GnRHa 输入，检验垂体 LH 释放功能，鉴别下丘脑－垂体病变和评价内分泌治疗效果。

1. 方法

GnRHa（阿拉瑞林）25μg，临用时用生理盐水 2mL 溶解，静脉注射，在注射前及注射后 25min，45min，90min，180min. 各抽血 3mL，取血清保存，进行放免测定 LH 值并绘制反应曲线。

2. 正常反应

注药后 15 ~ 30min，血 LH 释放达高峰，峰值为试验前基值的 3 倍以上（≥ 45mU/mL），然后下降。无 LH 峰值或峰值不足基值 3 倍者即为异常。

（二）治疗性应用

1. 小剂量、脉冲性 GnRHa 治疗

模拟生理性 GnRH 脉冲释放频率，应用自动控制的脉冲输入泵，经皮下或静脉输入微量 GnRHa 治疗下列疾病。

（1）促排卵：先应用套管穿刺针皮下穿刺置管后固定，与输入泵连接，调整脉冲频率和剂量，频率一般为 90min（60 ~ 120min），从月经周期第 2 ~ 5d 开始，首次剂量为 5μg/ 脉冲，每隔 5d，每脉冲增加 1μg，逐渐增加至 20μg/ 脉冲。30d 为一疗程。同时应用 B 超检测优势卵泡大小及血雌激素浓度，当优势卵泡≥ 18mm，E_2 ≥ 1 110pmol/L 的翌日予以肌内注射 hCG 5 000 ~ 10 000U 促排卵并指导妊娠。上述治疗连续 3 个周期仍不排卵者，则改为静脉输注。剂量为 2.5 ~ 25μg/90min。有人推荐，仅日间注射 1.5μg/120min。为防凝在静脉泵药液内加入 1 ∶ 1 000 肝素，并注意保护局部防止感染和出血。

（2）青春期发育延迟：首先排除其他原因所致的性成熟延迟，最好通过 GnRH 应激试验证实系促性腺激素低下型性腺功能减退病例或神经性厌食患者可给予 GnRHa 治疗以促使下丘脑 – 垂体 – 卵巢 – 子宫轴系发育成熟。方法：GnRHa 10μg/90min，静脉脉冲输入。皮下注射或鼻腔滴入效果不理想。

（3）黄体功能不健全，多囊卵巢综合征或促性腺激素分泌异常引起月经不调。于月经第 5 天起，每天肌内注射 GnRHa 25μg，连续 10 ~ 15d，B 超监测，至卵泡成熟。卵泡发育不良者则于月经第 10 天起，25μg/d，至卵泡成熟。

2. GnRHa 常用超促排卵方案

（1）长方案：适用于年轻且卵巢储备正常者，一般于前次月经周期第 21 天（黄体中期）开始用促性腺激素释放激素激动药（GnRHa）；月经来潮第 2 天超声、FSH、LH、E_2 等评价降调效果，于月经第 3 天开始每日注射促性腺激素（Gn）；当有 2 个直径达 18mm 或 3 个达 17mm 或 4 个达 16mm 卵泡时停用 Gn，当晚注射 hCG 5 000 ~ 10 000 U，34 ~ 36h 后采卵。长方案中 GnRHa 长效制剂（3.75mg）或短效制剂均可使用。可根据患者其身体情况选用短效 GnRHa 的全量、半量或长效 GnRHa 的全量、半量及 1/3。选用目的是在保持长方案使卵同步发育，避免过早内源性 LH 峰优点的同时，最大限度减少 GnRHa 对垂体的过度抑制，增加卵巢反应性和最终获卵数，减少 Cn 用药量及费用。月经来潮后可根据患者降调效果适当将全量短效 GnRHa 减为半量或更小剂量至 hCG。GnRHa 降调标准为 FSH、LH 均 <5U/L，E_2<50pg/mL；卵泡大小：双侧卵巢内卵泡直径均< 5mm；子宫内膜厚度：≤ 5mm。

（2）短方案：适于年龄大、卵巢储备功能较差者；GnRHa 自月经第 2 天开始皮下注射 GnRHa 0.05 ~ 0.1mg/d 至 hCG，月经第 3 天开始给予 Gn，其他同长方案。

（3）超短方案：适于年龄大、卵巢储备功能更差者及既往 COH 反应不良者。月经第 2 天开始给予 GnRHa 0.1mg/d，仅用 3 ~ 5d 停药；月经第 3 天开始予 Gn 300 ~ 375 U/d，其他同长方案。

（4）超长方案：适用于重度 PCOS、高 LH 及子宫内膜异位症者。月经周期第 1 天开始用长效 GnRHa，第 28 天视患者病情加用或不用第 2 支 GnRHa，直至达到完全降调节，适时开始给予 Gn。

自 1984 年促性腺激素释放激素激动药（GnRHa）降调节长方案引入 IVF 可控制超排卵（controlling ovarian hyperstimulation，COH）治疗获得成功后，基于此方案具有增加获卵数目，抑制内源性 LH 峰减少，取消周期，有利于临床工作计划性安排和提高临床妊娠率等优点，目前已广泛应用于临床。但随着不同 GnRHa 制剂、剂量和方案应用的数据积累与分析，针对患者具体情况选择合适的方案、剂型与剂量，尽可能避免 COH 的不良反应，改善卵子、胚胎质量和子宫内膜接受性，从而提高胚胎种植率和妊娠率则成为生殖医师努力的方向。

3. 大剂量、长期 GnRHa 治疗

通过垂体脱敏、抑制垂体 – 卵巢功能，用以治疗妇科性腺激素依赖性疾病。

（1）子宫内膜异位症：临床多半应用长效 GnRHa，如戈舍瑞林（Zoiadex），或亮丙瑞林（抑那通），分别含 3.6mg，用基质包裹成 1.2mm × 13mm 微柱缓释剂。于月经周期的第 2 ~ 3d 开始治疗。用 16 号针腹壁皮下注射，3.6mg/4 周，共 48 周。1 次注药后的前 3 ~ 5d 可出现一过性超生理量的 FSH、LH 的释放，此后由于垂体的脱敏，CnTH 及卵巢性激素急剧下降，1 个月后血 E_2 水平即达到绝经后妇女水平（≤ 30pg/mL）。据 Shaw 对比 307 例和丹那唑的疗效，按照美国生育协会（American Fertility Society，AFS）评分标准：AFS 评分下降 59.1%，异位病灶评分下降 81.4%，完全治愈率 46.3%，有效率 73%，妊娠率 29.2%。于停药后 47.4d（23 ~ 141d）月经复潮。但根据 Ventturinl（1990）少量（32 例）病例的治疗观察，停药 6 个月症状复发率：痛经 25%、性交痛 37.5%、盆腔痛 33%。国产阿拉瑞林为短效药物，价格较低廉，亦可用于治疗本病。治疗方法：在月经周期 2 ~ 7d 开始，150μg/d，皮下或肌内注射，共 6 个月。据汪倩（2000）的临床实验研究报道，患者的自觉症状及体征的改善率与戈舍瑞林组无明显差异，阿拉瑞林组的总有效率为 95%。据文献报道，在终止 GnRHa 治疗后 1 个月或月经恢复后，如给予 hMG/hCG 方案促排卵，可增加患者的受孕机会，一般停药 6 个月内妊娠率为 40% 左右。

（2）子宫肌瘤：戈舍瑞林治疗子宫肌瘤的方法、剂量与治疗子宫内膜异位症一样，3.6mg/4 周，共 6 次（24 周）。据报道，注药后第一周时肌瘤缩小 30%，24 周时缩小 55%，停药后 3 个月排卵恢复，但子宫体积又复增大。鉴于治疗后手术，术中出血和术后并发症发生率显著降低，故推荐于手术前先应用本法治疗以改善机体状况，有利于手术。

（3）特发性真性性早熟：治疗的两个目的是，首先暂停青春发育进一步发展，使早熟症状消退，其次是改善最终身高。GnRHa 最早用于治疗青春性早熟病症，抑制性成熟过早但功能正常的下丘脑垂体性腺轴的青春期激活，是临床证明具显著疗效的成熟方案。采用曲普瑞林治疗，每 4 周肌内注射 50 ~ 100μg/kg，疗程一般需要 1 ~ 2 年，女童在骨龄 12.0 ~ 12.5 岁时停止治疗。

（4）治疗多囊卵巢综合征：应用 GnRH 激动药后可抑制垂体性腺轴，使雄激素的水平降到极低，并发生闭经和子宫内膜萎缩等，同时极大地改善多囊卵巢综合征患者的高雄激素血症、不排卵和非正常的促性腺激素动力学症状。而对于接受了氯米芬治疗后仍未排卵或妊娠的多囊卵巢综合征患者，在进行促性腺激素治疗的同时少量加用 GnRH 激动药，亦可降低卵巢的过度刺激和多胎妊娠的危险。

（5）治疗乳腺癌：乳腺癌细胞上亦存有 GnRHa。有资料显示，在治疗激素敏感型和早期乳腺癌患者时，与化疗药物合用，利用 GnRH 激动药所致的“药物性卵巢切除作用”，可抑制某些化疗药所引起的雌激素反射性增高，产生可逆的药物性绝经，从而提高疗效改善预后。

4. 大剂量、长期 GnRHa 治疗的不良反应及其防治方案

（1）GnRHa 大剂量、长期治疗的不良反应：为低雌激素症状，如潮热、盗汗、阴道干涩、性欲低下、乳房萎缩、头痛、烦躁、失眠等更年期综合征症状，但这些患者一般都能耐受，在停药后 8 周能恢复至治疗前水平；可是由其引起的骨质丢失则是 GnRHa 治疗的主要缺陷。它与 GnRHa 不同制剂、剂量、应用时间长短及所致低雌激素状态的严重程度有关。大多数研究证实，GnRHa 应用 6 个月以上可致腰椎骨密度有较大程度的下降。据 Fogelman（1994）统计，在治疗期间腰椎骨密度可减少 4.5%。

（2）骨丢失等不良反应的防治：近年许多学者鉴于 GnRHa 治疗的不良反应是由于低雌激素状态所致，进行雌激素的“反加治疗（add back therapy）”是防治骨丢失的最符合逻辑的治疗方案。尤其 Barbierl（1992）提出了雌激素阈值学说为该疗法提供了理论根据。该学说认为人体组织对雌激素敏感性不同，通过临床试验已明确血清 E_2 浓度在 110 ~ 166pmol/L（30 ~ 45pg/mL）时，既不刺激内膜异位病灶生长而又能维持正常骨代谢和骨转换，不致引起骨质疏松。此后就有许多学者相继提出各种性激素替代治疗方案，如：治疗第 5 周开始加用 17-β 雌二醇 25μg × 2/ 周 + 甲羟黄体酮 5mg/d，口服或结合雌激素（premarin）0.3mg/d + 甲羟黄体酮 5mg/d 序贯疗法等。为避免口服雌激素制剂造成肝脏首过效应，有建议应用经皮吸收的雌激素贴剂，使血清 E_2 水平保持稳定。许燕雪（1999）报道应用戈舍瑞林 3.6mg/4 周，连用 6 个周期治疗子宫内膜异位症的同时加用性激素反加治疗，即在治疗的第 5 周开始给予 17-β 雌二醇贴剂（25μg）2/ 周（相当于补充 E_2 25μg/d，使血清 E_2 水平维持在 184pmol/L 左右），并在每月的后 2 周口服甲羟黄体酮 10mg/d。不仅不影响对内膜异位症的疗效，且可明显减轻 GnRHa 的不良反应。

第二节　垂体促性腺激素

垂体前叶（腺垂体）分泌着 7 种激素，其中嗜酸性细胞分泌生长激素及催乳素，嗜碱性细胞则分泌促肾上腺皮质激素（ACTH）、促甲状腺激素（TSH）及两种促性腺激素：尿促卵泡素（FSH）、黄体生成素（LH）。长期认为有两种促性腺激素细胞分别分泌 FSH 及 LH。近年已一致同意：FSH 及 LH 由同一种垂体促性腺激素细胞合成，但分别储存在不同的小泡（储备池）中，然后小泡渐渐移向细胞表面（释放池）最后释放入血液循环。FSH 与 LH 均为糖蛋白激素，有 2 个肽链亚基。已知 FSH、LH 与 TSH、hCG 的 α 亚基的氨基酸序列均一样，而 β 亚基则各有自己独特的结构，因此，各自的特异生物活性及各自的免疫反应均由 β 亚基决定。除垂体释放的 FSH 与 LH 外，还有垂体释放的催乳素（PRL）对女性生殖功能起重要的支配作用。这 3 种激素在正常月经周期的卵泡期和黄体期的分泌相互沟通，结伴而行。在卵泡期三者共同由垂体促性腺激素（GnTH）进行调节，而在黄体期可能还有其他因素加入，致使 FSH 与 LH 的分泌情况在黄体期相随不如卵泡期那样紧密；而 LH 与 PRL 的分泌波型始终紧紧相随。

一、促性腺激素的释放

（一）释放调节

GnTH 的释放是对下丘脑 GnRH 脉冲的反应，因此，亦呈间断脉冲式的释放，60 ~ 120min 1 次。成年人的 LH 分泌正常时约 90min 1 次。GnRH 脉冲频率或振幅的改变，可影响血浆中 FSH 与 LH 的量和两者间的比值；但同时亦受卵巢分泌的甾体激素的影响。

（二）反馈调节

在下丘脑、腺垂体及卵巢之间存在长环反馈、短环反馈及超短反馈，3 套反馈调节机制进行生理性自行调节，使上述三者激素间达到相互平衡。

1. 卵巢雌孕激素对 GnTH 的反馈调节

卵巢所分泌的性激素对垂体及下丘脑的反馈作用习惯称为“长环反馈”。

（1）雌激素（E_2）的反馈机制较为复杂，可能直接针对下丘脑及垂体或改变垂体对 GnRH 的反应敏感性。根据 E_2 在血中含量及作用时间不同具有正、负反应的双相反馈。在 E_2 低水平时，对 FSH 起负反馈作用，既敏感且反应迅速，如卵泡早期，GnRH 在低水平 E_2 的协调下，促进腺垂体合成和分泌 FSH，而 E_2 高水平时抑制 FSH 分泌亦很充分和持久。卵泡期抑制 FSH 的机制除了 E_2 水平逐渐升高以外，还和卵巢分泌的抑制素（inhibin）有关。但 E_2 对 LH 释放的反馈作用则随浓度与作用时间而不同。在卵泡晚期逐步升高的 E_2 水平对 LH 的分泌具有双相作用，即先表现为负反馈，待 E_2 升高到一定阈值（约 740pmol/L）并维持 36h 以上即起正反馈作用，随之出现 LH 峰。中期逐步升高的 E_2 水平可能通过促进 GnRH 自身分泌，提高脉冲的幅度，从而形成中期 LH 峰。

（2）孕激素（P）对 GnTH 的释放同样有促进和抑制的双相效应，取决于它的作用强度和作用时间。在月经周期前 10d 的血液中测到微量的 P，它是由排卵前的卵泡分泌的，在中期 LH 峰出现前 12h，血中 P 浓度显著升高。生理条件下，卵泡的颗粒细胞上的 LH 受体在 FSH 诱导下形成，并且被激活，使颗粒细胞在 E2 峰值后 48 ~ 60h 合成 P，P 反过来刺激 FSH 的释放。有报道表明，单纯 E_2 不能诱导 FSH 峰的出现，但如 E_2 充分，轻度增加 P 的浓度就会形成一个 FSH 蜂。已知在排卵前几乎与 LH 峰同时出现的一中等程度 FSH 峰即为排卵前血清 P 浓度增加，通过 P 的正反馈作用触发而成。排卵后 P 的进行性升高，高浓度的 P 对 GnTH 分泌起负反馈效应，LH 峰值急剧下降。

2. 短环反馈及超短反馈

前者指 GnTH 反馈作用于下丘脑，仅有负反馈。切除卵巢后，血中 GnTH 浓度增加，而 GnRH 水平不提高，是由于 GnTH 对下丘脑的负反馈作用仍存在之故。超短反馈指垂体和下丘脑通过自身激素抑制自身激素的合成，这可能是大量激素抑制了合成激素酶系的活性的缘故。

二、促性腺激素的生理功能

GnTH 直接参与调节控制卵巢功能，包括：卵泡的生长发育，排卵，黄体形成和性腺激素的合成、分泌。

（一）促进卵泡生长发育

1. 初级卵泡

其颗粒细胞膜上已具有高度亲和力的 FSH 受体，FSH 与其特异性受体结合后，促进颗粒细胞的增生，及促进卵泡液的分泌，使卵泡及其内腔持续增大。同时激活颗粒细胞质内的芳香化酶的活性，促进合成雌激素（E），以后在 FSH 与 E 的协同作用下，颗粒细胞的增生日益旺盛，FSH 受体在每个细胞膜上的密度也大大增加，导致卵泡产生 E 的能力日趋加强，以支持卵泡的持续增长和卵细胞的发育成熟。

2. 颗粒细胞膜上 LH 受体

在 E 和 FSH 协同调节下，颗粒细胞膜上的 LH 受体亦在逐渐增加。LH 可进一步增强芳香化酶的活性。在此期内，卵泡膜细胞上的 LH 受体数亦在增加。这一连锁反应形成卵巢周期中期的 E_2 峰。

3. 雌、孕激素的合成

卵巢在 FSH 及 LH 的双重作用下主要合成 E_2 及黄体酮（P）。前者先由卵泡膜细胞合成雄烯二酮（A_2），已证实 LH 加速这一合成过程。然后 A_2 弥散到卵泡腔为颗粒细胞所摄取，在芳香化酶作用下转变为 E。

在卵泡期仅仅分泌极微量黄体酮，在 LH 高峰前通过 LH 的作用，血 P 浓度开始上升。LH 高峰时，卵泡液中 P 浓度显著增加，而 E_2 浓度减少达一半，A_2 亦显著减少，这主要是卵泡膜细胞加强了由孕烯醇酮向黄体酮转化的功能，抑制了 A_2 合成。机体内的黄体酮主要由排卵后形成的黄体及妊娠后绒毛的合体细胞所合成。

（二）触发排卵

卵泡发育成熟后，在高水平的 E_2 及一定浓度 P 的协同下，通过对腺垂体的正反馈，先后引发 FSH 及 LH 波峰。现已明确，排卵在 LH 峰值后 10 ~ 12h 发生。排卵是一极其复杂的过程，除 GnTH 的调控外，还有多种因素参与，包括卵巢旁分泌，如前列腺素、肿瘤坏死因子等。

（三）黄体形成

排卵后，卵泡内的颗粒细胞对激素的反应性及合成甾体激素的能力发生很大变化。其中 FSH 是促使颗粒细胞黄体化的主要因素。它促进颗粒细胞分化成颗粒黄体细胞，并获得多种激素受体。黄体形成后，黄体化的颗粒细胞成为卵巢黄体酮的主要来源。而黄体功能要达到正常，最重要的是先前卵泡必须具有最佳的排卵前发育，尤其是颗粒细胞及卵泡膜细胞膜上 LH 受体的发育程度。这是因为颗粒细胞已从 FSH 优势调控细胞类型转为主要受 LH 或催乳素（PRL）调控。在这一转变过程中，GnTH 的调节起着重要作用。

动物实验发现，除 LH 和 FSH 能刺激黄体化颗粒细胞急剧增加黄体酮分泌外，PRL 可直接作用于黄体，并促进黄体酮的生成。

三、GnTH 的药物种类和制剂

1. 人绝经期尿促性腺激素（human menopausal gonadotropin，hMG）

系从绝经期妇女尿液中所提取，为冻干粉剂，每安瓿含 FSH 75U 及 LH 75U。供肌内或皮下注射。国内丽珠丽宝（珠海）生产，商品名：Menotrophin。外国商品名：Pergonal，价格较前者贵一倍有余。

2. 纯化促卵泡激素（pure FSH）

从绝经期妇女尿液中提取后纯化 FSH，每安瓿含 FSH 75U，而 LH<0.7U。供肌内注射国外商品名：Metrodin（Serono）。丽申宝（uFSH-HP），是丽珠与上海天伟生物制药有限公司合作从绝经期妇女尿中提纯精制的天然 FSH。高纯度尿 FSH 制剂开始用于人类不孕症的治疗，但高纯度尿 FSH 仍含有少量尿蛋白杂质和 LH，且需要收集大量尿作为原料，大大限制了产品的稳定性和纯度。基因重组 DNA 技术带来重组 FSH 的出现。重组 FSH 注射液（普丽康），由荷兰生产，50 ~ 100U/ 支。

3. 人绒毛膜促性腺激素（human chorionic gonadotropin，hCG）系从早孕妇女尿液中提取，生化和功能类似 LH。它们的分子结构：α－亚基相同，而 β－亚基不同。两者在血中的清除率不同：LH 的半衰期仅 3 ~ 5h，hCG 则为 2.32d。两者都有引起排卵及黄体化和维持黄体细胞的营养作用。当 hCG 给药后，体内 P 水平立即升高，很快触发一个内源性的 LH 峰，但不能在中期重建一个生理性的 FSH 峰。此外，hCG 与 LH 不同处还有：它能促进多黄体发育及引发超生理水平的 E_2 和 P 的分泌。这种对黄体过度刺激的药理作用会在人工促排卵的治疗过程中引起一种所谓“卵巢过度刺激综合征”的严重并发症，目前临床对此已给予高度重视。

国内丽珠丽宝（珠海）有注射用绒促性素，每安瓿含 1 000U、2 000U、5 000U，供肌内或皮下注射。外国商品有：profasi（serono）、pregnyl（organon），可惜价格昂贵。

四、GnTH 药物的临床应用

（一）hMG/hCG 疗法

为能正确而有目的地发挥 hMG 的治疗作用，首先要选择合适的治疗对象。

1. 适应证

本疗法适用于低促性腺激素卵巢功能低下性闭经、促性腺激素低下性排卵障碍，及为体外受精与胚胎移植（IVFET）技术取卵进行超排卵治疗等。

2. hMG 的应用

（1）用药前应作血清 FSH、LH、PRL 及 E_2 测定：于自然或人工周期第 5 天起肌内注射 hMG 75U/d（含 FSH 及 LH 各 75U）；7d 后根据 B 超卵泡发育及宫颈评分（应用 Insler 评分法：根据黏液量、拉丝度、羊齿状结晶程度及宫颈口开启情况四项，满分 12 分）情况调节药量。

（2）若卵巢无反应，则自第 2 周起，每隔 7d 增加 1 安瓿（75U），但每次剂量不能超过 225U（3 安瓿）。总量达 42 安瓿时，卵巢仍无反应，提示卵巢对这一治疗无反应，不再用药。据报道，每一疗程平均用药 33 安瓿，各病种所用 hMG 数不同，原发性闭经、继发性闭经及无排卵性稀发月经患者每疗程平均应用 hMG 分别为 42、30 及 20 安瓿。

3. FSH 的应用

重组 FSH 注射液或高纯尿 FSH 的治疗即可从月经第 3 天开始。在初始的 5d 起始剂量治疗中，根据患者年龄、卵巢功能及既往治疗情况，受试者将接受重组 FSH 注射液每日剂量 200U 或尿 FSH 每日剂量 225U。之后将根据每个受试者超声检测的结果调整剂量。

4. hCC 的应用

（1）时机的选择：在卵泡尚未发育成熟时切忌过早应用 hCG，以免引起卵泡过早黄体化和未破裂卵泡黄体化综合征而致诱导排卵失败。停用 hMG 的指标：B 超卵泡监测：优势卵泡直径≥ 18mm，或 2 个以上卵泡≥ 15 ~ 18mm；宫颈评分 10 ~ 12 分，有条件者还可检测血清 E_2 ≥ 1 110pmol/L（300pg/mL）。

（2）用药方法：hMG 停药后 24 ~ 36h，1 次肌内注射 5 000 ~ 10 000U，排卵可发生于注药后 18 ~ 24h。近年有些学者主张在排卵后 3 ~ 5d，追加 hCG 5 000U 1 次，或于排卵后第 6，9，12 天，各肌内注射 hCG 1 500U 1 次，以期提高血浆黄体酮水平。但 hCG 重复注射剂量≥ 10 000U 者易并发卵巢过度刺激综合征（OHSS）。

5. 并发症防治

卵巢过度刺激综合征（ovarian hyperstimulation syndrome，OHSS）是 hMG/hCG 治疗的严重并发症，临床特征为：高雌素血症、体重突然增加，明显下腹胀痛，恶心呕吐、偶伴腹泻；重度：可有胸闷气急、平卧尤甚，出现胸腹水、尿量少，低血容量、血液浓缩、高凝状态、心肝肾功能不全、氮质血症、电解质酸碱平衡失调，直至出现肾衰、休克、DIC、呼吸困难综合征而至死亡。

（1）高危因素：①多囊卵巢患者，LH/FSH ≥ 3，排卵前 E_2 浓度≥ 3 670pmol/L，或 E_2 值在 2 ~ 3d 内成倍增加。② hCG 用量≥ 10 000U，尤其重复注射者。多发生于注射后 5 ~ 8d。③合并妊娠和多胎妊娠者，未孕者 OHSS 多半在 2 ~ 4 周自然消退；如合并妊娠则症状加重，病程迁延延长。④ B 超监测卵泡发育，开始用药时，卵巢周边一批卵泡同时发育成主导卵泡，可见多个初级卵泡直径 2 ~ 8mm 围绕卵巢边缘呈栅栏状排列，这一 B 超图像称“项链”征。此后很易发展为 OHSS。⑤应用 GnRHa 者可能增加 OHSS 发病的危险性，因它可使内源性 LH、FSH 升高，导致更多卵泡发育而引起高雌激素血症；或由于直接刺激卵泡颗粒细胞而致雌激素高度增加。⑥与患者敏感性有关，再次治疗仍易复发。

（2）OHSS 的预防：①正确掌握用药适应证，加强 B 超监测及内分泌检测。②在使用 hCG 前，应分析有无发生 OHSS 的高危因素存在，尤其注意 B 超监测及血 E_2 测值；如发现卵巢有过度效应时，推迟应用 hCG 数天，并监测卵泡发育情况和 E_2 值。③当血雌激素浓度≤ 5 550pmol/L（1 500pg/mL）或优势卵泡直径在 17 ~ 22mm 时，注射 hCG，可预防 OHSSU ④重复治疗时，应用纯化 FSH 代替 hMG。

（3）OHSS 的治疗：OHSS 的处理原则是：重症患者应住院治疗。①防止低血容量，首选右旋糖酐 40 500 ~ 1 000mL/d，静脉滴注。通过用药，可降低血液黏稠度，改善微循环，防止血栓形成，增加肾灌注量和尿量。但右旋糖酐降低血小板黏附有出血倾向者禁用。选用人血白蛋白，10g/d×（2 ~ 3）d，或血浆蛋白．疗效更为显著；但费用昂贵。②胸腔积液引起呼吸困难宜抽取胸水。③如增大的卵巢发生蒂扭转或卵巢囊肿破裂出血则需行剖腹手术。为防止增大卵巢破裂，宜以 B 超检测代替妇科检查。④有建议应用吲哚美辛阻断前列腺素合成，以减少毛细血管渗出；但临床效果不显著。⑤有报道应用小剂量多巴胺 2 ~ 3μg/（kg·min），持续静滴，输液量限制在 500mL/d。治疗后血细胞比容明显下降，尿量显著增加，自觉症状改善。⑥如出现 DIC、肾衰或呼吸困难综合征则应进行相应的特殊治疗。

（二）氯米芬（氯米芬，clomiphene）-hMG/hCG 治疗

1. 适应证

用于单纯应用氯米芬不能促排卵的多囊卵巢综合征患者。

2. 方法

于月经周期第 5 ~ 9d，口服氯米芬 100mg/d，后按上法序贯应用 hMG/hCG 治疗。

（三）溴隐亭（bromocriptine）-hMG/hCG 治疗

1. 适应证

适用于高催乳素血症并发低促性腺素血症患者。

2. 方法

为防止不良反应，开始服用小剂量，1.25mg/d，晚餐时服用，根据治疗反应、患者耐受性及血浆浓度，每 3 ~ 5d 增加剂量 1 次（每次增加 1.25mg）；平均服用剂量为 5 ~ 7.5mg/d，最多可 10mg/d，分 4 次口服。为减少药量、提高疗效、改善预后，早日恢复排卵和月经，可在血催乳素水平基本恢复正常后，伍用 hMG/hCG 治疗。

3. 不良反应

开始用药大多有恶心、头痛、眩晕、疲倦、腹痛、呕吐等，连续用药及在进餐时服用可以减轻，极少患者需中止用药。

第三节　催乳素及抗催乳素

一、催乳素

（一）合成和释放的调控

催乳素（prolactin，PRL）由垂体前叶嗜酸细胞中的泌乳滋养细胞所分泌，它受下丘脑分泌的催乳素抑制因子及脑内神经递质——多巴胺所调节，是唯一受到下丘脑所抑制的激素。下丘脑分泌的促甲状腺激素释放激素（TRH）有促进催乳素分泌增多的功能，有时这种反应较促进甲状腺激素分泌更显著，速度亦更快且敏感。此外，血管活性肠肽（vasoac-tive intestinal peptide）、血管紧张素Ⅱ等物质也有促催乳素释放功能。

催乳素与 GnTH 相似，亦呈脉冲式分泌，频率较慢，6 ~ 8h 有 1 次脉冲，睡眠、进食可促进 PRL 分泌，在初入睡的 1h 内迅速释放，初醒的 1h 内释放值又很快降低；其脉冲振幅总的说来以晚间最高，2 ~ 3 倍于白昼。

（二）生理作用

催乳素不局限于某一特定功能，而是控制着一系列生理功能，故又称其为多能激素或广谱激素。

1. 对乳腺功能的影响

在生理条件下，对乳腺功能较为突出。影响乳房发育的确切因素目前了解得还较少，已知在青春发育期，女孩的PRL值明显高于男孩。乳腺的发育受多种激素的影响，乳腺管的发育有赖于雌激素、皮质激素及生长激素；乳腺小泡的发育则需要雌孕激素及催乳素。哺乳期间控制乳汁分泌的主要激素则为PRL。乳汁中蛋白与脂肪的合成，除PRL外，还受生长激素、胰岛素及皮质激素的影响；而PRL还有促进脂蛋白利用的功能。哺乳时的乳头吸吮是维持PRL在一定水平的必要条件，周期性的PRL分泌依赖着吸吮的频率。

2. 对生理功能的影响

催乳素与GnTH一样对女性生殖功能起重要支配作用，是一种调节人类生殖功能不可缺少的激素。尤其排卵后，卵泡颗粒细胞对激素的反应性以及产生甾体激素的能力发生很大的变化，它从主要为FSH所调控的细胞类型转化为主要受LH或PRL调控。实验证明，在整个黄体期变化过程中都有PRL参与，妊娠早期黄体的维持需要垂体PRL的连续释放和密切配合。已知PRL有促黄体作用并维持LH受体数量及直接作用于黄体. LH和FSH刺激黄体化颗粒细胞急剧增加黄体酮的分泌，而PRL则引起黄体酮较持久的分泌，其作用特点是反应较慢，提示PRL可能主要通过激活基因组而发挥作用。

3. 催乳素的释放

PRL同样受性甾体激素的影响，其释放量以卵泡早期最低，中期升高，排卵期有一个释放小峰，黄体期有所下降，但仍略高于卵泡期。卵泡液中亦含有PRL，卵泡越小，PRL含量越高；卵泡发育接近成熟时，PRL随之降低；如其中含量一直偏高，则将影响排卵。

（三）高催乳素血症的发病机制

高催乳素血症大体上分器质性及功能性两种类型。下丘脑－垂体病变属前者；功能性则可能因药物，利舍平、多巴胺抑制药等引起一过性的高PRL血症，有些特殊疾病，如多囊卵巢综合征、原发性甲状腺功能低下等可伴有高催乳素血症。

1. 催乳素对卵巢功能的影响

与其浓度的高低有密切关系，血清生理性浓度时，支持黄体发育，促进黄体酮合成等上述一系列功能；但在病理性高催乳素血症（血清PRL浓度≥50μg/L）时，即可抑制FSH/LH的正常分泌；实验证明高浓度的PRL通过反馈机制刺激下丘脑释放出多巴胺，而改变了正常的GnRH分泌模式，引起LH/FSH比值的逆转；此外，高PRL血症还可引起颗粒细胞功能障碍，两者均可导致无排卵及闭经的发生。临床常有经持久剧烈运动调练的女运动员出现稀发月经或闭经症状，其原因是可能高运动量时，经TRH的刺激，导致PRL频率或反应性增加，引起GnTH分泌异常。

2. 高催乳素血症

可引起闭经或无排卵，但临床发现血中PRL水平与临床症状不完全相符现象，有时血PRL浓度升高，但不出现闭经、溢乳，仍有正常月经周期及生育功能；而血PRL水平仅稍有升高却发生月经失调及不孕情况。近年发现，PRL的分子有3种异型结构，中分子量及大分子量PRL为聚集体，与其受体的结合力低，生物活性低，但仍有免疫效应，因而高催乳素血症中如这两类分子含量高，放射免疫分析血清PRL水平高，但不出现或仅有轻度症状。

目前尚无有关催乳素的药物问世。

二、抗催乳素药物——溴隐亭

（一）药理作用机制

溴隐亭（bromocriptine）是一种人工合成的多肽类麦角生物碱。口服胃肠道吸收率高时可达90%，服药后60min显效，血药浓度在3～4h达高峰，抑制PRL的生物活性半衰期长达20～30h。由于其高亲水性，在富有类脂的脑区及下丘脑的浓度，明显高于外周血。基于结构与多巴胺极为相似，故与多巴胺受体有较强的亲和力，因而具有多巴胺激动药特性，而抑制 PRL 的合成与分泌。此外，溴隐亭还直接作用于下丘脑及垂体，可使下丘脑局部多巴胺浓度增加，以促进 PRL 抑制因子的分泌，间接抑制垂体 PRL 的合成和释放，同时亦可直接抑制垂体前叶 PRL 细胞的功能阻抑其释放及合成。溴隐亭还通过多巴胺受体功能及反馈途径，阻止高 PRL 血症对 GnRH–GnTH 释放的负反馈作用，增加 GnTH 的释放，而致 LH 释放频率和振幅增加，出现排卵和性激素分泌增多。

（二）溴隐亭制剂

目前临床常用的制剂为口服片剂，成分为甲磺酸溴隐亭（bromocriptine mesylate），商品名：parlodel。每片含 2.5mg。

（三）临床应用

1. 适应证及用法

（1）脑垂体腺瘤、空泡蝶鞍综合征、颅咽管瘤等下丘脑 – 垂体病变所引起的病理性高催乳素血症。这类患者，尤其年轻不孕期盼生育者服用溴隐亭为首选治疗方法。从小剂量（1.25mg/d）开始，根据治疗反应及患者耐受性，每 3 ~ 5d 增加 1 次剂量，直至 5 ~ 7.5mg/d，分 3 ~ 4 次口服，在进餐时或饭后即刻服用，连续用药至泌乳停止，对于闭经及不孕患者要持续到月经恢复。据统计，停止溢乳的平均剂量为（192.5 ± 133.25）mg，排卵平均剂量：（273.5 ± 198.5）mg. 月经恢复平均剂量：（440.5 ± 427.5）mg，妊娠剂量：（599.25 ± 454.9）mg。妊娠后在 1 个月内逐渐减量停药，≥ 95% 妊娠妇女在停药后能顺利度过妊娠期，小部分腺瘤患者可能在妊娠期症状恶化，仍需继续服用小剂量溴隐亭维持至足月，对胎、婴儿无不良影响。哺乳不加重症状恶化。分娩后症状恶化者应及时服用溴隐亭。

（2）产后抑乳：产后 4 ~ 6h 开始给予服用溴隐亭 2.5 ~ 5.0mg/d，连用 14d，停药后反跃性溢乳者可加服 7d。

2. 不良反应

常见为胃肠道反应，多出现于服药初期和大剂量时；以恶心、呕吐最为多见。少数病例出现眩晕、头痛、低血压现象；大剂量可出现嗜睡，或失眠，偶见精神症状：幻觉、精神错乱、视觉障碍、随意运动障碍、口干、便秘等。为减少不良反应应从小剂量开始，并在进餐中服药或配伍维生素 B_6。自发性或家族性震颤、消化道溃疡患者、精神障碍或有严重心血管病史者慎用。

3. 溴隐亭新型长效注射剂

克服了因口服造成的胃肠道功能紊乱。因其载体降解较快（<3 个月），所以可以重复注射。这种制剂注射第 1 天即可使血 PRL 迅速下降，并可使 PRL 的水平维持在低水平达 28d，作用迅速及持久，适用于有明显胃肠道反应及较大腺瘤的患者。用法：50 ~ 100mg，28d 注射 1 次，起始剂量为 50mg。治疗 4 个月后 PRL 水平降至或接近正常范围。大多数患者腺瘤体积缩小，并有月经和性功能恢复。不良反应相同于口服溴隐亭，但程度较轻。

第四节　卵巢性甾体激素

一、卵巢甾体激素的合成

卵巢合成及分泌的甾体激素包括雌激素、孕激素及雄激素，卵巢的卵泡组织及间质组织细胞都能吸收血中的胆固醇或从醋酸合成胆固醇作为基质进行甾体合成。首先将胆固醇转化为孕烯醇酮，后者即是性甾体激素的前体物质；再先后经脱氢酶及异构酶的作用形成黄体酮，黄体酮是合成雌激素及雄激素的中间体；以后根据细胞所含酶系的不同，合成不同的激素。

颗粒细胞由于缺乏 17α – 羟化酶合成停止在黄体酮阶段，更因缺乏血管，黄体酮只能通过弥散作用进入邻近富含上述酶系的卵泡膜细胞内，最终形成雄烯二酮。卵巢间质组织则是卵巢主要合成雄烯二酮的场所，是卵巢分泌雄激素的主要来源。卵泡颗粒细胞具有芳香化酶系统，能将上述部位合成的雄激素转化为雌激素。黄体期黄体化颗粒细胞（颗粒黄体细胞）及卵泡膜黄体细胞在 LH 及 PRL 支配下大量合成黄体酮及雌激素，此时卵泡内膜血管已进入黄体，故黄体酮及雌激素都能直接分泌入血循环。

二、性甾体激素的生理作用

（一）雌激素

雌激素不仅具有促进和维持女性生殖器官和第二性征的生理作用，还对机体的代谢、心血管系统、骨骼的生长及皮肤等都有显著的影响。分述如下。

1. 对下丘脑、垂体及卵巢的影响

雌激素通过正负反馈作用调控 GnRH 及 GnTH 的合成和释放，使之维持正常的生理作用，已于上节阐明，不再赘述。雌激素对卵巢本身的发育至关重要，卵泡的生长发育直至排卵、颗粒细胞和卵泡膜细胞合成甾体激素均需要雌激素的支持和调控。卵细胞的成长发育亦少不了雌激素。

2. 对性器官的影响

对副中肾管及泌尿生殖窦发育而来的性器官影响特别显著。

（1）促进输卵管的蠕动，增加其血供、促使内膜增生并出现纤毛细胞，以有利于卵细胞的输送。

（2）引起子宫内膜的增生，参与月经后内膜的修复和再生，并促使内膜发生典型的增生期改变，为黄体酮将其向分泌期改变、为孕卵值床做准备；子宫肌层的增生、肥大，子宫体积的增大亦是在雌激素的影响下完成的。

月经周期宫颈黏液的周期性变化是在雌激素影响下，促使子宫组织内的血供增加，摄取水分增多，而使黏液稀薄、细胞成分减少、分泌增多，同时宫颈口扩大、利于精子通过、上行。

（3）促进阴道上皮的增生、肥厚，增加上皮细胞的糖原含量，以维持阴道的酸性环境，加强阴道的自净作用，提高防御病原菌入侵的功能。

（4）起源于胚胎期泌尿生殖窦的尿道、膀胱三角区及其周围支持组织的张力也全赖雌激素的维持，当绝经后雌激素缺乏，可出现与生殖道相似的萎缩现象，而引起尿失禁、尿道综合征症状；尿道周围支持组织萎缩松弛，亦可致尿道黏膜翻出（尿道脱垂）、引起排尿异常。骨盆底的支持结构亦明显受到雌激素的影响，绝经后易发生阴道壁脱垂、子宫脱垂都因雌激素缺乏所致。

3. 对女性第二性征的影响

影响乳房发育的因素目前了解得还比较少，许多发育年龄、身高、体重都相同而乳房大小却有显著差异，因而决定乳房最终发育大小的基本因素是遗传基因，可是雌激素在催乳素、生长激素、胰岛素等激素的协同作用下，其分泌量对乳房的生长起重要作用。已知雌激素主要促进乳腺腺管的发育。雌激素对其他女性第二性征发育同样起重要作用，如体态、脂肪分布、骨盆形态、皮肤结构、声调等无不受雌激素的影响。在青春期后，开始积聚皮下脂肪，其量 2 倍于男性，并更多的积聚于臀部及髋部，而使这些部位丰满隆起；加上皮肤细嫩，骨盆部变得宽大，由此呈现出女性的体态特征。

4. 对机体代谢的影响

（1）雌激素对脂代谢的作用：雌激素可促进血液中胆固醇的降解和排泄，从而改变体内胆固醇的分布，对心血管有保护作用。文献报道，雌激素可以降低绝经后妇女血总胆固醇（TG）、低密度脂蛋白（LDL–C）及提高高密度脂蛋白（HDL–C）浓度，说明雌激素对脂代谢产生有利影响。

（2）雌激素对糖代谢的影响：雌激素具有促进糖类的代谢，可以降低胰岛素水平。因而对绝经后妇女进行雌激素替代疗法，通过减弱胰岛素拮抗，可使绝经后妇女对糖的不耐受性和高胰岛素血症有所改善。

（3）雌激素对骨质的影响：雌激素对骨代谢的作用主要是抑制破骨细胞数量及活性。降钙素（calcitonin）与雌激素相似，是一种抑制破骨细胞的激素，抑制骨吸收，增加骨密度。雌激素则刺激产生降钙素。此外，骨的钙、磷代谢除受维生素 D、降钙素外，还受甲状旁腺的调节，雌激素则有拮抗甲状旁腺和降低骨骼对甲状旁腺敏感性，从而保护骨组织免予被过度吸收（甲状旁腺的分泌随年龄增加，导致骨的更新增高、骨吸收大于骨形成，使骨质丢失增加），并增加对降钙素的敏感性，促进钙沉积。所以在围绝经期或绝经期刚开始时，骨代谢处于高转换状态，呈潜在的骨丢失加速倾向，此时补充雌激素可抑制增高的骨转换，直至骨代谢达到新的平衡状态。生理状态下，雌激素对骨组织的合成与肾上腺皮质酮对骨组织的抗合成影响处于动态平衡。绝经后雌激素显著下降，相反，肾上腺皮质酮的分泌随年龄增长仅减少 10%，因而两者相比，后者相对增加，亦即抗合成增加，肾小管内的Ⅰ α 羟化酶合成 1，25（OH）$_2D_3$ 减少，肠腔钙吸收减少、粪便排出增多，肾小管钙再吸收减少、尿排出增多，因而引起骨质疏松。

5. 对循环、血液系统的保护作用

心血管流行病学研究表明，绝经后妇女的冠心病发生率和死亡率比绝经前高 4 ～ 5 倍；临床实验研究发现：雌激素有保护血管内皮系统，增加血管舒张因子——前列环素的活性，改变动脉系统的张力，改善微循环的功能，从而增加血流速度及血流量，不仅增加了心肌血供，增强了心肌收缩性能，而且减轻心脏的后负荷，此外，还参与血脂调节，通过改善血管壁胶原和弹性蛋白的比例，保持血管壁弹性。由此可见，雌激素从多个环节来抑制动脉粥样硬化改变，能有效地保护心血管系统的正常功能。已知绝经后妇女血液中的凝血第Ⅶ因子及纤维蛋白原等凝血物质明显高于绝经前，纤溶酶原激活物的抑制药亦明显高于绝经前，由于处于相对的高凝状态，绝经后妇女发生血栓形成及心血管疾病的危险性增加。因此，外源性雌激素在降低绝经后妇女心血管病发生率的机制中，通过降低血浆纤维蛋白原等凝血因子浓度、降低血脂水平、减弱细胞聚集性而致血黏度下降，使血液循环状态得以改善亦是一个重要因素。

6. 对大脑及中枢神经的保护作用

近年发现雌激素有直接的神经营养、神经保护及促修复作用，能抵抗不良物质对神经细胞的损害。动物实验，大鼠摘除卵巢后，雌激素水平骤降，很快出现应激强、反应迟钝等表现。补充适量雌激素后，应激引起的损害症状以及减弱了的认知功能得到改善。临床亦发现女性老年痴呆患者体内雌激素水平明显降低，应用雌激素替代疗法能预防痴呆发生或延缓痴呆进展。

7. 其他作用

雌激素调节皮肤的代谢过程，使皮脂腺缩小，减少皮脂产生；又如对身体有些部位，如乳头、外阴部等处黑色素增多产生影响。雌激素和孕激素都能促使水和钠在体内潴留，经前期水肿即与此有关。但两者的发生机制不完全相同。雌激素促进血浆内液体进入细胞间隙，导致血浆容量下降，刺激肾素分泌，进而引起肾素 – 血管紧张素系统兴奋，血管紧张素原转化成血管紧张素Ⅰ增加，并在转换酶作用下形成血管紧张素Ⅱ增多，于是刺激醛固酮分泌，促进肾小管重吸收钠和水。还有发现雌激素可促进外周单核细胞合成白介素 –1 及白介素 –6 的功能。

（二）孕激素的生理作用

1. 对女性性器官的作用

孕激素在雌激素作用的基础上，保证受精卵的着床和维持妊娠。它阻止雌激素对子宫内膜增生的刺激，促使增生期内膜向分泌期内膜转化。这种特异性分泌样转变不仅在组织结构方面，在腺体分泌物的含量及成分方面亦有利于受精卵的着床和生长发育。对子宫肌层则使肌纤维松弛、肌细胞质内钾含量下降，对缩宫素作用的敏感性降低，从而减少子宫收缩，以保证妊娠继续发展。孕激素还可改变宫颈黏液的黏稠度，细胞成分增多，不利于精子的穿透。

2. 对乳腺的作用

在雌激素作用的基础上，孕激素促使乳腺腺泡进一步发育成熟，但抑制生乳过程，必须血中催乳素浓度增高，才开始生乳及泌乳。

3. 促使体温升高

孕激素能兴奋下丘脑的体温调节中枢而使体温有所升高，临床即以此为依据，通过测定基础体温用来监测有无排卵及孕激素的存在。

4. 对机体代谢的影响

（1）孕激素的一系列生理作用，与雌激素有时是相互拮抗、有时又是相互协调；如雌孕激素都能减少对葡萄糖的利用，使糖耐量降低，有些妇女在妊娠期出现糖耐量降低，可能与此有关。孕激素能促进水和钠在体内潴留，但与雌激素的这方面的潴钠作用的机制不同，由于黄体酮的结构与醛固酮的相似，而产生拮抗作用，减少肾小管钠和水的重吸收，由于钠和水的丢失，血容量下降，进而刺激肾素 – 血管紧张素–醛固酮轴的兴奋，促使醛固酮大量分泌，以致引起水和钠的潴留。上述是雌孕激素作用相互协调的例证。

（2）雌孕激素对机体代谢相互拮抗：孕激素有拮抗雌激素的血脂代谢改善作用。孕激素在血流动力学方面的影响亦与雌激素作用相反。据有人研究发现，外周皮肤血液循环在月经周期中有明显变化：黄体期手指末梢温度及平均血流量较排卵期低，提示孕激素能增加外周血管阻力及减少血流量。孕激素还拮抗了雌激素对血黏度的有利影响，黄体酮使血浆纤维蛋白原浓度明显升高，白蛋白/纤维蛋白原比值显著下降，而导致血黏度的升高。

（三）雄激素的生理作用

1. 对女性性器官的作用

雄激素（睾酮）一般作为雌激素的拮抗物对女性性器官发挥作用，如减缓子宫及子宫内膜的生长增厚；阴道上皮的增厚；抑制垂体促性腺激素的分泌，亦可通过直接抑制卵巢功能而抑制排卵。但对外阴，如阴蒂、阴唇和阴阜、阴毛的生长发育有促进作用，此外对性欲有增强作用。

2. 对机体代谢的影响

雄激素有强烈的蛋白质合成作用，雌激素这方面的合成作用要微弱得多，而孕激素则相反，有微弱的蛋白分解作用。因而在青春期前及青春期，雄激素促使长骨基质的生长和钙的保留，但在青春期后与雌激素协同，促进骨骺的愈合而致身高停止生长。雄激素同样也能引起水钠的潴留，它是促进肾小管对钠、氯离子的重吸收而引起水肿。雄激素还参与造血功能，激发红细胞生成素的合成，刺激骨髓红细胞增生。

3. 其他生理功能

雄激素能促进皮脂腺的生长和分泌。青春期少女常有的痤疮即与雄激素的分泌有密切关系；雌孕激素对皮脂腺均无影响。女性如长期应用雄激素可发生声音低沉、毛发浓密、肌肉发达等男性化现象及性行为、性格的变态。孕期应用雄激素可引起女性胎儿男性化畸形。

三、性甾体激素药物的种类和剂型

（一）雌激素（E）类药物

E 类制剂大致可分天然雌激素、半合成雌激素和合成雌激素。

1. 天然雌激素

卵巢所分泌的 17β–雌二醇（简称雌二醇 E_2）、雌酮（E_1）和前两者的代谢产物——雌三醇（F_3）属之。

（1）雌二醇：是最主要的天然雌激素，生理作用最强，但半衰期短，注入体内迅速失效，除一些特殊剂型外，肌内注射、口服制剂均应用其衍生物。

①苯甲酸雌二醇：为目前国内最常用的雌激素之一，为油溶剂，仅供肌内注射，吸收较慢，常用剂量 1mg/次，1 ~ 3mg/d。

②戊酸雌二醇：口服片剂：商品名 climcn（先灵，补佳乐），每片 1mg，作为激素替代治疗，于月经周期第 5 天起，1 ~ 2mg/d，连用 21d。

③雌二醇凝胶制剂：商品名：爱斯妥（Oestrogel，法杏），外涂于双臂、前臂和肩部等处，勿涂于乳房和外阴部位。1.25 ~ 2.5g/d（含雌二醇 0.75 ~ 1.5mg），早晚各 1 次。涂于皮肤后吸收入体内，无首过效应，不经肝肠循环，避免了对肝脏的损害，适用于肝功能不良的患者，使用方便，无刺激性，干燥快，不污染衣物，不影响凝血酶因子Ⅲ，使血栓的危险降至最低，可以改善心血管功能，适用于糖尿病、肝病、心血管疾病及肥胖的患者。本品含少量乙醇，个别患者有局部刺激感，不影响药效，可继续使用。

④雌二醇皮肤贴片（Estraderm）：商品名，更乐（Happier，上海华联），每片含 4mg，贴于下腹部，每 3d 更换 1 次，贴片处的皮肤可有轻度发红和瘙痒症状。浙江亚太药厂出品雌二醇周效贴片，接触皮肤面积为 $10cm^2$，每片含 E_2 2.5mg（每天释放 50μg），每 7d 更换 1 次。松奇（默克雅柏药业），每片含 E_2 1.5mg，每 7d 更换 1 次。

（2）雌酮（E_1）：人体及动物自身分泌的一种雌性激素，也是环境雌激素中具有优先权的一类物质。

①妊马雌酮（结合型雌激素，conjugatedestrogen）：是从孕马尿中提取的一种水溶性天然妊马雌酮，

成分有：1/2 以上为雌酮硫酸钠，1/3 左右为孕烯雌酮硫酸钠等近 10 种雌激素成分。可供口服。国外商品名 Premarin，我国已有商品名：倍美力（苏州立达），系片剂，每片含 0.625mg。

②倍美力阴道用软膏：每克软膏含倍美力 0.625mg。常用剂量：每日 0.5 ~ 2.0g 软膏，不应超过 2g。适用于因雌激素不足而引起的阴道和尿道黏膜干燥等有关组织的病变。

（3）雌三醇（E_3）：尼尔雌醇（nilestrol）是雌三醇的衍生物——戊炔雌三醇，为口服长效雌激素，在体内代谢为乙炔雌三醇和雌三醇，缓慢从尿中排泄。因此对机体的作用与雌三醇相似，药效选择性作用于阴道、尿道及外阴，而对子宫内膜作用很小，服药后能使阴道黏膜从原来的干燥转为湿润。商品名：维尼安（上海华联）片剂，2mg，服法：2mg，每 2 周 1 次。

2. 半合成雌激素

（1）乙炔雌二醇（炔雌醇 estinyl）：是在雌二醇的 C17 上代入一个乙炔基而成，为一强效的口服雌激素药物，活性为雌二醇的 7 ~ 8 倍，己烯雌酚的 20 倍。目前应用最广的短效避孕药及我国Ⅰ、Ⅱ号避孕片中即含有炔雌醇 0. 035 ~ 0.06mg。

（2）炔雌醇环戊醚（简称炔雌醚 quinestrol）：是炔雌醇的 3- 环戊醚衍生物，系一口服长效雌激素，与不同种类的孕激素配伍作为每月口服 1 次的避孕药，本品口服 4mg 后，储存于脂肪组织中，以后慢慢释放出来，经代谢变为炔雌醇的结合物，作用可维持 1 个月，以抑制排卵。临床亦有用以退奶，于产后 6h 内口服 4mg 1 次，必要时隔 4 ~ 6d 再服 1 次。已哺乳而要退奶者则口服 4mg 后，2d 后服第 2 次。

（3）丙烯雌烯三醇（allylestrenol）：是一种新型口服保胎药，商品名为“多力妈（turinal）”，因具有明显增强绒毛膜活性和内源性激素的作用，是治疗自然流产、习惯性流产等比较理想的药物。片剂，每片含 5mg，先兆流产：5mg，3 次 /d；直至症状消失；习惯性流产：确定怀孕后，开始服药，5 ~ 10mg/d，直至危象期后的下 1 个月末。

3. 合成雌激素——非甾体雌激素

已烯雌酚（stilbestrol）为人工合成的非甾体雌激素，具有强大的雌激素作用，在体内代谢较慢，肌内注射效能较口服高 5 倍。现多用片剂口服，常用量为 0.25 ~ 1mg，1 次 /d，大剂量可用 2mg，3 次 /d。不良反应较天然雌激素严重，易引起恶心、呕吐、胃痛、头痛、眩晕，偶可发生皮炎。如每日剂量少于 0.5mg，不良反应即较少出现。哺乳妇女能耐受较大量已烯雌酚。

（二）孕激素类药物

孕激素均为甾体化合物，可分两大类：黄体酮及其衍生物一类及 19- 去甲睾酮类（甲基睾酮）。临床除用于一般孕激素的适应证外，很多是目前常用的避孕药。

1. 黄体酮（progesteron，P）

最初应用的黄体酮是黄体提炼物，现时主要来源为人工合成。制剂有注射液，每支 10 ~ 20mg。注射剂在体内也很快消失，必须 24 ~ 48h 内重复注射。现已有微粒化黄体酮安琪坦可以口服，每胶囊 100mg。能改善因缺乏孕激素或黄体功能不足所致的各种症状，可对抗雌激素对子宫内膜的刺激作用。

2. 黄体酮衍生物——17- 羟黄体酮类孕激素

（1）甲羟黄体酮（medroxyprogesterone）：又称甲黄体酮，国内商品名为甲羟黄体酮。为作用较强的孕激素，常用剂量：4 ~ 8mg/d。连服 10d 可使增生型子宫内膜转变为分泌型。雄激素作用不及甲睾酮的 1%，服用时无不良反应，优于 19- 去甲睾酮类孕激素。

（2）醋酸甲羟黄体酮（medroxyprogesterone acetate）：片剂，有 100，150，250mg/ 片等规格。动物实验表明本品对移植性肿瘤，如乳腺癌、子宫内膜癌细胞株等有一定的抑制作用。用于术后、不能手术、复发、转移性激素依赖性肿瘤的辅助或姑息性治疗。子宫内膜癌及肾癌 0.2 ~ 0.4g/d，乳腺癌 0.4 ~ 0.8g/d，甚至达 1g/d。性激素治疗至少需 8 ~ 10 周才有反应。不良反应可能有乳房胀痛、溢乳、闭经、宫颈糜烂、嗜睡、疲劳、恶心及消化不良等。

（3）醋酸甲黄体酮（depo-medroxyprogesterone acetate）：生物学活性与内源性黄体酮极为相似，注射剂为微粒结晶的水混悬液，注射后储存在注射部位，缓慢释放入血中，药理作用可维持 3 ~ 4 个月。由于它抑制 LH、FSH 峰值而抑制排卵，临床常用作长效避孕针剂。注射后 5 ~ 6d 血浓度达峰值，故推荐注射时间在月经来潮5d内。市场有Depo–provera 150（狄波 – 普维拉150）问世，每支150mg，3个月注射1次。避孕的有效性高，接近100%。不良反应：在应用早期（用药第1、2次期间），有些妇女可有少量不规则阴道流血，一般不需治疗。其他不良反应有头痛、眩晕、乳房胀痛、抑郁、性欲下降等。停药后一般要在6 ~ 10个月后恢复排卵。

（4）甲地黄体酮（megestrol）：国内商品名为甲地黄体酮（妇宁片），为高效孕激素，无雌雄激素活性，抑制GnTH释放而具有显著排卵抑制作用，还能影响宫颈黏液黏稠度，因而临床主要用于短效口服避孕药。制剂：甲地黄体酮，每片1mg，4rng。常用剂量：4mg 1次口服，4 ~ 12mg/d。

3. 19– 去甲睾酮类孕激素

发现睾酮第19位上的甲基去除后即具有强孕激素作用后，有大量同类衍生物问世，目前临床较常用的有：

（1）炔诺酮（norethisterone）：国内商品名为妇康片，临床使用最广泛，为口服避孕药的主要成分，我国I号避孕药即系炔诺酮加炔雌醇而成。有轻微的雄激素作用（相当睾酮的1/16），并具有抗雌激素作用（为黄体酮的9倍），但维持妊娠的作用则较微弱。临床鉴于它还具有抑制促性腺激素作用，常用于月经过多患者以有效地减少月经量。制剂：妇康片，每片0.625mg，2.5mg两种。常用剂量1.25 ~ 5mg，1 ~ 2次 /d。

（2）孕三烯酮（三烯高诺酮，gestrmone）：商品名为内美通（nemestran），为19– 去甲睾酮的衍生物，具有较强的抗孕激素活性和中等抗雌激素作用，还能抑制垂体FSH及LH的分泌，并有轻度的雄激素活性。适用于治疗各类子宫内膜异位症。每粒胶囊含2.5mg。于月经周期的第1，4天各服2.5mg，以后每周2次，各2.5mg，连用6个月为一疗程。其疗效优于丹那唑。不良反应有：月经不规则、肝功能损害、痤疮、多毛、食欲增加、体重增加，水肿、潮热、阴道干燥等。凡有心、肝、肾功能不全，及有代谢、栓塞性疾病者禁用。

（3）左炔诺黄体酮（levonorgestrel，LNG）：北京三厂产品名为毓婷，具有改变宫颈黏液黏稠度、干扰子宫内膜发育、影响卵子运行速度等作用而对受精卵的着床起强大的抑制作用。WHO推荐作为紧急避孕药物，并肯定单一服用毓婷显著优于当前标准的LNG与炔雌醇复方激素方案（LNG 500μg + 炔雌醇100μg）。应用方法：在未采取避孕措施同房而又需要紧急避孕的妇女在同房后的72h内服用毓婷750μg，12h之后再服1次，在性生活后越早服用首次剂量避孕效果越好。不良反应：恶心、呕吐、子宫异常出血、乳房触痛、头痛、眩晕、疲劳等。本品仅用于事后紧急避孕，不能作为常规的避孕药物。广州先灵产品有曼月乐，为宫内孕激素控释系统，1次放置可维持5年有效，含52mg左炔诺黄体酮，每24h可释放20μg左炔诺黄体酮。本品为白色筒状物，架在T状体上，外罩不透明的套管。T状体的一端有一小环，小环上系有尾丝，另一端为两臂。曼月乐在宫腔内主要发挥局部孕激素的作用，发挥强大的子宫内膜增生拮抗作用。同时宫颈黏液变黏稠阻止精子通过宫颈管。可用于避孕、功能失调性子宫出血月经过多的治疗及作为激素替代治疗的孕激素成分。不良反应：子宫异常出血、头痛、下腹痛、腰痛、乳痛、抑郁、恶心及水肿等。

（4）利维爱（livial）：化学结构：7– 甲基异炔诺酮，商品名称：替勃龙（tibolone）是一人工合成的甾体激素。在体内分解为三种代谢产物，能分别与性激素受体结合而具有弱雌、孕、雄激素活性。通过多种环节的协同作用影响骨质代谢，而能更有效地维持骨密度，防止骨丢失。由于其与子宫内膜上的雌激素受体亲和力很小，不刺激子宫内膜增生；同样对乳腺亦无刺激作用。但能减轻其他低雌激素症状，如有效缓解更年期综合征潮热、出汗、阴道干燥萎缩、尿道综合征症状等，因具有弱雄激素活性而有改善情绪、提高性欲的疗效。对血脂代谢及血管紧张度、血黏稠度均有良好影响而可降低心血管发病率。故适用作绝经期性激素替代疗法。用量：2.5mg/d。

（5）妈富隆：是第三代口服避孕药，每片含去氧孕烯0.15mg和炔雌醇0.03mg。妈富隆为一复方制剂，每片含去氧孕烯150μg，炔雌醇30μg。炔雌醇降低到30μg，减少了不良反应的发生。妈富隆（去氧孕烯）是现代高选择的孕激素，在围绝经期用药，既可起到避孕效果，又能使雌激素水平上升，FSH、LH下降，从而有效地预防并减轻围绝经期症状。月经第1天开始口服妈富隆，1次 /d，连用21d，7d后开始下一周期，3个月1疗程，停3 ~ 6个月可开始下一疗程。妈富隆疗效确切，服用安全，简便、经济，值得推广。

（6）达英-35：是德国 Schering GmbH Und Co.Productions KG 公司产品，每片含醋酸环丙黄体酮 2mg，炔雌醇 35μg。达英-35 为口服避孕药，用于治疗 PCOS，可竞争双氢睾酮受体，抑制 5α 还原酶活性，并抑制促性腺激素分泌而减少卵巢雄激素的合成。另外，其雌激素成分（炔雌醇）可促肝脏合成性激素结合球蛋白（SHBG），降低血循环中的游离雄激素。达英-35 其中环丙黄体酮能与睾酮竞争皮脂腺上的雄激素受体，使睾酮不能与其受体结合，从而降低对皮脂腺刺激，减少皮脂分泌和毛囊导管角化物的堆积，治疗月经前加重的痤疮疗效显著。

（7）克龄蒙（climen）：有 2 组药片，前半期服用的 11 片 2mg 戊酸雌二醇 2mg，1 次 /d，共 11 片；后半期服用的 10 片，由 2mg 戊酸雌二醇和 1mg 醋酸环丙黄体酮的复方片组成的制剂，供 HRT 周期性序贯服用。

（三）雄激素药物

1，雄性化激素

多为睾酮衍生物，其雄性化作用强于蛋白同化作用。

（1）丙酸睾酮：是目前临床应用最广泛的雄性化激素。由于睾酮油剂注射后吸收排泄较快，雄激素功能较弱，其酯化后奏效迅速而强。制剂：注射液 25mg/mL，50mg/mL。每次肌内注射 25 ~ 50mg，2 次 / 周。妇科临床主要用于子宫出血。雄激素对子宫出血并无显著止血作用，但可减少出血量，故适用于更年期月经量过多的患者。普遍认为，雄激素为肌肉紧张药，疗效是药物直接作用于子宫肌层血管，使之收缩，减少子宫血流量的结果。

（2）甲睾酮：作用与天然睾酮相同，但口服有效。亦可从口腔黏膜吸收，为减少肝脏代谢失活，舌下含服更好，剂量可适当减少。片剂，每片 5mg，10mg。10 ~ 30mg/d，分次使用。大剂量（每月 300mg 以上）可引起女性男性化、水肿、肝损害、黄疸、头晕等。

（3）十一酸睾酮：商品名为十一酸睾酮（安雄，andriol）溶于油酸的胶囊，口服经肠道淋巴管吸收后，通过胸导管直接进入血循环。在体内代谢为天然睾酮，药效大大提高。每粒胶囊含 40mg，1 ~ 2 粒 /d。为男性性腺功能减退进行睾酮替代疗法的首选药物。妇女适用于进行性乳腺癌及再生障碍性贫血。

（4）丹那唑（danazol）：是人工合成的 17α-乙炔睾酮（ethisterone）的衍生物，有微弱的雄激素作用，但具有抗孕激素作用，而无雌、孕激素活性。因具有抑制 GnRH 及 GnTH 分泌，直接抑制卵巢甾体激素的合成，竞争性地与子宫内膜细胞的雌激素受体结合，使体内雌激素水平下降，抑制子宫内膜及异位子宫内膜组织生长，是 20 世纪 80 年代治疗子宫内膜异位症的首选药物。此外，良性乳腺病，如乳痛症、经前期紧张综合征、乳腺小叶增生症，应用丹那唑治疗可明显改善症状，促进病情恢复。为胶囊制剂，每胶囊含 100mg，200mg。一般口服，400 ~ 800mg/d。

2. 蛋白同化激素

能促进机体蛋白合成及抑制组织异化分解，降低钙磷排泄；而雄性化作用极小。适用于慢性消耗性疾病患者，如晚期乳腺癌、严重子宫功能性出血等。

（1）普拉睾酮（prasterone，化学名：脱氢表雄酮）：注射药：硫酸普拉酮钠（珠海丽宝）100mg/d，溶于 10mL 注射用水或 5% 葡萄糖注射液中，缓慢静脉注射。为促进子宫成熟的药物。对子宫成熟不全（宫颈管软化不全、退缩不全、子宫口开大不全）有促进成熟作用，无子宫收缩作用，是目前临床常用的促宫颈成熟药物，但起效较慢，需 3 ~ 7d 宫颈评分才有显著改变。

（2）苯丙酸诺龙：商品名为多乐宝灵（durabolin），注射液，每支 10mg，25mg。用量 25mg/1 ~ 2 周。

（3）羟甲烯龙：商品名康复龙（anadrol）片剂，每片 2.5mg，5 ~ 10mg/d，分 2 ~ 3 次服用。

（4）司坦唑醇：商品名康力农（androstanazole）蛋白同化作用较强，并具有减轻骨髓抑制作用，可用于白细胞减少、血小板减少等疾病患者。片剂，每片 2mg，用量：6mg/d，3 次分服。

四、性甾体激素的临床应用

性甾体激素的应用范围极为广泛，应用的适应证不胜枚举，现仅能择其要者举例如下。

（一）诊断性应用

1. 黄体酮试验

通常在鉴别闭经病因时首先作这一试验，即肌内注射20mg/d，持续5d，停药后一般在72h前后出现月经，为阳性，提示患者卵巢仍有功能，有卵泡发育，能分泌一定量雌激素；如在一周内未行经，说明患者雌激素水平很低，卵巢应进一步作雌激素试验。

2. 雌激素试验

即进行人工周期治疗，口服己烯雌酚1mg/d，连服21d，接着肌内注射黄体酮20mg/d，连续5d，停药一周内出现月经为阳性，提示患者缺乏雌激素，需要进一步测定FSH、LH，以区别卵巢功能低落的原因是卵巢早衰还是高一级器官的问题。如为阴性，则系子宫性闭经。如患者不能耐受己烯雌酚，可应用苯甲酸雌二醇肌内注射，每3d用1次，2mg/次，共7次，以后再如上法应用黄体酮。也可口服戊酸雌二醇（2mg/d）或倍美力（premarin）0.625mg/d连服21d，接着服用甲羟黄体酮10mg/d，共5d以代替肌内注射。

（二）治疗性应用

1. 青春期功能性子宫出血

（1）己烯雌酚或苯甲酸雌二醇2mg，每6～8h 1次，肌内注射，一般经3～4次注射（24～36h）流血停止后以每3d递减1/3的幅度逐渐减量，并改为口服，直至维持量，己烯雌酚1mg/d，共用药21d，使患者有足够时间恢复体力，最后5d加用黄体酮20mg/d，肌内注射，使内膜转变为分泌型，易于剥离完整，缩短出血时间。

（2）在上述止血治疗的基础上，再进行3个疗程的雌孕激素人工周期治疗，模拟正常的卵巢激素合成分泌的节律，促使子宫内膜周期发育和剥脱，改善下丘脑－垂体－卵巢轴反馈功能，治程结束可出现反跳性排卵和重建规律月经。

（3）人工周期方法——雌孕激素序贯疗法：于月经第5天开始口服己烯雌酚0.5～1.0mg/d，共服21d，后10d加服甲羟黄体酮8～10mg/d或后5d加注黄体酮20mg/d，一般在停药48～72h行经（药物撤退性子宫出血）。再按上法进行第2疗程的人工周期。共进行3个疗程。

2. 有排卵周期的月经量过多和（或）持续时间过长（>7d）

月经周期正常，但出血量多、持续时间长，而无器质性病变的这类患者一般对孕激素反应较好，可能由于纠正了黄体功能不全，促使内膜得以正常剥脱而致出血量减少。有些学者则认为有排卵周期的月经过多不易控制。对月经过多伴周期不规律者可给予：炔诺酮2.5～3.75mg，3次/d，连服20d。对月经过多经期延长，以减少月经量为主要目的者则应用药量递增法：即自月经第5日开始，第一周，2.5mg，3次/d；以后每周每次增加1片（0.625mg），即第2周，3.125mg，3次/d；第3周，3.75mg，3次/d。疗效好，且药价便宜，不良反应小，与某些新药比较具有独特的优点。但长期大量应用者其血液黏稠度有增高倾向。不宜连续用药超过3个月。

3. 经前期紧张综合征

病因复杂，至今仍不甚明了，多年来集中于E/P比例失调或戒断反应等方面，但应用孕激素治疗疗效不明显；给予雌孕激素合剂的口服避孕药，有些人服用后症状非但不见好转，甚至反而加重，因此，雌孕激素制剂临床已不做有效药物予以介绍。近年有人认为可能由于对内源性性激素过敏引起，因而对重症患者可应用丹那唑100～400mg/d，以200mg/d为佳，可减轻抑郁、烦躁、易怒、情绪波动、紧张、焦虑、好哭、乳房胀痛、乏力、头痛、失眠、出汗、饥饿感、心悸、眩晕等症状。可是费用较为昂贵。

4. 原发性痛经

是青春期少女中最常见的妇科疾病之一。凡未婚或愿意控制生育者则给予口服避孕片（复方炔诺酮片或复方甲地黄体酮片）为首选治疗药物；90%以上症状可获得缓解；可能由于内膜生长受到抑制，月经量减少，前列腺素量降到正常水平以下导致子宫活性减弱所致。服法：从月经来潮当天算起的第5天开始，每晚服1片，连服22d。

5. 子宫内膜异位症

本病是继发性痛经的主要原因，亦是常见的妇科疾病。异位的内膜与正常位置子宫内膜一样受雌孕激素影响，因而近几十年来一直应用性激素药物来治疗此病。最初模拟妊娠期变化，长期连续应用大剂量高效孕激素，抑制 GnTH 及卵巢性激素的分泌，从而使异位内膜蜕膜化，继之萎缩，故名之“假孕疗法”。

（1）炔诺酮：从一般剂量开始，5mg/d，每周增加 5mg，4 周后增至 20mg/d 为止，维持 6 ~ 12 个月。为防止发生突破性出血，有的学者主张联合应用雌激素，即加服炔雌醇 0.05 mg/d。其主要不良反应为：恶心呕吐、乳房胀痛、阴道排液及体重增加。治疗费用低廉是其主要优点。近年由于其疗效短暂，复发率较高，妊娠率较低，临床已较少应用。

（2）丹那唑：是 20 世纪 80 年代治疗子宫内膜异位症的首选药物，服药后抑制异位的子宫内膜细胞生长及腺体结构的形成同时，亦抑制正常子宫内膜的周期性生长而引起绝经，故称“假绝经疗法”。用法：从月经第 1 ~ 2d 开始，丹那唑 200mg，3 次 /d，疗程则按病情而定，轻症 3 ~ 4 个月，中症 6 ~ 9 个月，重症 9 ~ 12 个月。子宫腺肌病及卵巢巧克力囊肿治疗反应差。治疗无效和复发病例多为剂量不足，疗程过短。这类患者应加大剂量延长疗程，或改用其他药物。主要不良反应有：体重增加、潮热、出汗、皮肤脂溢、痤疮、水肿、情绪变化、食欲变化等。开始服药前几周可有少量阴道流血，但不影响治疗效果。为了缩小病灶、松解病灶周围粘连、减少盆腔血供，便于手术操作、减少术中出血，亦可在手术前后 1 ~ 3 个月应用丹那唑治疗，剂量同上。

（三）月经的推迟或提前

有某些特殊情况，如结婚、高考、运动比赛等，当事人常常要求月经推迟或提前，用雌孕激素可人为地达到上述要求。但原则上应该尽量避免对下丘脑 – 垂体 – 卵巢轴的干扰。

1. 推迟月经来潮

在预期月经来临前 3d 开始，口服炔诺酮 5mg + 炔雌醇 0.05mg，1/d，直至允许行经前 2d 止。需要推迟月经较长时间者则可应用己酸黄体酮 125mg + 戊酸雌二醇 2.5mg，肌内注射，1/ 周，在月经周期的第 21 天开始，可推迟正常月经数周。

2. 提前月经

原理是造成一个短期的不排卵月经周期。一般从月经周期第 3 天起口服：炔诺酮 5mg + 炔雌醇 0.05mg，1 次 /d. 服至第 12 天停药，停药后 48 ~ 72h 可出现无排卵性月经。

（四）用作避孕药物

目前应用最广泛的避孕药物均属甾体类激素。

1. 短效口服避孕药

（1）女用口服短效避孕药都以合成孕激素，配伍一定量的雌激素而成。两者合用效果较好，剂量可以减少，不良反应亦相应减少。国内口服短效避孕片除早期的口服避孕片Ⅰ号（含炔诺酮 0. 625mg + 炔雌醇 0.035mg），Ⅱ号（含甲地黄体酮 1.0mg + 炔雌醇 0.035mg）外，又有口服避孕片 0 号（含炔诺酮 0.3mg、甲地黄体酮 0.5mg、炔雌醇 0.035mg），剂量又有所减少。

（2）国外 20 世纪 80 年代开发了一种模拟月经周期中的生理变化，将孕激素剂量逐渐增加、分成 3 个不同阶段的新型复方避孕片，即所谓“三相片”，具有避孕效果满意、不规则出血少、胃肠道反应及乳房胀痛等不良反应发生率低等优点。我国市场亦有炔诺酮三相片问世。该药每 7 天为 1 阶段，每阶段所含炔雌醇量均为 0.035mg，而炔诺酮含量分别为 0.5mg，0.75mg，1.0mg，须按特定药片的排列顺序服用。服法与口服避孕片Ⅰ、Ⅱ号一样，从月经周期第 5 天开始服用，每晚 1 次，每次 1 片，连服 21d。

（3）我国尚有很多妇女因惧怕避孕药的不良反应而不愿服用。须知今天的避孕药已大大不同于早期的避孕药，其中所含的雌孕激素量已降低 80% ~ 90%，因而不良反应已减少到极少程度。并且，避孕药的作用亦超出了控制生育的范围，它还可以调节月经周期，使月经周期有规律性，月经量减少，痛经现象减轻甚至消失，乳房肿痛、腹胀等经前期综合征的症状亦可减少；不仅仅在月经期可有良好情绪，在整个月里情绪都会更好。此外，避孕药对于改善皮肤健康有好处，能使皮肤更加光洁，甚至已有商品出售，以治疗痤疮。同时还能延缓衰老。由于避孕药能释放微量性激素，保持平稳的雌激素水平，而能将更年期综合征的症状降低到最低限度。据调查长期服用避孕药可以延缓甚至防止妇女 30 岁以后开始的骨质丢失。服用避孕药还有防癌作用，可能是让人有意想不到的好处。据调查，它不但可预防子宫内膜癌，还可降低患卵巢癌的危险性达 40%，如果长期服用，降低幅度甚至高达 80%；服用避孕药还可抑制结肠直肠癌。

2. 紧急避孕药

（1）如同房时没有采取任何避孕措施，或避孕措施失败，可采取紧急避孕方法防止妊娠。据了解，目前我国每年人工流产妇女中，有 1/3 ~ 1/2 是由于未采取避孕措施而导致的非意愿妊娠。以往我国所采用的紧急避孕药称其为“事后片”，这一名称不能准确反映其在紧急情况下使用的特性和使用时间，国际上对这种避孕方法统一正确命名为紧急避孕。

（2）在我国农村紧急避孕药可能没有出售，在这种情况下亦可应用口服的短效避孕药（口服避孕片Ⅰ号或Ⅱ号），即在性交后 72h 内服用 2 片，12h 后再服 2 片，其作用是防止排卵；如已经排卵，则可防止受精卵着床，但这种措施有效率仅为 75%。

（3）应该强调，紧急避孕药仅对这次房事有补救作用，服药后需要采用可靠避孕措施，否则仍有可能受孕。由于 1 次使用的剂量较大，频繁使用不良反应及失败率相对增加，因此紧急避孕药只能偶尔使用，不能代替常规的避孕方法，至少不能每个月都服用紧急避孕药，长期经常服用，可打乱妇女的月经周期。

（4）除服用紧急避孕药外，其他紧急避孕方法还可在同房后 120h 内（5 ~ 7d 内）放置带铜的宫内节育器（IUD）。带铜的 IUD 有杀伤精子、干扰其运动能力、阻止卵子受精或孕卵着床。采用此法紧急避孕，其失败率仅为 0.1%；不但可对放器后的性生活起到保护作用，还可有效地安全避孕 10 年。

（5）原有的紧急避孕药：①速效探亲片（每片含消旋炔诺酮 3mg）：也可当作紧急避孕药服用，每次半片，间隔 12h 再服半片。②复方左旋 18 甲或复方 18 甲短效口服避孕药：也可代替紧急避孕药使用。服用方法：无保护性性生活的 72h 内，尽早服用 4 片；间隔 12h 再服 4 片。但是，这些事后片、探亲避孕片都因用药剂量大、不良反应重，可接受性差，而基本被摒弃。近年 WHO 已肯定单一左炔诺黄体酮（LNG 国产商品名：毓婷）作为紧急避孕药物，并显著优于当前标准的左炔诺黄体酮与炔雌醇复方用药。根据全球 21 个中心的临床试验研究报道：他们将 2 000 名在未采取避孕措施同房而又需要紧急避孕的妇女进行双盲随机对照研究，结果表明：在接受 LNG 750μg，12h 后重复 1 次的妇女组中，防止了 85% 的妊娠，恶心呕吐反应分别为 23% 和 6%，而口服复方制剂（LNG 500μg 加炔雌醇 100μg，12h 后重复 1 次）组的防止妊娠率、恶心、呕吐反应分别为 57%、51% 和 19%。前者显著优于复方组。研究还发现抗孕激素——米非司酮单次服用 25mg 亦可获得更佳效果。

3. 长效避孕药

（1）我国虽有肯定，且建议推广应用的长效口服避孕药，如由 18- 炔诺黄体酮、炔雌醚配成的复方 18 甲长效日服避孕片，可起到长达 1 个月的避孕效果，可是愿意接受这项避孕方案的妇女极少，未获推广。同样每月注射 1 次的长效避孕针剂亦有 3 种获得准予推广使用，如复方己酸黄体酮（己酸黄体酮 250mg，戊酸雌二醇 5mg），可是接受这种避孕方法者亦较少。

（2）我国从国外引进的皮下埋植避孕药，商品名 norplant，系由硅胶管、内装左旋 18 炔诺黄体酮组成，采用特制套管针，在局麻下埋入上臂或前臂内侧皮下，利用药物以相对稳定的剂量持续释放这一特性，使激素能持久维持接近 0. 25 ~ 0.5ng/mL 的低血水平，避免了口服给药的高峰水平，且有持续 5 年的避孕效果。一般在 5 年以后取出埋植剂。取出后，药物的血内浓度可在 2d 内迅速降低，并恢复排卵。据统计约有 40% 在取出后 3 个月怀孕，90% 在取出 1 年后怀孕。由于每天释放的激素量很小，因此单纯孕激素避孕药所引起的不良反应，如月经失调（经期延长、月经频发、稀发、闭经，或经间点滴出血）、头晕、头痛、抑郁、痤疮、性欲改变、体重增加等虽可发生，但出现的频率较少。这一避孕方法目前仅在各大城市居民中有应用者。

（五）激素替代疗法

妇女进入更年期后，卵巢功能逐渐衰退，体内雌激素水平明显降低。由于妇女体内有很多部位的组织或器官有雌激素受体，当雌激素减少时，这些组织或器官即发生退行性变化，除泌尿生殖器官外，心脑血管、精神等方面亦出现一系列老年性症状，并逐渐发生骨质疏松、皮肤黏膜老化等病变。这些症状严重地困扰着广大中老年妇女。尤其随着社会的发展，人类平均寿命普遍提高，妇女绝经后的生活要占整个生命过程的1/3，老年妇女的健康亦受到人们重视与关注，为提高老龄妇女生命质量，及时补充女性激素，即激素替代疗法的如何普遍开展，已成为当今探索的热点问题。

1. 疗效

临床研究结果显示，大部分绝经后受试妇女，每天用1mg戊酸雌二醇替代治疗，可使体内雌激素水平提高，血压降低，血脂改善，达到了保护血管作用。应用天然雌激素和甲羟黄体酮周期序贯疗法能有效缓解绝经期和围绝经期妇女的绝经期症状，并能改善血脂构成。在1周期治疗后，症状即有明显改善，随时间延长，改善更明显；在治疗6周期时，显著改善了血管收缩症状、精神症状和泌尿生殖系统萎缩症状，并显示血雌二醇水平上升到卵泡中期水平，低密度脂蛋白明显下降，改善了血脂构成。

2. 药物选择

（1）雌激素：一般尽量选用天然雌激素制剂，美国应用最多的是结合雌激素（prmarin，我国市场出售的商品为倍美力），常用口服剂量为0.625mg/d；戊酸雌二醇亦是天然短效雌激素，常用剂量为1 ~ 2mg/d。尼尔雌醇是我国研制的口服长效新药，为E_3衍生物，2mg，每2周1次。缓解围绝经期各种症状的有效率可高达90%以上，且有改善血脂作用。利维爱（livial）由人工合成，进入体内降解产物分别具有雌、孕激素和微弱的雄激素作用，不必再加孕激素，对阴道、心血管、脂代谢、骨骼、大脑等器官均起正面作用，而对子宫内膜、乳房、肝脏作用很小。常用剂量2.5mg/d。激素替代治疗中不应用己烯雌酚。

（2）孕激素：激素替代疗法中加用孕激素是为避免子宫内膜受雌激素过度刺激而转变成内膜癌，故只用于保留子宫的妇女。由于孕激素有抵消雌激素改善血脂的不良反应，这方面作用炔诺酮类孕激素比17–酮羟黄体酮衍生物更显著，且有雄激素效应，故基本不采用这类孕激素。应用最多的是甲羟黄体酮，它的这种作用最轻。

（3）孕激素与雌激素序贯服用：停药后可出现撤退性子宫出血，而如持续连续服用，则内膜为静止状态及萎缩性子宫内膜。

（4）单纯含E_2的皮肤贴剂：由于药物避开了肝脏的首过效应而减轻肝脏负担，故可用于有慢性肝病和血栓史患者。制剂配备有缓释系统可保证药物以恒定速度释放。每周应用1 ~ 2贴使用方便，洗澡不受影响。

3. 替代疗法种类

（1）尼尔雌醇：2mg，每2周1次口服。保留有子宫的妇女，每用药3个月，需加服甲羟黄体酮10mg/d，服7gd；有阴道流血者，每3个月按上述方法重复应用，如用药不再出现阴道流血，可延长至每6个月服用甲羟黄体酮1次，服法同上。这一方案不良反应轻，阴道流血率低，仅少数人初期有乳腺胀痛、恶心，3个月后大都消失。疗效显著，对血脂有改善作用，在服药3个月后高密度脂蛋白显著升高，低密度脂蛋白明显下降；并可防止骨质丢失。服用方便、费用低廉更是特大优点，已在国内广泛推广。

（2）雌孕激素周期序贯疗法：前半期服用：结合雌激素0.625mg/d，连用14d，后半期加服甲羟黄体酮5mg/d，连用14d。市场有商品“倍美盈，premelle cycle”，每疗程28片，栗色片含结合雌激素0.625mg，14片，前半期1 ~ 14d服，1次/d；淡蓝色片，含结合雌激素0.625mg + 甲羟黄体酮5mg，14片，后半期15 ~ 28d服，1次/d。服药后体内性激素水平与周期性变化基本与正常育龄妇女相似，停药后可出现撤退性子宫出血，酷似月经，可直至60岁（以后经量逐渐减少），因而除显著地改善精神–躯体症状外，特别在心理上有一种青春永在的安慰。亦适用于中、重度阴道和外阴萎缩妇女。用药期间需定期进行乳房检查，并注意发生高血压、高钙血症的可能性。对于绝经期时间较长、不愿在HRT中发生出血的妇女，不宜应用周期序贯疗法。近年有人为了减少出血次数主张先服单一的结合雌激素0.625mg/d，每3个月加服甲羟黄体酮5mg/d，连用13d。

（3）雌孕激素联合持续疗法：疗效不受持续服用孕激素影响，且由于长时间服用孕激素，反使子宫内膜萎缩而降低阴道流血率。市场有“倍美安，premelle”出售，每片含结合雌激素0.625mg + 甲羟黄体酮 2.5mg，1 片 /d。注意事项同上。为减少用药剂量，北京协和医院采用隔日交替使用雌激素和孕激素，疗效稳定。

（4）妇复春胶囊：系国产药，主要成分：炔雌醇 0.625μg，甲羟黄体酮 0.25mg 及适量的维生素 A、D、E 及钙等，符合第六届国际绝经会议提出的“小剂量雌激素加孕激素长期服用”的配伍原则。因为雌孕激素剂量极小、出现不良反应者极少、更为安全。每日早晨 8：00 以前服用 2 粒，可与其他药物同服，据报道，一般用药 2 周即能产生效果。

4. 治疗持续时间

由于激素替代治疗不仅局限于缓解更年期综合征症状，更重要的是防止骨质疏松症、冠心病的发生及改善绝经期高脂血症倾向。因此，激素替代治疗应持续较长时间，如 5 ~ 10 年。

5. 常见不良反应

单一雌激素替代治疗能增加患子宫内膜癌的风险经加用孕激素后已基本可以避免。可是与乳腺癌发病的风险关系，由于研究结果不一致，仍未明确。但已肯定应用目前的激素替代治疗方案短于 5 年者不增加患乳腺癌风险。据统计，50 岁起应用 HRT，疗程分别为 5，10，15 年，每 1 000 名妇女中累计增加发病人数仅 2，6，12 名。因此与 HRT 的其他疗效相比，显然是利大大的大于弊。其他不良反应，如突破性出血，一般发生于围绝经期，仅少数发生在绝经后，继续服药时间较久，一般不会再有阴道流血。胃肠道等不良反应随药物剂型及剂量的调整，已大为减少。只要重视服药后的随诊检查上述不良反应可以避免。要求每年全面检查 1 次，包括盆腔、乳腺的扫描，肝肾功能等。

6. 禁忌证

凡有栓塞病史（如心肌梗死）、慢性肝肾功能不全，子宫肌瘤、内膜癌、乳房癌、卵巢癌等雌激素依赖性肿瘤，肝脏肿瘤、严重高血压，糖尿病，严重静脉曲张、妊娠及不能坚持长期随诊者不宜应用。应强调注意患者的血脂状态，对已患有高三酰甘油血症的妇女须慎重。

鉴于上述情况，在采用激素替代治疗以前，必须先进行系统的体格检查，包括乳房常规扪诊检查，必要时需进行乳房 X 线钼靶检查；血脂、血糖、肝功能测定等；妇科检查有：宫颈防癌涂片检查，双合诊及盆腔 B 超扫描等。

（六）子宫内膜癌激素治疗

子宫内膜癌的治疗以手术治疗为主，但临床常根据病情给予激素、放疗或化疗作为辅助治疗。对于组织分化好、雌孕激素受体阳性患者激素治疗效果较好。一般认为，孕激素可使内膜癌细胞向正常转化，并作用于内膜细胞，直接延缓 DNA 及 RNA 的合成，从而控制癌瘤的生长，还可增强癌细胞对放疗的敏感性，使早期患者肿瘤缩小、消失或分化好转，并有不良反应小，治疗简单方便等优点。

第七章

儿科疾病药物治疗

第一节　新生儿疾病

一、新生儿神经疾患

胎儿宫内慢性缺氧，新生儿生后一周的围生期（围生儿）因生产过程中发生窒息、产伤而导致脑损伤，重度影响生后生命质量，甚至造成脑性瘫痪、继发性癫痫及智力低下。

1. 新生儿颅内出血、缺氧性脑室周围出血、脑室内出血或蛛网膜下腔出血或脑实质出血

对该类患儿，需静脉滴注（i.v.）维生素 K_1（vitamin K_1），5mg/d，3 天。如脑室明显扩大，可采用乙酰唑胺口服以减少脑脊液生成。预防早产儿出血，可用苯巴比妥、吲哚美辛、止血敏及维生素 E 等。出生前使用糖皮质激素，能促进胎儿肺发育成熟，从而减少脑室内出血。预防脑室内出血，关键是预防早产。生后常规肌注维生素 K_1 可减少新生儿自然出血，但还不能完全预防晚发性维生素 K 缺乏性颅内出血，必要时对生后 2 个月 ~ 4 个月婴儿肌内注射（intramuscular injection，i.m.）一次维生素 K_1 10mg，这对单纯母乳喂养的半岁内婴儿更加重要。

2. 缺氧缺血性脑病

治疗缺氧缺血性脑病（HIE）患儿时，应维持心率、血压，血气和 pH 在正常范围，维持血糖在正常的高值 [即 5mmol/L；葡萄糖滴入速度以 6 ~ 8mg/（kg · min）为宜]。这 3 项支持疗法是最重要和最基本的治疗措施，是一切治疗的基础，必须在生后 6 ~ 24 ~ 48 小时开始进行。治疗包括吸氧、呼吸管理、心功维持、激素和甘露醇减少脑水肿以及止血对症处理等。后期用细胞色素 C、阿片受体拮抗剂纳洛酮（naloxone）每次 0.1 ~ 0.2mg 静脉滴注，以及一氧化氮（NO）抑制剂，自由基消除剂（维生素 E 等）。脑损伤重者可选脑保护剂，如胞磷胆碱（citicoline），0.25g 肌内注射；三磷酸胞苷二钠，20mg，静脉滴注；磷酸肌酸钠，1g/50mL，每天 1 次，静脉滴注；细胞色素 C，15mg；三磷腺苷（ATP），20mg，辅酶 A 100U/d；也可用复合辅酶 A（coenzyme A），100U/d 静脉滴注。1，6-二磷酸果糖（DPF），50mL/d，静脉滴注；10 ~ 20mL/d，口服（PO）。脑蛋白水解液（cerebroprotein hydrolysate，脑活素，施普善，cerebrolysin），5 ~ 10mL/d，（静脉滴注，肌内注射）。神经营养蛋白（NTP）可加速神经再生，促进神经修复及功能重建。如鼠神经生长因子（nerve growth factor，NGF）18μg/20μg（9 000AU），用 2mL 注射用水溶解，静脉滴注，每天 1 次，4 周为一个疗程。NGF 的生物学效应有神经营养，维持神经元存活，促进神经元分化，诱导神经突起生长，调节神经突触的建立，促进神经再生，调控细胞凋亡。NGF 也影响免疫细胞的活性，进而调节免疫系统功能，调节神经系统功能。单唾液酸四己糖神经节苷脂（ganglioside，GMI），20mg/2mL，肌内注射或静脉滴注；HIE 后 Bax 蛋白表达增强，细胞凋亡增加，GMI、NGF 两药联用可上调 Bcl-2 表达，下调 Bax 表达，使凋亡细胞减少，这可能是 GM、NGF 联合治疗新生儿缺氧缺血性脑损伤的机制之一。对胎龄≥ 36 周的围生期窒息婴儿，在出生 6 小时内开始进行亚低温 72 小时治疗可改善神经系统转归，但不能显著降低死亡或严重残疾发生

率。恢复期用高压氧疗法（HBO）。

3. 新生儿惊厥发作

以局灶性惊厥发作和多灶性惊厥作为最多。依次常见的惊厥原因有：低血钙（血钙 <1.75mmol/L），低血糖症（血糖 <1.5mmol/L），低血镁症，产伤、窒息 HIE，细菌性脑膜炎，颅内出血或脑室内出血。少数为遗传性代谢病。目前新生儿破伤风已很少见。对新生儿惊厥发作，可先常规静脉输入 10% 葡萄糖液 100mL、葡萄糖酸钙（calcium gluconate）1g 及维生素 B_6 50mg。必要时肌注硫酸镁。要限制液体输入，以防稀释性低钠血症而再发惊厥。对症治疗包括苯巴比妥钠每次 20mg/kg，快速静滴 10 分钟，以后 5mg/kg，每 12 小时静滴 1 次。或同时用地西泮（diazepam，安定），无效改用劳拉西泮或咪达唑仑。病因治疗视病因而定。

二、新生儿溶血症

新生儿 ABO、Rh 溶血病是由于母亲和胎儿血型不合引起的一种溶血性疾病，如血清胆红素 >205μmol/L（120mg/L），应立即开始蓝光照射，静脉输入人体白蛋白（human albumin），每次 1g/kg，口服苯巴比妥促酶剂。当黄疸迅速加重，血胆红素接近 342μmol/L（200mg/L）时，宜早做脐静脉换血疗法，以防发生核黄疸后遗症。

第二节　感染性疾病

一、细菌性感染

儿童常有局部感染，细菌自黏膜皮肤破损处进入血液循环，并繁殖产生（内、外）毒素引起全身感染中毒表现称为脓毒症（sepsis）。脓毒症由革兰（Cram）阳性、阴性两大类细菌引起，小儿以革兰阳性菌特别是金黄色葡萄球菌（下称金葡菌）为最常见，其次是革兰阴性菌（主要是大肠杆菌感染）；再其次是表皮葡萄球菌、铜绿假单胞菌等。厌氧菌及各种少见机遇菌主要见于新生儿和免疫缺损者。严重病例可出现混合感染，如两种需氧菌、需氧菌与厌氧菌，细胞壁缺损型（L 型）菌与厌氧菌，细菌与真菌（包括霉菌、酵母菌）二重感染等。有时细菌感染常继发于病毒感染之后，其中以呼吸道感染为最常见。脓毒症治疗以住院综合治疗为主，关键是早期静注杀菌类抗生素。应根据临床表现和脓液性质推测致病菌为革兰阳性或阴性，同时根据社区感染或医院感染，选择有效的抗生素。新生儿期肝、肾均未发育成熟，应避免应用毒性大的抗菌药物，肾排出的青霉素类、头孢菌素类等 β 内酰胺类药物需减量应用。

2004 年 8 月卫生部制定了抗菌药物临床应用指导原则，各地医院应参照执行。抗菌药物治疗性应用的基本原则：诊断为细菌性感染者，方有指征应用抗菌药物；尽早查明感染病原，根据病原种类及细菌药物敏感试验结果选用抗菌药物；按照药物的抗菌作用特点及其体内过程特点选择用药；抗菌药物治疗方案应综合患者病情、病原菌种类及抗菌药物特点制订。抗生素治疗策略仍强调早期、恰当、足够。对于治疗持续时间，足疗程很关键。儿科常用抗生素有以下几种类型。

1. 革兰阳性菌（以金葡菌为代表）

（1）青霉素类（penicilins）：常用青霉素 G（960 万 U/ 天），苯唑西林（oxacillin），或氯唑西林（cloxacillin），或氟氯西林（flucloxacillin），0.1 ~ 0.2g/（kg · d）。

（2）头孢菌素类（cephalosporins）：常用第 1 代的头孢拉定（cephradine，CED），或头孢唑啉（cefazoLin，CEZ），或头孢硫脒（cefathiamidine，CTM），0.1g/（kg · d）。

（3）糖肽类（glycopeptides）：万古霉素（vancomycin）或去甲万古霉素，20 ~ 25mg/（kg · d），或替考拉宁（teicoplanin），10mg/（kg · d），静滴。用于耐药金葡菌（MRSA）感染。

2. 革兰阴性菌（以大肠杆菌为代表）

（1）青霉素类：常用氨苄西林（ampicillin）、哌拉西林（piperacillin）、美洛西林（mezlocillin）、阿洛西林（azlocillin），磺苄西林（sulbenicillin），0.lg/（kg · d）。

（2）头孢菌素：常用第 2 代的头孢呋辛（cefuroxime），0.1g/（kg·d）；头孢克洛（cefafllor），30mg/（kg·d）；或第 3 代的头孢曲松（ceftriaxone，CTRX）、头孢哌酮（cefoperazone，CPZ）、头孢氨噻肟（cefotaxime，CTX），头孢唑肟（ceftizoxime，CZX），0.Ig/（kg·d）；或第 4 代头孢吡肟（cefepime，CFP），50mg/（kg·d）。

对革兰阳性球菌的抗菌力：1 代> 4 代≈ 2 代> 3 代；

对革兰阴性菌的抗菌力：4 代> 3 代> 2 代> 1 代；

对 β－内酰胺酶的稳定性：4 代> 3 代> 2 代> 1 代；

对肾的毒性：4 代< 3 代< 2 代< 1 代；

透入脑脊液：三代头孢曲松和第四代头孢菌素，都能透入脑脊液。

头孢菌素可致皮疹及转氨酶一过性升高。头孢拉定可致血尿，第三代头孢菌素肝、肾双向排泄，肝、肾功损害患者亦可应用。头孢曲松钠不能与乳酸钠林格注射液及林格复方氯化钠注射液等含钙注射液混合后静脉注射或静脉滴注。

（3）氨曲南（aztreonam）：0.1g/（kg·d）。用于耐药菌株感染。

铜绿假单胞菌另外还常用头孢他啶（ceftazidime，CTZ）。

流感杆菌常用头孢克洛（cefaclor），30mg/（kg·d）；或头孢羟氨苄（cefadroxil），50mg/（kg·d），口服。

严重感染病例和医院感染常将青霉素类加头孢菌素类联合应用，既可增加抗菌谱，又能增强抗菌协同作用。甚至还用加有 β－内酰胺酶抑制剂的混合制剂，如氨苄西林－舒巴坦复方制剂（舒他西林）、阿莫西林－克拉维酸复方制剂（安奇、强力阿莫仙）、替卡西林－克拉维酸复方制剂（泰门汀）、哌拉西林－他唑西林－他唑巴坦复方制剂（他唑仙），或者头孢氨苄－甲氧苄啶复方制剂（抗力舒），头孢哌酮钠－舒巴坦复方制剂（舒普深）等。

利福平（rifampin）有广谱抑菌、肠肝循环及自尿液排出的特点，因而肝、肾脓肿及泌尿系统感染效果好。常用 20 ～ 30mg/（kg·d）口服。克林霉素（clindamycin）骨髓浓度高，对急性化脓性骨髓炎、关节炎有良效，常用 10 ～ 30mg/（kg·d）静滴。利福昔明（rifaximin），0.1g，每天 4 次，肠道感染效果好。

以上治疗均无效时，还可用碳青霉烯类如亚胺培南（imipenem）／西司他丁（cilastatin）（泰能），50mg/（kg·d）静滴，或美罗培南（meropenem）（美平），10mg/（kg·d），静滴。这类药与万古霉素、氨曲南一样，都应保留用于极重而又耐菌的革兰阳性、阴性菌感染。

胞内菌、L 型细菌、支原体、衣原体感染则用青霉素、头孢菌素无效，而需用新一代大环内酯药，如阿奇霉素（azithromycin），10 ～ 20mg/（kg·d），口服或静滴 3 天为一个疗程），罗红霉素（roxithromycin），5 ～ 7.5mg/（kg·d）口服，或克拉霉素（clarithromycin），15mg/（kg·d）口服。

厌氧菌感染用甲硝唑 [metronidazole，20mg/（kg·d）]；或替硝唑（tinidazole），奥硝唑（omidazole），左奥硝唑（levornidazole），剂量同上，口服或静滴。

真菌感染常用咪唑类的氟康唑（fluconazole），5mg/（kg·d），口服或静滴；伊曲康唑（itraconazole），5mg/（kg·d），口服；益康唑（econazole），8mg/（kg·d）；伏立康唑（voriconazole），15mg/（kg·d）。两性霉素 B（amphotericin B，AmB）及其脂质复合物－两性霉素 B 甲酯（CAB）、脂质体两性霉素 B、两性霉素 B 脂质复合体 [ABLC，3 ～ 5mg/（kg·d）]，两性霉素 B 胶质分散体（ABCD）（liposome，L-AmB，amphotec，ambisome）：适用于侵袭性真菌感染的治疗，如毛霉菌、曲霉菌及新型隐球菌脑膜炎及克柔念珠菌等深部真菌病。

二、病毒性感染

儿童病毒感染大都仍呈自限性经过，治疗以对症处理为主，近年来有一些抗病毒类药可供选择。

（1）更昔洛韦（ganciclovir）：10mg/（kg·d），静滴，5 ～ 7 天，主要用于单纯疱疹脑炎等。

（2）阿昔洛韦（aciclovir）：10 ～ 20mg/（kg·d），静滴，5 ～ 7 天。主要用于带状疱疹等。

（3）利巴韦林（ribavirin）：每次 0.15g，口服，每次 0.1g，肌注，静滴，5 ～ 7 天。主要用于呼吸道合胞病毒感染等。

（4）泛昔洛韦（famciclovir）：10mg/（kg·d），口服 5 ~ 10 天。主要用于腮腺炎、水痘、EB 病毒，巨细胞病毒感染等。

（5）万拉洛韦（valaciclovir）：10mg/（kg·d）. 口服 5 ~ 10 天。主要用于艾滋病等。

（6）膦甲酸钠（foscamet sodium）：可抑制 DNA 多聚酶、逆转录酶（rT）病毒，如人类免疫缺陷病毒（HIV）。

（7）干扰素（interferon，IFNa，β，γ；α-2a、α-2b，α-1b）：α-IFN 抗病毒作用强，有非特异性广谱抗 DNA、RNA 病毒及增强免疫作用，每次 100 万 ~ 300 万 U，肌注，3 ~ 5 天。

（8）拉米夫定（lamivudine）：0.1g，每天 1 次口服，共 14 天，主要用于乙型肝炎、艾滋病等。

（9）抗逆转录病毒药物：司他夫定（d4T），拉米夫定（LMV、3TC），奈韦拉平（NUP），齐多夫定（ AZT、ZDV）等。目前，我国肯定了国产抗病毒药物具有良好的抑制病毒效果的同时，确定了司他夫定 + 拉米夫定 + 奈韦拉平和拉米夫定 + 齐多夫定 + 奈韦拉平为最佳的国产药物组合。于产妇妊娠中期及婴儿出生时，肌注 1 次，可阻断 HIV/AIDS 母婴传播。

抗生素药物的发现和应用，对感染性疾病的治疗是一个革命，然而，耐药菌株的出现导致了继发感染发病率和病死率的上升。为防止或延缓耐药微生物的产生和蔓延，首先要减少抗生素的滥用，建立合理应用指南（包括轮替应用抗生素），同时系统监测病原菌变迁及其敏感试验的变化；对耐药菌病患实施消毒、隔离处置。另外，应将感染分为社区感染和医院感染两大类，分别选用不同的抗生素方案。目前临床上金黄色葡萄球菌，大肠杆菌，铜绿假单胞菌，痢疾杆菌及结核杆菌等，耐药问题比较严重，更应该注意防范，否则抗生素治疗难度加大。病毒性感染用抗生素无效，要防止滥用抗生素预防细菌感染。毛霉菌或曲霉菌二重感染，常侵犯中枢神经系统，经常引起死亡。新生儿最常用的安全有效抗生素主要是青霉素类和头孢菌素类，重者两者联用、增加协同作用。这两类药在新生儿因 IgE 缺少而很少有过敏反应，可放心使用。

第三节 呼吸系统疾病

一、儿童上呼吸道感染（URI）

婴幼儿、儿童上呼吸道感染（上感）90% 为鼻病毒等病毒感染所致，自然病程大约一周，一周不愈多有继发细菌感染。感冒后强调继续母乳喂养，多饮水，注意保温，一般口服治感冒中成药即可，不必肌注、静注中成药。也不必常规使用抗生素，WHO 认为上感患儿使用抗生素不能减轻病情，不能缩短病程，不能防止并发病（如中耳炎、肺炎）。过多地滥用抗生素，可带来耐药菌株增多和二重感染。凡 2 个月以内小婴儿，上感仍需用抗生素。病毒性上感可用利巴韦林每次 0.1 ~ 0.15g，口服或肌注。病毒性上呼吸道感染的处理主要是对症处理，如退热、止咳。对病程超过 7 天的上感，症状不缓解，流脓鼻涕较多者以及白细胞数和中性增高或急性鼻窦炎患者服退热剂的同时，仍宜加用抗生素药物。对 2 个月以上婴幼儿和儿童发热 38 ~ 38.5℃以上时，应及时口服退热剂布洛芬（ibuprofen），剂量是每次 5 ~ 10mg/kg，首剂加倍，每 6 ~ 8 小时一次，直至体温降至 38 ~ 38.5℃以下。它退热疗效好，能维持 8 小时，且安全。或用对乙酰氨基酚（paracetamol），每次 10mg/kg，每 6 小时一次，剂量 >100 ~ 150mg/（kg·d）时易发生肝损。

止咳药常用复方甘草合剂及其同类药物。干咳可用苯丙哌林（哌欣）、美沙芬制剂，有痰或 2 岁以下婴幼儿不要用可待因。有痰常用 L- 半胱氨酸制剂。新药尚有乙酰半胱氨酸（N-acetylcysteine），每次 0.1g，每次 5mL；羧甲半胱氨酸（羧甲司坦），每次 2.7g；稀化黏素，每次 120mg 等。氨溴索（沐舒坦）可口服或静滴，每次 15mg。合并鼻窦炎用佛可麻，赛洛唑啉（xylometazoline），羟甲唑啉（oxymetazoline）滴鼻或喷鼻。

细菌性上感可用青霉素 V 钾，0.25g，每天 3 次口服，共 5 天（急性化脓性扁桃体炎用 10 天）；或阿莫西林 0.1g/（kg·d）口服；或头孢克洛 30mg/（kg·d）口服。青霉素钠盐静滴每天 1 ~ 2 次，因半衰期短，并不适宜。有时还可用口含片（喉片）如吉他霉素（kitasamycin，安吉含片 4 000U/ 片），含碘喉片，板蓝根含片等。或者喷咽剂。

小儿流行性感冒（流感）可用金刚烷胺、（amantadine），0.1 ~ 0.2g，每天 2 次；金刚乙胺（rimantadine），0.05 ~ 0.1g，每天 2 次，或 5mg/（kg·d），5 天疗程。人禽流感、H5N1 型病毒流：一般用神经氨酸酶抑制剂奥司他韦（oseltamivir，国产磷酸奥司他韦 – 奥尔菲），成人剂量每日 150mg，分两次服用；1 岁 ~ 12 岁体重在 15kg 以内的儿童每次给药 30mg，16 ~ 23kg 每次给药 45mg，24 ~ 40kg 每次给药 60mg，或 40kg 以上及 13 岁以上儿童剂量同成人。或扎那米韦（zanamivir），50mg/d，5 天疗程。

对于复发性上感宜补充维生素 A、维生素 D、锌及免疫调节剂，诸如：

（1）左旋咪唑（levamisole）：每次 12.5 ~ 25mg，每天 1 次。

（2）胸腺肽素（thymosin，thymin）：每次 10mg. 每周肌注 2 次。

（3）干扰素（interferon）：干扰素作用于病毒复制的初期阶段，抑制 RNA 的翻译，干扰核酸的合成，使宿主细胞对病毒感染具有抵抗力，因而具有广谱非特异性抗病毒作用。100 万 ~ 300 万单位 / 次，肌注，每周 1 次，或含片。α –IFN：抗病毒作用强，β –IFN：抗冠状病毒作用强，γ –IFN：免疫调节作用强。

（4）活性初乳冲剂（含分泌型 IgA）：每次 15mg，每天 3 次。

（5）静脉免疫球蛋白（IVIG）：2.5g 静滴，每 4 周一次。目前已少用肌注了。

（6）转移因子（transfer factor）：能使正常 T 淋巴细胞转化为致敏淋巴细胞，提高机体细胞免疫功能，常用 1 ~ 2mL，三角肌内侧皮下注射，每日一次，5 日为一个疗程，以后每周 1 ~ 2 次。

（7）泛福舒：为流感杆菌、肺炎链球菌、化脓链球菌、金黄色葡萄球菌、克雷伯菌等 8 种细菌冻干溶解物，每次 3.5mg/ 粒，每天 1 次，共服 10 天，停药 20 天，共 3 个疗程。

（8）匹多莫德（pidotimod）：0.4g/7mL，每天 2 次，口服，共 2 周，以后每天 1 次，共 2 个月。

（9）施和利通（esberitox）：0.3g. 每天 2 次。

（10）甘露聚糖肽（多抗甲素，polyactin）：10mg，每天 2 次。

二、小儿肺炎

小儿肺炎大多属支气管肺炎，多数为病毒性肺炎，半数继发细菌性肺炎。近年来，肺炎支原体、衣原体肺炎愈来愈多。免疫缺陷病、医院内感染的肺炎尤其小婴儿肺炎病原体种类众多，而且耐药菌株多，可引起致死性肺炎。致死原因有肺炎合并呼吸衰竭、心力衰竭、中毒性脑病、中毒性肠麻痹、弥散性血管内凝血（DIC）等。西韦来司钠（sodium sivelestat，50mg/d，静滴，10 天），可抑制中性粒细胞释放的弹性蛋白酶，缓解急性肺损伤 / 呼吸窘迫综合征（acute lung injuries/RDS/SARS）。

关于小儿肺炎能否合并心力衰竭，长期以来国内外一直存在不同意见。一派认为，小儿肺炎可发生以右心衰竭为主的全心衰竭。临床在用强心、血管扩张剂（地高辛，酚妥拉明）、利尿剂（呋塞米）后以上症状体征明显好转，病死率下降。持相反意见的人认为，以上“心衰”表现，并非心衰，而是肺炎呼吸衰竭的表现，而心肌炎时对洋地黄敏感，滥用洋地黄可致洋地黄中毒。

小儿肺炎关键是及时用抗生素，即使病毒性肺炎也要用抗生素以防死亡。抗生素的选择视患者年龄、病情较重、病原微生物而定，并用至肺部啰音消失，一般 10 ~ 14 天为一个疗程。新生儿和 2 个月内小婴儿肺炎，常选用氨苄西林或美洛西林加头孢噻肟钠，各 0.1g/（kg·d）静脉滴注。

5 岁内肺炎，常选青霉素加氨苄西林，3 天无效改用头孢菌素（3 代）。流感嗜血杆菌肺炎常用头孢克洛、美洛西林。5 岁以上肺炎，常选青霉素加苯唑西林。

社区获得性肺炎（CAP）：其病原体主要为肺炎链球菌、流感嗜血杆菌、卡他莫拉菌、非典型病原体（肺炎支原体、肺炎衣原体、沙眼衣原体、嗜肺军团菌）等。常选用阿奇霉素、头孢克洛或头孢羟氨，头孢呋辛口服。医院肺炎（HAP）：选青霉素类，阿奇霉素加头孢曲松静滴。

肺炎链球菌肺炎（PSSP）：选青霉素类，阿莫西林，头孢曲松。

金葡菌肺炎：常选苯唑西林加头孢拉定。头孢泊肟（cefpodoxime）、头孢地尼（cefdinir）有广谱抗菌作用，更优于头孢克肟（cefixime）。呼吸道合胞病毒肺炎或毛细支气管炎：常用利巴韦林（0.1g/d）肌注或雾化吸入，每天2次。

肺炎支原体肺炎：常选阿奇霉素（0.1 ~ 0.25g）共3次口服或静滴，10天、20天后再用2个疗程。军团菌肺炎：亦可用阿奇霉素或利福平。

真菌性肺炎、侵袭性肺部真菌感染（IPFls）：常见的真菌主要是念珠菌属、曲霉属、毛霉、隐球菌属和肺孢子菌等。临床诊断后，当先发治疗。白念珠菌感染应用氟康唑或伏立康唑。侵袭性肺曲霉病用两性霉素B（或含脂制剂），或加伏立康唑。肺毛霉病用两性霉素B联合氟胞嘧啶。肺隐球菌病用两性霉素B联合氟胞嘧啶或氟康唑治疗。

卡氏肺孢菌（肺孢子虫肺炎）：用SMZ复方制剂，甲硝唑，或喷他脒（pentamidine），5mg/（kg·d），静滴2周。

传染性非典型肺炎（冠状病毒肺炎、严重的急性呼吸综合征，SARS）：一般抗生素治疗无效，可试用利巴韦林、更昔洛韦、利福平、甘草甜素（glycyrrhizin）、5-羟色胺抑制剂以及清开灵注射液。适当用甲泼尼龙。

三、婴幼儿哮喘和儿童哮喘

哮喘是一种慢性气道过敏炎症性疾病，儿童哮喘同样要推行全球哮喘防治创意（GINA）。哮喘的治疗原则是：坚持长期、持续、规范、个体化治疗。哮喘发作期要快速缓解症状、抗炎、平喘；缓解期要长期检测症状、抗炎、降低气道高反应，避免触发因素，自我保健。

由于哮喘的形成和发作归类为气道慢性过敏性炎症和气道高反应性两大发病机制，因此在治疗哮喘时，应选用平喘药，但不能一味扩张支气管而忽略同时抗过敏炎症和降低气道高反应性的重要性。也就是说，应在激素抗炎的基础上，辅以解痉药平喘。

婴幼儿和儿童哮喘的平喘药物选择：对于支气管平滑肌肌痉挛所致哮喘，可使用肾上腺素受体激动剂以扩张支气管、解除哮喘。β 受体分为 β_1、β_2受体，β_2受体激动剂能高度选择性扩张支气管，适合哮喘时应用和发作前预防用药。

1. 茶碱和氨茶碱

茶碱（theophylline）和氨茶碱（aminophylline）除松弛支气管平滑肌以平喘外，还有扩张冠状动脉作用（故心源性哮喘时有效）和肾动脉作用（故有利尿作用）以及脑血管扩张作用，尚有中枢兴奋作用。可用于顽固性哮喘及哮喘持续状态等。氨茶碱（aminophylline）每片25mg，多索茶碱（doxofylline，每片0.2g），茶碱缓释片（SRT）舒弗美，每片0.1g，茶碱控释胶囊（CRC）时尔平，每粒0.1g，每天2次。

2. 异丙托溴铵

异丙托溴铵（ipratropine bromide）雾化吸入剂（爱全乐），每瓶10mL，每喷20μg，每天3次；其复合剂型可必特，除含异丙托溴胺21μg外，还含有沙丁胺醇120μg，吸入用。或噻托溴铵（tiotropium bromide，0.022 5mg）干粉吸入。

3. 沙丁胺醇（salbutamol，舒喘灵）

它能选择性兴奋 β_2受体，使支气管扩张而平喘，5 ~ 10分钟显效。每片2.4mg，小儿半片 ~ 1片，口服，每天3次。气雾剂为万托宁0.2%溶液雾化吸入剂，每喷100μg。另有旋碟式和涡流式吸入器吸入及干粉剂。沙丁胺醇和异丙托溴铵的复合定量喷雾剂称可必特。

4. 第二、三代 β_2受体激动剂

（1）特布他林（terbutaline，博利康尼）：它是第二代短效 β_2受体激动剂。副作用有头晕、震颤等。每片2.5mg，小儿0.5 ~ 1片，口服，每天3次。雾化溶液：5mg/mL（0.5%），可悬液－泵雾化吸入。气雾剂（喘康速、博利康尼），每瓶100mg，每喷100μg，每天2 ~ 3次。另有都保干粉剂。

（2）富马酸福莫特罗（formoterol，安通克）：它有强而快且持续（8 ~ 12小时）支气管扩张和抗炎效果。每片40μg，有干粉吸入剂（4.5μg/喷 ×60喷），或20μg/包，干糖浆，2 ~ 4μg/（kg·d），分2次口服。福莫特罗（4.5μg）和布地奈德（80μg）称信必可（symbicort），都保，1 ~ 2喷，每天2次，颗粒小（2 ~ 4μm）；

小气道沉积率高，快速起效且长期控制，>6岁可用信必可。

（3）丙卡特罗（procaterol，美普清）：每片25μg，每次1片，口服，每天2～3次。

（4）班布特罗（bambuterol，帮备）：每片10mg，每晚睡前服1次，为长效制剂。班布特罗在体内经丁基胆碱酯酶转化为特布他林。

（5）沙美特罗（salmeterol，施立稳）：每片50μg，每天2次，口服。沙美特罗50μg加氟替卡松100μg，称舒利迭（Seretide）干粉吸入，每天2次。

吸入性皮质类固醇／长效β受体激动剂（ICS/LABA）（舒利达–Seretide和信必可–symbicort）可联合治疗（SMART）的简化模式，两种成分联合治疗=1+1>2，可能成为哮喘治疗的新策略和新趋势，简化治疗策略是一种有助于提高治疗依从性和哮喘控制的有价值疗法。

（6）非诺特罗（fenoterol，备劳特）：0.5%×20mL/瓶，雾化吸入液。

（7）左布特罗（levalbuterol）：吸入，每天2次。

5. 糖皮质激素吸入剂

临床上使用的吸入型糖皮质激素的常用制剂如下。

（1）布地奈德（budesonide，BUD，普米克都保）：每瓶100μg×300喷，200μg×100喷或干粉剂吸入，每天2次。抗炎作用强，是必可酮的2倍。普米克令舒0.5mg/2mL，2mL/瓶，雾化吸人用1mg每天2次。另有雷诺考特（thinocort）喷鼻水剂（1mg/mL），用于过敏性鼻炎者滴鼻用（64μg／剂）。

（2）丙酸氟替卡松（fluticasone propionate，FL，辅舒酮气雾剂）：与糖皮质激素受体有高亲和力，比上药对肺部更有显著抗炎作用，儿童每喷125μg，作用持久，每日用2次。总之，目前普遍推荐首选激素早期吸入，并坚持吸入3～6个月为一个疗程。另有氟替卡松鼻喷雾剂。

6. 其他平喘药

（1）扎鲁司特（zafirlukast，安可来）和孟鲁司特钠（montelukast，顺尔宁）：它们属于白三烯受体（LTB_4-R）拮抗剂。哮喘的发病与肺组织细胞产生的一种炎性介质－白三烯有关，白三烯可刺激呼吸道黏膜分泌黏液，增加血管通渗性，促进水肿发生以及引起强烈气道收缩而发生哮喘。白三烯受体拮抗剂可抗炎，缓解病情。扎鲁司特每片20mg，40mg；孟鲁司特钠每片5mg，每次1片，每天1～2次。小儿酌减。

（2）色甘酸钠（dinatrium cromoglycate）：它能抑制肺部肥大细胞中磷酸二酯酶，减少对各种刺激的脱颗粒作用，抑制组胺释放，因而可抗炎和预防速发型变态反应，有哮喘预防效果，轻度哮喘可长期服用。每片20mg，每天2～3次，口服。或雾化吸入（每瓶700mg，每喷2mg，每天3次。克乐净含5mg×112喷，或粉末喷雾吸入，每次20mg，每天3次）。

（3）奈多罗米（nedocromil）：每喷4mg，每天4次，吸入。

（4）抗过敏药：西替利嗪（cetirizine，5～10mg/d）或西替利嗪滴剂（oral drops），20mg/d，7滴（2.5mg），每天2次，起效快（20分钟，血药浓度达峰时间——t_{max}为30～60分钟，血药峰浓度为300ng/mL，血浆半衰期约10小时）；氯雷他定（loratadine，服后1～3h起效，8～12小时达最大效应，持续作用达24小时以上）、地氯雷他定（desloratadine，2.5～5mg）；或用赛庚啶（cyproheptadine，2mg）；咪唑斯汀（mizolastine，5mg）；阿伐斯汀（acrivastine，8mg）；阿司咪唑（astemizole，10mg），睡前服用。

哮喘是慢性过敏性气道炎症的结果，因此，最有效的平喘药是糖皮质激素。糖皮质激素有抗炎、抗毒、抗过敏、降温等作用，它还能上调β受体，抑制哮喘炎性介质、前列腺素（PG）和白三烯（LT_3）的生成，增加气道平滑肌对β_2激动剂的敏感性，收缩支气管内小血管，减少炎性渗出等作用。急性期可静注、静滴，琥珀酸氢化可的松（hydrocortisone），5～10mg/（kg·d）；甲基泼尼松龙（methyl prednisolone），2mg/（kg·d），3～5天。恢复期可小剂量口服泼尼松（prednisone，1～2mg/（kg·d），7～10天。但长期应用有副作用。为减少全身副作用，吸入型糖皮质激素（ICS）是目前最有效的首选药物，或再辅以支气管扩张剂，达到全面控制哮喘，目前普遍推荐首选激素早期吸入，并坚持吸入12个月～36个月为一个疗程，达到全面控制哮喘，证明确实安全、有效，可大大改善哮喘预后。

综上，在测得呼气流速值（PEF）以后，如为哮喘应首选气雾剂吸入或其干粉吸入。必须强调正确使用雾化剂的重要性，否则疗效不好，正确的方法是一摇、二呼、三吸、四屏气、五漱口。婴幼儿可采用有活瓣的面罩或储雾罐接上气雾器同时吸入。德国产 PARI Boy 加缩雾化吸入仪优于一般超声雾化器，因它的雾化容积小（每次全乐宁雾化溶液 0.5 ~ 1mL），用药量小，而浓度较高；雾化颗粒更小（4.1μm）更能吸入下呼吸道黏膜上，而且可同时雾化各种药物，因而疗效更佳。有口含器和面罩两型。另外还可以用氧气作动力帮助吸入。

第四节　消化系统疾病

儿童消化系统疾病主要为感染性腹泻。急性腹泻是指每天腹泻 3 次以上，连续 2 天，或 1 天水泻 5 次以上。WHO 采用腹泻病这一名称。腹泻病主要有呕吐、腹泻、发热 3 大表现，重者脱水、酸中毒。腹泻的病因 90% 以上为感染性腹泻。

腹泻的治疗：WHO 强调继续母乳喂养，不需禁食，慎用止泻剂，不必常规用抗生素，以免诱发菌群失调。只有菌痢、霍乱及侵袭性肠炎才需用抗生素。腹泻伴轻度脱水可给口服补盐液（oral rehydration salts，ORS），每解便 1 次服 100mL，或胃管滴入。轮状病毒感染性腹泻病用低渗补液盐。中 ~ 重度脱水需住院输液。为保护胃肠黏膜可口服蒙托石（思密达，smecta），3g/50mL；或磷酸铝（aluminum phosphate，吉福士），120mg/g 一包，每天 3 次，共 3 ~ 5 天。肠道脑啡肽酶抑制剂——消旋卡多曲颗粒（racecadotri，杜拉宝，10 ~ 20mg，每天 3 次口服，饭前服用）可抑制肠道过度分泌。抗腹泻药抗轮状病毒免疫球蛋白（百贝宁），1g，每天 3 次口服，2 ~ 4 天。

腹泻的治疗有从抗生素转向益生素（probiotics）的趋势。目前，常用的微生态制剂有乳酸杆菌（乳酶生、乳酸菌素）、双歧杆菌（金双歧、丽珠肠乐、普乐拜尔）、肠球菌、蜡样芽孢杆菌（乐腹康）、地衣芽孢杆菌（整肠生）、酪酸芽孢杆菌制剂等，在腹泻恢复期或大量口服抗生素后可常规服用。腹泻 - 营养不良 - 腹泻恶性循环应予打断。急性期可输复方氨基酸（amino acid complex solution）、白蛋白，恢复期可给要素饮食及儿康宁扶正，并腹泻后补锌。急性腹泻病发作期间，补锌可缩短腹泻的持续时间和降低疾病的严重程度。WHO 和 UNICEF 推荐，给予急性腹泻病儿童（<6 个月的婴儿为 10mg/d 锌，>6 个月的婴儿为 20mg/d，如葡萄糖酸锌（zinc gluconate）、甘草锌、康普力星，连续服用 10 ~ 14 天（直到腹泻停止），可减轻 5 岁以下儿童的腹泻程度，缩短病程。

第八章

临床其他科用药

第一节　外科用药及消毒防腐收敛药

一、过氧乙酸

（一）其他名称

过乙酸、过氧醋酸、过醋酸。

（二）药理作用

由浓过氧化氢液作用于乙酸酐制成，为强氧化剂，遇有机物放出新生态氧而起氧化作用，杀菌能力强大，可以迅速杀灭各种微生物，包括病毒、细菌、真菌及芽孢，其分解产物无残留毒性。常用为消毒杀菌药。

（三）适应证

可用于对物体表面、皮肤、黏膜、食具、蔬菜、水果、环境的消毒。

（四）用法用量

用前按规定比例用水稀释。最常用的稀释倍数为 500 倍（1 ∶ 500），即用 20% 的本品 2mL 加水 998mL 制得，含过氧乙酸实际浓度为 0.04%。

1. 空气消毒

1 ∶ 200 液对空气喷雾，每立方米空间用药 30mL。密闭 50 ~ 60 分钟。

2. 预防性消毒

食具、毛巾、水果、蔬菜等用 1 ∶ 500 液洗刷浸泡，禽蛋用 1 ∶ 1 000 液浸泡，时间为 5 分钟。

3. 有可能被污染时消毒方法

①诊查后洗手：1 ∶ 500 液洗刷 2 分钟，接触肺结核或麻风时应用 1 ∶ 200 浓度，消毒液每天更换 1 ~ 2 次。②体温表：1 ∶ 200 液浸泡 30 分钟，消毒液每天更换 1 ~ 2 次。③食具、药瓶、注射器、玻片、吸管等：玻璃或瓷器器皿上的油污和血迹应先洗去．，再用 1 ∶ 200 液浸泡，肺结核患者的器皿：用 1 ∶ 100 液浸泡。④地面、墙壁、家具、浴盆、运输车等：用 1 ∶ 500 液喷雾或擦洗，注意喷洗均匀。⑤衣服、被单、玩具：用 1 ∶ 1 000 液浸泡 2 小时，肺结核患者用品用 1 ∶ 200 液。⑥垃圾、废物：用 1 ∶ 500 液喷雾或浸泡，肺结核患者的物品用 1 ∶ 100 液。⑦生活污水：按 1 ∶ 10 万浓度加药并混匀，放置 2 小时。

（五）不良反应

可见接触性皮炎、急性湿疹、酸性眼结膜损伤，可诱导支气管哮喘、过敏性鼻炎史者旧病复发。

（六）禁忌

过敏体质者禁用。

（七）注意事项

（1）对金属有腐蚀性，勿用于金属器械的消毒。

（2）有漂白作用，可使有色织物褪色。
（3）配制过氧乙酸时，忌与碱或有机物质混合，以免发生爆炸。
（4）稀释后的过氧乙酸溶液分解较快，必须临用前配制，稀释液常温下保存不宜超过 2 天。
（5）本品的作用与温度有关系，如气温低于 10℃，则应延长消毒时间。
（6）若为二元瓶装，可将 A、B 液混合摇匀后放置 24 ～ 48 小时后使用。

（八）药物相互作用

本品遇热、金属离子、碱性物质和有机物可加速分解，分解产物均为无毒物质。

（九）规格

溶液剂：16% ～ 20%。

二、聚维酮碘

（一）其他名称

碘伏、碘附、强力碘。

（二）药理作用

本品是碘与表面活性剂聚维酮相结合而成的松散络合物。聚维酮起载体和助溶作用，有助于溶液对物体的润湿和穿透，从而加强碘的杀菌作用。其中 80% ～ 90% 的结合碘在溶液中可解聚成游离碘。本品有广谱的抗微生物作用，对多种细菌、芽孢、病毒、真菌、衣原体、支原体等有杀灭作用。其作用机制是本品接触创面或患处后，能解聚释放出所含碘使病原体胞膜通透，屏障破坏，核酸漏出，酶活性降低，从而死亡。特点是对组织刺激性小，适用于皮肤、黏膜感染。

（三）适应证

用于化脓性皮炎、皮肤真菌感染、小面积轻度烧伤及念珠菌性阴道炎、细菌性阴道炎、混合性阴道炎、老年性阴道炎等。

（四）用法用量

1. 皮肤消毒

注射部位消毒，30 秒钟以上。术野皮肤消毒，0.5% 溶液均匀涂擦 2 次。

2. 黏膜创伤或感染

用 0.1% ～ 0.25% 溶液冲洗或涂擦病患部位。

3. 皮肤感染

0.5% 溶液局部涂擦。

4. 阴道或直肠给药

每晚睡前 1 次，一次 1 支软膏（乳膏）或 1 个栓剂，7 ～ 10 日为一疗程。

（五）不良反应

极个别病例用药时创面黏膜局部有轻微短暂刺激、烧灼感或瘙痒，片刻后即自行消失，无须特别处理。

（六）禁忌

孕妇及哺乳期妇女禁用。

（七）注意事项

（1）本品为外用药，切忌口服。如误服中毒，应立即用淀粉糊或米汤洗胃，并送医院救治。
（2）用药部位如有烧灼感、红肿等情况应停药，并将局部药物洗净，必要时向医师咨询。
（3）对碘过敏者慎用。
（4）创面过大者不宜使用。
（5）有机物可降低其作用。
（6）FDA 对本药的妊娠安全性分级为 D 级。

（八）药物相互作用

（1）本品不得与碱、生物碱、水合氯醛、酚、硫代硫酸钠、淀粉、鞣酸同用或接触。

（2）不可与汞溴红溶液同时涂用。

（3）在高 pH 值下杀菌活性降低。本品与过氧化氢混合可引起爆炸。

（九）规格

溶液剂：0.5%；1%；50%。软膏剂：10%。栓剂 0.29g。凝胶剂：10%。

三、氯己定

（一）其他名称

洗必泰。

（二）药理作用

本品为表面活性剂，具有相当强的广谱抑菌、杀菌作用，是一种较好的杀菌消毒药，对革兰阳性和阴性菌的抗菌作用比苯扎溴铵强。本品带阳电荷，口腔含漱时吸附在带阴电荷的斑块和口腔黏膜表面，随后吸附的药物从这些部位弥散，逐渐析出产生持续的作用，直至 24 小时后在唾液中浓度降低，本品吸附在细菌胞浆膜的渗透屏障，使细胞内容物漏出，低浓度时呈抑菌作用，高浓度时呈杀菌作用。即使在有血清、血液等存在时仍有效。对芽孢、抗酸杆菌、真菌和病毒无效。

（三）适应证

消毒防腐药。也可用于口腔炎、牙龈炎及咽峡炎等。

（四）用法用量

1. 手的消毒

以 1 ∶ 5 000 水溶液泡手 3 分钟。

2. 术野消毒

用 0.5% 乙醇（70%）溶液，其效力约与碘酊相当，但无皮肤刺激，亦不染色，因而特别适用于面部、会阴部及儿童的术野消毒。

3. 创伤伤口消毒

用 1 ∶ 2 000 水溶液冲洗。

4. 含漱消炎

以 1 ∶ 5 000 溶液漱口，对咽喉炎及口腔溃疡有效。

5. 烧伤、烫伤

用 0.5% 乳膏或气雾剂涂抹或喷洒。

6. 分娩时产妇外阴及其周围皮肤消毒、阴道镜检滑润

用 0.1% 乳膏涂抹。

7. 器械消毒

消毒用 1 ∶ 1 000 水溶液，储存用 1 ∶ 5 000 水溶液，加入 0.1% 亚硝酸钠浸泡，隔两周换 1 次。

8. 房间、家具等消毒

用 1 ∶ 200 水溶液喷雾或拭擦。

9. 尿路感染

用 0.02% 溶液膀胱冲洗。

10. 眼药水防腐

用 0.01% 溶液。

11. 伤口护理

用贴剂，清洁患处后贴在创伤处，用胶带固定。

12. 阴道感染或子宫糜烂

用栓剂，一次 20mg，一日 1 ~ 2 次。

13. 内痔、外痔等肛肠疾病及其手术前后的消毒和预防感染

用栓剂，一次 20mg，躺卧 15 分钟，一日 1 ~ 2 次。

（五）不良反应

偶见皮肤过敏或接触性皮炎。

（六）禁忌

对本品过敏者禁用。

（七）注意事项

（1）误用高浓度溶液作膀胱冲洗可引起血尿，意外静脉用药可造成溶血。

（2）高浓度溶液对眼结膜刺激性强，并可软化口腔上皮发生溃疡。

（3）本品含漱液使用 1 周后，能使口腔黏膜着色，使用 6 个月可使牙齿着色。

（4）FDA 对本药的妊娠安全性分级：口腔咽喉给药为 B 级，牙周植入为 C 级。

（八）药物相互作用

（1）本品不宜与肥皂、阴离子表面活性剂、碘化钾等合用。

（2）与苯扎溴铵合用，对大肠杆菌有协同杀菌作用，两药混合液的消毒效力呈相加作用。

（3）当遇到黄芪胶、白陶土、钙、镁和锌等其药效会降低。

（九）规格

葡萄糖酸氯己定含漱剂：200mL：0.016g；500mL：0.04g。葡萄糖酸氯己定溶液剂：250mL：50g；250mL ： 12.5g。醋酸氯己定外用片：5mg。醋酸氯己定霜剂：1%。醋酸氯己定软膏剂：1%。

四、甲酚磺酸

（一）其他名称

煤酚磺酸。

（二）药理作用

本品是甲酚经磺化制得的一种杀菌力强、溶解度高、毒性较小的杀菌消毒剂。与甲酚相比，降低了毒性，提高了水溶性。其杀菌力较煤酚皂溶液强，其 0.1% 溶液的消毒作用与 70% 乙醇、0.1% 过氧乙酸、3% 煤酚皂溶液相当。

（三）适应证

消毒防腐药。

（四）用法用量

1. 甲酚磺酸溶液

常用浓度为 0.1%，可代替过氧乙酸用于环境消毒。

2. 甲酚磺酸钠溶液

可代替煤酚皂溶液用于洗手、洗涤和消毒器械及用具等。

3. 甲酚磺酸烷基磺酸钠皂溶液

可用于公共场所，洗涤毛巾，消毒浴池。用于理发刮脸兼有肥皂与消毒剂的滑润清洁作用，且无刺激性，可防治头癣、脱发、头皮过多症。

（五）不良反应

尚不明确。

（六）禁忌

对本品过敏者禁用。

（七）注意事项

尚不明确。

（八）药物相互作用

尚不明确。

（九）规格

甲酚磺酸溶液：0.1%。

五、戊二醛

（一）其他名称

胶醛。

（二）药理作用

（1）本品的碱性水溶液有较好的杀菌作用，其作用主要依靠醛基，此类药物主要作用于菌体蛋白的硫基、羟基、羧基和氨基，可使之烷基化，引起蛋白质凝固，造成细菌死亡。当 pH 为 7.5 ～ 8.5 时作用最强，可杀灭细菌繁殖体、芽孢、真菌、病毒，作用较甲醛强 2 ～ 10 倍，是一种较好的灭菌剂。

（2）1.5% 碱性水溶液（加入 0.3% 碳酸氢钠，将 pH 调为 7.7 ～ 8.3），在 20℃下，可以杀灭金黄色葡萄球菌、酿脓链球菌、肺炎双球菌、大肠杆菌、铜绿假单胞菌等繁殖体，作用时间只需 1 ～ 2 分钟，杀灭真菌所需的时间相同。其 2% 的碱性水溶液杀灭结核杆菌的作用时间需 30 分钟以上；杀灭各种病毒如脊髓灰质炎病毒、柯萨奇病毒、疱疹病毒、牛痘病毒、腺病毒、流感病毒等，需作用 10 分钟；杀灭细菌的芽孢则需 3 小时左右。

（3）2% 碱性异丙醇水溶液（70% 异丙醇加 0.3% 碳酸氢钠），能在数分钟内杀灭结核杆菌，于 2 ～ 3 小时内杀灭枯草杆菌、短小杆菌、破伤风杆菌等的芽孢，可用于消毒内镜、温度计、橡胶与塑料制品以及不能用加热法来消毒的各种医疗器械。

（三）适应证

用于医疗器械、各种餐具和室内各种用具的消毒，也可用于治疗寻常疣、甲癣和多汗症。

（四）用法用量

1. 碱性戊二醛水溶液或异丙醇溶液（2%，pH 为 7.5 ～ 8.5）

对细菌繁殖体的作用时间为 10 ～ 20 分钟，对细菌芽孢为 4 ～ 12 小时。用于消毒不宜加热处理的内镜等器械，浸泡 10 小时。10% 溶液用于治疗寻常疣、甲癣和多汗症，局部涂擦，一日 1 ～ 2 次。配制好的 2% 碱性水溶液在室温下经 14 天后，杀菌作用即明显减退。

2. 酸性强化戊二醛液

由 2% 戊二醛加入 0.25% 聚氧乙烯脂肪醇醚而成，pH 值在 3.2 ～ 4.6。酸性强化戊二醛溶液具有很好的杀菌作用，但对细菌芽孢的杀灭速度低于碱性戊二醛溶液。其稳定性好，可在室温贮存 18 个月。2% 酸性强化戊二醛可直接用于物品的消毒与杀菌。缺点是易致金属器械生锈。

3. 人造心脏瓣膜消毒液

为其 0.65% 溶液，pH 与血液相似，系磷酸盐缓冲液。

4. 戊二醛气体

用于密闭空间内表面的熏蒸消毒，因其不易在物体表面聚合，故优于甲醛。

（五）不良反应

（1）重复使用可引起皮炎和皮肤过敏，对人体组织具有中等毒性。

（2）本品蒸气对鼻、眼、呼吸道有刺激，可引起咳嗽、吞咽困难、喉头痉挛、气管炎和肺炎，甚至导致罕见肺水肿，反复吸入可发生哮喘。

（六）禁忌

对本品过敏者禁用。

（七）注意事项

（1）勿用于面部、肛门、生殖器等部位，以免刺激黏膜。

（2）误服后可使消化道黏膜产生炎症、坏死和溃疡，引起剧痛、呕吐、呕血、便血、血尿、尿闭、酸中毒、眩晕、抽搐、意识丧失和循环衰竭。误服后可服用牛奶、水、活性炭或其他可缓和胃肠道刺激的药物，但应避免洗胃和使用催吐药，如有必要可进行辅助通气并治疗休克，纠正酸中毒。

（3）各种物品消毒后，放置 2 小时以上未用时，需重新消毒后再使用。

（4）其碱性溶液对光学仪器无损害，但可腐蚀铝制品。

（5）消毒浓度均不得低于 2%。器械消毒需加 0.5% 亚硝酸钠，以防锈蚀。

（6）温度高，杀菌作用增强，温度低于 15℃，杀菌效果下降。但温度系统较甲醛低。

（八）药物相互作用

不宜与肥皂、甲醛、红汞及硝酸银等配合使用。

（九）规格

溶液剂：25% 浓度，供配制各种消毒液之用。

六、氯溴异氰酸

（一）其他名称

氯溴三聚异氰酸、691 饮水消毒剂。

（二）药理作用

是氯化异氰尿酸类消毒药之一。本品杀菌谱较广，对细菌繁殖体、病毒、真菌孢子及细菌芽孢等都有较强的杀灭作用。

（三）适应证

临床上可以用作局部抗感染药，也可用以处理污染物品和粪便等排泄物。在卫生防疫方面，除用于饮水消毒外，还可用以配制去垢消毒剂、去污粉和食具洗涤液等。

（四）用法用量

1. 喷洒消毒

可用于病室的墙壁、地面以及用具、器械等的消毒。如为病室，每 100m^2 用药液 25L（浓度为 0.5% ~ 1%，临用新配），喷洒后保持湿润半小时，即可达到消毒目的（对病毒效果不好）。

2. 烟熏消毒

喷洒消毒不便或不彻底时，可采用本法。每立方米空间用防消散 5g，与 1/2 量的助燃剂（如焦糠）混合点后燃于室内，密闭门窗 2 ~ 12 小时后，敞开门窗通风即可。

3. 干粉处理

可用于含水分较多的排泄物或潮湿地面的消毒。用量可按排泄物量的 1/5 ~ 1/10 计算。处理时应略加搅拌，待作用 2 ~ 4 小时（必要时，可延长为 6 ~ 12 小时）后再清除。

4. 复方消毒剂

将本类药物与适当的洗涤剂混合配剂，即可得到不同的复方消毒剂。例如本品 8 ~ 30g 与基苯磺酸钠 1 ~ 5g 及加水至 100mL 配成的去垢消毒剂以及本品 1 ~ 3g 与十二烷基苯磺酸钠 1 ~ 3g 及加水至 100mL 配成的餐具洗涤液。

（五）不良反应

尚不明确。

（六）禁忌

尚不明确。

（七）注意事项

（1）用于喷洒消毒时，由于本类药物具有腐蚀和漂白作用，故使用时应戴好口罩、手套等防护用具。如喷于织物或金属器械上时，应于消毒后用水冲洗干净，以防止其腐蚀和漂白。

（2）因本品的烟熏剂为表面消毒剂，穿透力较差，故消毒时的用具应事先洗刷干净，晾干后方可消毒。如果用硝铵类易燃物作助燃剂，应临用时混合，以免发生自燃或爆炸。

（八）药物相互作用

十二烷基苯磺酸钠对氯溴异氰酸等物有增效作用。

七、二溴海因

（一）其他名称

二溴二甲基乙内酰脲、二溴二甲基海因。

（二）药理作用

本品在水中水解主要形成次溴酸，以次溴酸的形式不断地释放出活性溴，起到杀菌效果。是一种高效、安全的杀菌消毒剂，具有强烈杀灭细菌、真菌及病毒的效果，且有杀灭水体不良藻类的功效。

（三）适应证

可用于人类及鱼、虾、蛙、甲鱼等水产养殖中各种疾病的预防和治疗，还可用于游泳池消毒、水果保鲜和工业用循环水灭藻以及日常生活消毒等。

（四）用法用量

本品曾是中国疾病预防控制中心推荐的预防非典型肺炎的消毒剂之一。

1. 地面、墙壁消毒

用含有效溴 500 ~ 1 000mg/L 的二溴海因溶液喷雾，水泥墙、石灰墙用量为 100mL/m^2，其喷洒量不宜超过其吸液量，地面喷洒量为 200 ~ 300mL/m^2。

2. 患者用过的餐（饮）具、污染过的衣物消毒

用含有效溴 250 ~ 500mg/L 的二溴海因溶液浸泡 30 分钟，再用清水洗净。

（五）不良反应

尚不明确。

（六）禁忌

对本品过敏者禁用。

（七）注意事项

（1）温度对消毒效果略有影响，温度降低，消毒速度变慢。

（2）正常使用剂量范围内无腐蚀性，但在高浓度时具有腐蚀性。使用本品应注意戴橡胶手套，避免与皮肤接触，潮湿的皮肤长期接触本品会有过敏反应，夏季操作尤其应当注意。

（3）对金属除不锈钢之外，均有腐蚀作用。

（八）药物相互作用

尚不明确。

（九）规格

粉剂：活性溴含量为 54% ~ 55%。片剂：每片有效溴含量为 440 ~ 540mg。

八、三氯生

（一）其他名称

氯羟二苯醚、三氯散、玉洁新。

（二）药理作用

直接作用于微生物细胞壁，破坏细胞壁的通透性，使细胞内容物大量漏出或有害物质大量渗入，均可使微生物致死。本品对细菌繁殖体有较强的杀灭作用，对革兰阳性菌比革兰阴性菌作用强，对真菌也有明显的杀菌作用。其杀菌作用与氯己定类似，比季铵盐类作用略强，对耐甲氧西林金黄色葡萄球菌的杀灭作用比氯己定强，但对铜绿假单胞菌效果不如氯己定。

（三）适应证

用于皮肤、口腔黏膜及怕腐蚀表面的消毒。

（四）用法用量

1. 皮肤黏膜的消毒

0.5% ~ 1% 乙醇溶液，直接浸泡、冲洗或擦拭。

2. 表面消毒

0.5% ~ 1% 水溶液，适宜怕腐蚀表面的消毒。

3. 口腔黏膜的消毒

0.5% 水溶液，漱口、涂擦或冲洗。

（五）不良反应

偶见皮肤过敏现象。

（六）禁忌

对本品过敏者禁用。

（七）注意事项

原粉剂储存稳定，配制成使用浓度时，水溶液稳定性有所下降。

（八）药物相互作用

尚不明确。

（九）规格

乙醇溶液：0.5%；0.7%。

九、腐植酸钠

（一）其他名称

富新钠。

（二）药理作用

本品是一种胶体物质，具有较强的吸附和螯合作用，可以吸附大量的阴道分泌物，保持阴道内壁洁净，并具有一定的抗炎作用。其消炎作用与抑制透明质酸酶活性和活化垂体－肾上腺皮质系统有关。本品在一定条件下具有沉淀蛋白质作用，这与其抗炎、收敛作用有关。

（三）适应证

临床上外用于收敛、止血、止痛、止痒、抗渗出、消炎、消肿等。常用于治疗宫颈糜烂，也可用于老年性阴道炎、外阴炎以及外伤溃疡等。

（四）用法用量

1. 宫颈糜烂及老年性阴道炎

先用棉球蘸本品 1% 水溶液擦净患处（或阴道常规消毒），将带线棉球蘸 20% 本品糊剂均匀涂敷并留置于阴道患处，12 ~ 24 小时后牵线取出棉球，每隔一日上药 1 次，10 日为一疗程。

2. 炎症、外伤溃疡等

可用本品 1% 水溶液浸洗、湿敷。

（五）不良反应

偶见小腹隐痛及烧灼感，继续用药几次可自行消失。个别出现出血现象，停药后可自行止血，仍可继续使用。

（六）禁忌

对本品过敏者禁用。

（七）注意事项

（1）治疗过程中禁止性交及盆浴。

（2）1% 水溶液制成后夏季以不超过 1 周为宜。

（八）药物相互作用

尚不明确。

（九）规格

粉剂：5g；25g。溶液剂：1%。糊剂：20%。

十、过氧化氢

（一）其他名称

双氧水。

（二）药理作用

本品为强氧化性消毒剂，在过氧化氢酶的作用下迅速分解，释出新生氧，对细菌组分发生氧化作用，干扰其酶系统而发挥抗菌作用。但本品作用时间短暂，有有机物质存在时杀菌作用降低。局部涂抹冲洗后能产生气泡，有利于清除脓液、血块及坏死组织。

（三）适应证

用于化脓性外耳道炎和中耳炎、文森口腔炎、齿龈脓漏、扁桃体炎及清洁伤口。

（四）用法用量

（1）用 3% 溶液冲洗或湿敷。尤适用于厌氧菌感染以及破伤风、气性坏疽的创面。

（2）稀释至 1% 浓度用于扁桃体炎、口腔炎、白喉等的含漱。

（五）不良反应

（1）高浓度对皮肤和黏膜产生刺激性灼伤，形成一疼痛“白痂”。

（2）以本品连续应用漱口可产生舌乳头肥厚，属可逆性。

（3）本品溶液灌肠，若过氧化氢浓度≥ 0.75% 可发生气栓或肠坏疽。

（六）禁忌

对本品过敏者禁用。

（七）注意事项

本品遇光、热易分解变质。

（八）药物相互作用

不可与还原剂、强氧化剂、碱、碘化物混合使用。

（九）规格

3% 水溶液：100mL；500mL。

第二节　皮肤科用药

一、皮肤抗细菌药

（一）莫匹罗星

1. 其他名称

假单胞菌酸、假单胞酸 A。

2. 药理作用

本品为局部外用抗生素，是由荧光假单胞菌产生的一种物质。作用于菌体内的异亮氨酸 tRNA 合成酶与异亮氨酸结合点，阻碍氨基酸的合成，同时耗竭细胞内 tRNA，使敏感菌的 RNA 和蛋白质合成中止而起抑菌和杀菌作用。本品对与皮肤感染有关的各种革兰阳性球菌有很强的抗菌活性，对耐药金黄色葡萄球菌也有效。对某些革兰阴性菌有一定的抗菌作用。与其他抗生素无交叉耐药性。

3. 适应证

用于革兰阳性球菌引起的皮肤感染，例如脓疱病、疖肿、毛囊炎等原发性皮肤感染，及湿疹合并感染、溃疡合并感染、创伤合并感染等继发性皮肤感染。

4. 用法用量

外用，局部涂于患处。必要时，患处可用敷料包扎或覆盖，每日 3 次，5 天为一疗程，必要时可重复一疗程。

5. 不良反应

局部应用本品一般无不良反应，偶见局部烧灼感、蜇刺感及瘙痒等，一般不需停药。

6. 禁忌

对莫匹罗星或其他含聚乙二醇软膏过敏者禁用。

7. 注意事项

（1）本品仅供皮肤给药，请勿用于眼、鼻、口等黏膜部位。

（2）误入眼内时用水冲洗即可。

（3）有中、重度肾损害者慎用。

（4）孕妇慎用；哺乳期妇女涂药时应防止药物进入婴儿眼内。如果是在乳头区域使用请在哺乳前彻底清洗。

（5）FDA 对本药的妊娠安全性分级为 B 级。

8. 药物相互作用

尚不明确。

9. 规格

软膏剂：2%。

（二）过氧苯甲酰

1. 其他名称

过氧化苯酰。

2. 药理作用

本品为强氧化剂，极易分解，遇有机物分解出新生态氧而发挥杀菌除臭作用。对厌氧菌感染有效，可杀灭痤疮丙酸杆菌，并有使皮肤干燥和脱屑作用。

3. 适应证

用于寻常痤疮的局部治疗。用于皮脂腺分泌过多而引起的疾病，夏季可用于防止疖肿、痱子等。还可用于慢性皮肤溃疡的治疗。

4. 用法用量

涂患处，一日 2 ~ 3 次。

5. 不良反应

可引起接触性皮炎、皮肤烧灼感、瘙痒、发红、肿胀、皮肤干燥、脱屑等。

6. 禁忌

对本品过敏者禁用。

7. 注意事项

（1）本品仅供外用，皮肤有急性炎症、破溃者慎用。

（2）如果出现严重刺激反应立即停药并予以适当治疗。症状消退后可重新恢复治疗，注意开始时用药次数要减少。

（3）本品不得用于眼睛周围或黏膜处。

（4）本品和有颜色物接触时，可能出现漂白或褪色现象。

8. 药物相互作用

本品与肥皂，清洁剂，含有过氧苯甲酰、雷锁辛、硫黄、维 A 酸等的制剂，或含有酒精的制剂，药用化妆品等同用，会增加刺激或干燥作用。

9. 规格

乳膏剂：0.25%；5%；10%。凝胶剂：0.25%；5%；10%。洗剂：5%；10%。

二、皮肤抗真菌药

（一）联苯苄唑

1. 其他名称

白呋唑、苯苄咪唑。

2. 药理作用

本品为咪唑类外用抗真菌药，具有较强的抗真菌（表皮癣菌属、酵母样菌、毛癣菌属、小孢子菌属、白色念珠菌和短小棒杆菌等）作用。低浓度时抑制真菌的麦角固醇合成，使真菌细胞形成受阻；高浓度时与细胞膜磷脂发生特异性结合，使细胞膜结构及功能受损，最终杀灭真菌。另外，对革兰阳性球菌亦也有较强的抗菌作用。

3. 适应证

主要用于手足癣、体癣、股癣、花斑癣及皮肤念珠菌病等浅表皮肤真菌感染，短小杆菌引起的感染，念珠菌性外阴阴道炎。

4. 用法用量

（1）外用

涂敷患处，一日 1 次，2 ~ 4 周为一疗程。

（2）阴道给药

于睡前将阴道栓放入阴道深处，一日 1 次，一次 1 枚。

5. 不良反应

少数患者有局部红斑、瘙痒、龟裂、烧灼感或刺痛感，偶可发生接触性皮炎。

6. 禁忌

（1）对本品过敏者禁用。

（2）妊娠 3 个月内妇女及哺乳期妇女禁用。

7. 注意事项

（1）患处有糜烂、渗液和皲裂时慎用。

（2）避免接触眼睛和其他黏膜（如口、鼻等）。

8. 药物相互作用

尚不明确。

9. 规格

溶液剂：25mL：0.25g。乳膏剂：15g：0.15g。阴道栓剂：150mg。

（二）阿莫罗芬

1. 药理作用

本品为吗啉的衍生物，是一种新型广谱局部抗真菌药物，通过干扰真菌细胞膜中麦角固醇的生物合成，从而实现抑菌及杀菌的作用。对皮肤癣菌、念珠菌、隐球菌、皮炎芽生菌、荚膜组织胞浆菌、申克孢子丝菌等有抗菌活性。

2. 适应证

（1）由皮肤真菌引起的皮肤真菌病，如足癣、股癣、体癣。

（2）皮肤念珠菌病。

（3）甲真菌病。

3. 用法用量

（1）皮肤真菌感染及皮肤念珠菌病

局部涂抹，每晚 1 次，临床症状消失后继续使用数日。疗程 2 ~ 6 周。

（2）甲真菌病

锉光病甲后均匀涂抹于患处，每周 1 ~ 2 次。指甲感染一般连用 6 个月，趾甲感染需连用 9 ~ 12 个月。

4. 不良反应

常见皮肤轻微烧灼感、瘙痒、红斑、脱屑，无须停药即可消失。另有渗出、水疱、疼痛、炎症、荨麻疹等。

5. 禁忌

（1）对本品过敏者禁用。

（2）孕妇及计划怀孕的妇女禁用。

6. 注意事项

（1）只限于局部应用治疗浅表真菌感染。

（2）治疗甲真菌病期间，避免用指甲油或人工指甲。

7. 药物相互作用

尚不明确。

8. 规格

乳膏剂：5g：0.25%。搽剂：2.5mL：125mg。

（三）舍他康唑

1. 其他名称

立灵奇。

2. 药理作用

本品是人工合成的咪唑类广谱抗真菌药，对皮肤真菌、酵母菌、念珠菌、曲霉菌有抑制和杀灭作用，对革兰阳性菌有较强抗菌作用。

3. 适应证

由皮真菌、酵母菌、念珠菌、曲霉菌引起的皮肤感染，如体癣、股癣、足癣。

4. 用法用量

每日 2 次，把药膏适量涂于患病的皮肤部位，一般连续用 28 天。

5. 不良反应

极少数患者用药后可出现皮肤发红、瘙痒、灼烧感，停药后自行消失。

6. 禁忌

对本品过敏者禁用。

7. 规格

乳膏剂：10g：0.2g。

（四）二硫化硒

1. 其他名称

硫化硒、硒硫砂。

2. 药理作用

本品具有抗皮脂溢出作用，能抑制核分裂而造成表面细胞更替减少并促成角化。还具有一定的抗真菌、杀寄生虫作用。

3. 适应证

（1）去头屑及治疗皮脂溢出、头皮脂溢性皮炎、花斑癣。

（2）杀灭虱类寄生虫。

4. 用法用量

（1）治疗头皮屑和头皮脂溢性皮炎

先用肥皂清洗头发和头皮，取 5 ~ 10g 药液于湿发及头皮上轻揉至出泡沫，3 ~ 5 分钟后，用温水洗净，必要时可重复一次。每周 2 次，一个疗程 2 ~ 4 周，必要时可重复 1 个或 2 个疗程。

（2）治疗花斑癣

洗净患处，根据病患面积取适量药液涂抹（一般 10 ~ 30g），保留 10 ~ 30 分钟后用温水洗净。

每周 2 次，一个疗程 2 ~ 4 周，必要时可重复 1 个或 2 个疗程。

5. 不良反应

偶可引起接触性皮炎、头发或头皮干燥、头发脱色。

6. 禁忌

（1）皮肤有炎症、水疱、糜烂、渗出部位禁用。

（2）外生殖器部位禁用。

（3）对本品过敏者禁用。

7. 注意事项

（1）在染发、烫发后两天内不得使用本品。

（2）头皮用药后应完全冲洗干净，以免头发脱色。

（3）避免接触眼睛和其他黏膜（如口、鼻等）。

（4）不要用金属器件接触药液。在使用本品时，所有首饰、发夹及其他金属物品均应除去。

（5）用药部位如有烧灼感、红肿等情况应停药，并将局部药物洗净，必要时向医师咨询。

（6）本品有剧毒，切忌口服，使用本品后，应仔细洗手。

8. 药物相互作用

尚不明确。

9. 规格

洗剂：50mL：1.25g；100mL：2.5g；120mL：1.2g。

（五）环吡酮胺

1. 其他名称

环吡司胺、环吡酮。

2. 药理作用

本品为合成的抗真菌药环吡酮和乙醇胺结合而成的盐，用于局部真菌感染，主要通过改变真菌细胞膜的完整性，引起细胞内物质外流，并阻断蛋白质前体物质的摄取，导致真菌细胞死亡。对皮肤癣菌、酵母菌、霉菌等具有较强的抑菌和杀菌作用，渗透性强。对各种放线菌、革兰阳性和革兰阴性菌及支原体、衣原体、毛滴虫等也有一定抑制作用。

3. 适应证

用于浅部皮肤真菌感染，如体、股癣，手、足癣（尤其是角化增厚型），花斑癣，亦可用于皮肤和外阴阴道念珠菌感染及甲真菌病。

4. 用法用量

（1）一般用法

外用，取本品适量涂于患处，一日 2 次，4 周为一疗程。

（2）甲真菌病

先用温水泡软甲板，尽可能把病甲削薄，将药膏用胶布固定在患处，第 1 月隔天 1 次，第 2 月每周 2 次，第 3 月每周 1 次，至痊愈止，一般需 3 ~ 6 个月。

5. 不良反应

偶见局部发红、瘙痒、刺痛感或烧灼感等刺激症状，偶可发生接触性皮炎。

6. 禁忌

（1）对本药过敏者禁用。

（2）儿童禁用。

7. 注意事项

（1）避免接触眼睛，不得内服。

（2）涂药部位如有灼烧感、瘙痒、红肿等，应停止用药，洗净。

（3）FDA 对本药的妊娠安全性分级为 B 级。

8. 药物相互作用

与其他外用皮肤制剂一般应避免合用，尤其禁止合用其他外用抗真菌药。

9. 规格

溶液剂 10mL：0.1g。软膏：10g：0.1g；10g：0.15g。甲涂剂：10mL：0.8g。

（六）吡硫翁钠

1. 药理作用

本品为吡啶硫酮类广谱抗真菌药．对多种皮肤癣菌、酵母菌、白色念珠菌等致病菌有较强的抑制和杀灭作用。同时对大肠杆菌、痢疾杆菌、伤寒杆菌、弗氏志贺菌等也有很强的抗菌效力。

2. 适应证

用于手癣、足癣、体癣、股癣等真菌感染引起的各种皮肤癣症的治疗。

3. 用法用量

外用，涂抹患处，每日 2 ~ 3 次。

4. 不良反应

偶见局部发红、瘙痒、刺痛感或烧灼感等刺激症状，偶可发生接触性皮炎。

5. 禁忌

对本品过敏者禁用。

6. 注意事项

仅供外用，不得内服。

7. 药物相互作用

尚不明确。

8. 规格

软膏剂：10g：10mg。

三、皮肤用肾上腺皮质激素

（一）卤米松

1. 其他名称

氟氯米松、卤甲松、卤美他松、卤米松一水合物、氯二氟美松、三卤米他松。

2. 药理作用

强效含卤基的外用糖皮质类固醇药物，具有良好的抗炎、抗表皮增生、抗过敏、收缩血管及止痒等作用。通过与甾体受体结合，可改变与病因相应的蛋白质的合成，或作用于炎症细胞及溶酶体，调节炎症反应。

3. 适应证

对肾上腺糖皮质激素类药治疗有效的非感染性炎症性皮肤病，如脂溢性皮炎、接触性皮炎、异位性皮炎、局限性神经性皮炎、钱币状皮炎和寻常型银屑病。

4. 用法用量

以薄层涂于患处，依症状每日 1 ~ 2 次，并缓和地摩擦；如有需要，可用多孔绷带包扎患处，通常毋需用密封性包扎。药效欠佳者或较顽固的患者，可改用短时的密封性包扎以增强疗效。对于慢性皮肤疾患（如银屑病或慢性湿疹），使用本品时不应突然停用，应交替换用润肤剂或药效较弱的另一种皮质类固醇，逐渐减少本品用药剂量。

5. 不良反应

（1）偶发用药部位刺激性症状，如烧灼感、瘙痒。罕见皮肤干燥、红斑、皮肤萎缩、毛囊炎、痤疮或脓肿。如已发生严重的刺激性或过敏症状，应终止治疗。

（2）长期使用或用于大面积皮肤或使用密封性包扎，或用于例如面部、腋下等通透性高的皮肤部位，可能发生萎缩纹、萎缩性变化、出血、口周皮炎或玫瑰痤疮样皮炎、毛细血管扩张、紫癜及激素性痤疮。

（3）当大面积外用或使用密封性包扎（尤其用于新生儿或幼儿）时，皮质类固醇进入血液循环能产生全身性作用（特别是肾上腺功能暂时性抑制），但是突然停药，可继发急性肾上腺功能不全。

6. 禁忌

（1）对本品过敏者禁用。

（2）细菌和病毒性皮肤病（如水痘、脓皮病、接种疫苗后、单纯疱疹、带状疱疹）、真菌性皮肤病、梅毒性皮肤病变、皮肤结核病、玫瑰痤疮、口周皮炎、寻常痤疮患者禁用。

7. 注意事项

（1）无论患者的年龄，均应避免长期连续使用，密封性包扎应限于短期和小面积皮肤。如特殊需要大剂量使用本品，或应用于大面积皮肤，或使用密封性包扎，或长期使用，应对患者进行定时的医疗检查。

（2）慎用于面部或擦烂的部位（例如腋下），且只能短期使用。

（3）大面积皮肤上使用密封性包扎时（尤其是在儿科），如果用药皮肤发生了感染，应立即加用合适的抗菌药治疗。

（4）本品不能与眼结膜或黏膜接触。

8. 药物相互作用

尚不明确。

9. 规格

软膏剂、乳膏剂、霜剂：0.05%。

（二）糠酸莫米松

1. 其他名称

糠酸莫美松。

2. 药理作用

本品为局部外用糖皮质激素，具有抗炎、抗过敏、止痒及减少渗出作用。作用强，其不良反应并不随强度而成比例增加。

3. 适应证

用于湿疹、神经性皮炎、异位性皮炎及皮肤瘙痒症。

4. 用法用量

局部外用。取本品适量涂于患处，每日 1 次。不应封闭敷裹。

5. 不良反应

（1）使用本品的局部不良反应极少见，如烧灼感、瘙痒刺痛和皮肤萎缩等。

（2）长期大量使用皮质激素类药物，可造成的不良反应有刺激反应、皮肤萎缩、多毛症、口周围皮炎、皮肤浸润、继发感染、皮肤条纹状色素沉着等。

6. 禁忌

对本品过敏者禁用。

7. 注意事项

（1）不得用于皮肤破溃处。

（2）孕妇及哺乳期妇女慎用。

（3）婴幼儿、儿童和皮肤萎缩的老年人，对本品更敏感，故使用时应谨慎。

（4）避免接触眼睛和其他黏膜（如口、鼻等）。

（5）用药部位如有烧灼感、红肿等情况应停药，并将局部药物洗净，必要时向医师咨询。

8. 药物相互作用

尚不明确。

9. 规格

软膏剂、乳膏剂、霜剂：0.1%。

（三）哈西奈德

1. 其他名称

氯氟松、氯氟轻松、哈西缩松。

2. 药理作用

本品是人工合成的强效糖皮质激素，其特点为抗炎作用强，局部应用不易引起全身性不良反应。

3. 适应证

接触性湿疹、异位性皮炎、神经性皮炎、面积不大的银屑病、硬化性萎缩性苔藓、扁平苔藓、盘状红斑性狼疮、脂溢性皮炎（非面部）及肥厚性瘢痕。

4. 用法用量

外涂患处，每日早晚各1次。

5. 不良反应

（1）少数患者涂药部位的皮肤发生烧灼感、刺痛、暂时性瘙痒，长期应用可发生皮肤毛细血管扩张（尤其面部）、皮肤萎缩、萎缩纹（青少年易发生）、皮肤脆弱、多毛症、毛囊炎、粟丘疹、皮肤脱色、延缓溃疡愈合，封包法在皮肤皱褶部位容易继发真菌感染。

（2）经皮肤吸收多时，可发生全身性不良反应。

6. 禁忌

（1）对本药及肾上腺皮质激素类药物过敏者禁用。

（2）由细菌、真菌、病毒和寄生虫引起的原发性皮肤病变、渗出性皮肤病、溃疡性病变、痤疮、酒渣鼻禁用。

（3）禁用于眼睑部（有引起青光眼的危险）。

7. 注意事项

（1）大面积大量用药或封包方式用药可使经皮肤吸收量多，发生全身反应，尤其是低龄儿童和婴幼儿，出现可逆性库欣综合征及生长迟缓，突然停药可出现急性肾上腺皮质功能不全。

（2）出现局部不耐受现象，应停药并寻找原因。

（3）警惕留在皮肤皱褶部位和尿布中的药物可吸收入人体内。

8. 药物相互作用

尚未明确。

9. 规格

软膏剂、乳膏剂、溶液剂：0.1%。

（四）无极膏

1. 药理作用

丙酸倍氯米松是一种强效局部用糖皮质激素，能减轻和防止组织对炎症的反应，从而减轻炎症的表现。冰片有止痛消肿作用；薄荷脑局部应用时，有促进血液循环及消炎、止痒等作用，可用于消炎、止痒、止痛、减轻水肿等；水杨酸甲酯能透入皮肤而吸收。

2. 适应证

具有消炎、镇痛、止痒、抗菌、局部麻醉等作用。用于虫咬皮炎、丘疹性荨麻疹、湿疹、接触性皮炎、神经性皮炎、皮肤瘙痒等。

3. 用法用量

外用，涂于患处及周围，一日2～3次。

4. 不良反应

偶见轻度红斑、丘疹和皮肤瘙痒等刺激症状，若出现这些情况，应即停用。

5. 禁忌

对本品过敏者禁用。

6. 注意事项

（1）只限外用，避免与眼睛接触，严禁口服。

（2）在使用本品过程中，若出现红斑或皮肤过敏，应即停用。

（3）适用于无破损皮肤表面，忌用于皮肤损伤、糜烂或开放性伤口。

7. 药物相互作用

尚不明确。

8. 规格

软膏剂：10g：薄荷脑 0.35g、合成樟脑 0.56g、水杨酸甲酯 0.3g、冰片 0.05g、麝香草酚 0.025g、丙酸倍氯米松 0.001g。

四、银屑病用药

（一）阿维A

1. 其他名称

阿维A酸。

2. 药理作用

本品为视黄醛类药物，阿维A酯的活性代谢产物，具有促进表皮细胞分化和增殖等作用，但其对银屑病及其他角化性皮肤病的作用机理尚不清楚。

3. 适应证

（1）严重的银屑病

包括红皮病型银屑病、脓疱型银屑病等。

（2）其他角化性皮肤病

如先天性鱼鳞病、毛发红糠疹、毛囊角化病等。

4. 用法用量

本品个体差异较大，剂量需要个体化，以达到最佳疗效和减少不良反应。

5. 银屑病

开始治疗时为一次25mg或30mg，一日1次，进主食时服用。如用药4周未达满意疗效，且无毒性反应，一日最大剂量可逐渐增至60 ~ 75mg。治疗开始有效后，可给予一日20 ~ 30mg维持剂量。皮损充分消退后，应停药；如复发，可按初始治疗方法再治疗。

6. 其他角化性皮肤病

剂量为一日10mg，最大剂量为一日50mg。

7. 不良反应

本品主要和常见的不良反应为维生素A过多综合征样反应，主要表现为：①皮肤：瘙痒、感觉过敏、光过敏、红斑、干燥、鳞屑、甲沟炎等。②黏膜：唇炎、鼻炎、口干等。③眼：眼干燥、结膜炎等。④肌肉骨骼：肌痛、背痛、关节痛、骨增生等。⑤神经系统：头痛、步态异常、颅内压升高、耳鸣、耳痛等。⑥其他：疲劳、厌食、食欲改变、恶心、腹痛等。⑦实验室异常：可见谷草转氨酶、谷丙转氨酶、碱性磷酸酶、甘油三酯、胆红素、尿酸、网织红细胞等短暂性轻度升高；也可见高密度脂蛋白、白细胞及磷、钾等电解质降低。继续治疗或停止用药，改变可恢复。

8. 禁忌

（1）孕妇、哺乳期妇女及两年内有生育愿望的妇女禁用。

（2）对本品或其他维A酸类药物过敏者禁用。

（3）严重肝肾功能不全者、高脂血症者、眼干燥、结膜炎、骨质增生、维生素A过多症或对维生素A及其代谢物过敏者禁用。

9. 注意事项

（1）育龄妇女在开始阿维A治疗前2周内，必须进行血液或尿液妊娠试验，确认妊娠试验为阴性后，在下次正常月经周期的第 2 天或第 3 天开始用阿维 A 治疗。在开始治疗前，治疗期间和停止治疗后至少 2 年内，必须使用有效的避孕方法。治疗期间，应定期进行妊娠试验，如妊娠试验为阳性，应立即与医生联系，共同讨论对胎儿的危险性及是否继续妊娠等。FDA 对本药的妊娠安全性分级为 X 级。

（2）在阿维 A 治疗期间或治疗后 2 个月内，应避免饮用含酒精的饮料，并忌酒。

（3）在服用阿维 A 前和治疗期间，应定期检查肝功能。若出现肝功能异常，应每周检查。若肝功能未恢复正常或进一步恶化，必须停止治疗，并继续监测肝功能至少 3 个月。

（4）对有脂类代谢障碍、糖尿病、肥胖症、酒精中毒的高危患者和长期服用阿维 A 的患者，必须定期检查血清胆固醇和甘油三酯。

（5）对长期服用阿维 A 的患者，应定期检查有无骨异常。

（6）正在服用维 A 酸类药物治疗及停药后 2 年内，患者不得献血。

（7）治疗期间，不要使用含维生素 A 的制剂或保健食品，要避免在阳光下过多暴露。

10. 药物相互作用

（1）本品不宜与四环素、甲氨蝶呤、苯妥英、维生素 A 及其他维 A 酸类药物同服。

（2）本品可干扰去氧孕烯、炔雌醇、依托孕烯、去甲基孕酮、炔诺酮等药的避孕效果。

（3）与主食同服炔雌醇、依托孕烯、去甲基孕酮，可增加本品吸收。

11. 规格

胶囊剂：10mg。

（二）地蒽酚

1. 其他名称

蒽三酚、蒽林。

2. 药理作用

本品通过抑制酶代谢，降低增生表皮的有丝分裂活动，使表皮细胞生成速度和皮肤角化速度恢复正常，缩小和消退皮损。外用后能通过皮肤少量吸收。

3. 适应证

主要用于寻常型斑块状银屑病、斑秃等。

4. 用法用量

（1）浓度递增疗法

开始治疗时，使用低浓度至少 5 天，待皮肤适应后，再增加浓度，递增浓度从 0.05%、0.1%、0.25%、0.5%、0.8%、1% 到 3%。门诊患者可每日 1 次治疗，入睡前涂药，第二天清晨用肥皂洗去，白天涂润肤剂以保持皮肤润滑。住院患者可每日早晚两次治疗，每次治疗前进行焦油浴可增加疗效。

（2）短程接触疗法

经不同浓度和接触时间的试验，发现以 3% 浓度为终剂量，作用 20 分钟后洗去，每日 1 次治疗，为最佳浓度和接触时间。低浓度、短程接触疗法，即用 0.1% 软膏作用 5 ~ 20 分钟或用 1% 软膏作用 5 分钟然后用肥皂洗去，均可产生足够的抗银屑病活性，而且不良反应最小。所以对于静止期皮损，更适用该疗法。对于大的持久性皮损，可用较高浓度治疗，开始可用 1% 软膏，每日 1 次，持续 10 ~ 20 分钟用肥皂洗去，以后逐步延长持续时间至 30、40 和 60 分钟，直至出现轻度红斑。

（3）联合疗法

地蒽酚可与其他药物或疗法联合应用。经典联合应用是地蒽酚与 UVB 联合应用或与焦油浴和 UVB 联合应用。短程接触疗法与 UVB 联用可显著延缓复发并能减轻红斑刺激的症状。与焦油联合应用，比单用地蒽酚刺激性小，而且不影响其抗银屑病活性。

对于较厚的皮损，可先用角质溶解剂处理，然后应用地蒽酚。

当皮损消退后，酌情维持治疗。

5. 不良反应

（1）主要的不良反应是对皮肤有刺激作用，引起发红、灼热、瘙痒等症状。

（2）指甲可染为红褐色，并使衣物黄染。

6. 禁忌

（1）对本品过敏者禁用。

（2）急性皮炎、有糜烂或渗出的皮损部位及面部、外生殖器、皱褶部位禁用。

（3）进展期脓疱型银屑病禁用。

7. 注意事项

（1）避免接触眼和其他黏膜，接触眼睛后能发生严重结膜炎、角膜炎或角膜浑浊。

（2）本品可将皮肤、头发、衣服、床单、浴缸染色。本品所造成的皮肤染色可外用水杨酸软膏，在 2 ~ 3 周内即可去除。

（3）肝功能障碍者慎用。

8. 药物相互作用

（1）与皮质类固醇激素联合应用，可减轻地蒽酚的刺激性，并缩短皮损的清除期，但由于皮质类固醇激素较高的复发率及可引起脓疱型银屑病反跳，所以地蒽酚与皮质类固醇激素的联合应用值得斟酌。

（2）与尿素联合应用，尿素能增加药物透皮吸收，可降低地蒽酚的使用浓度，从而减轻对皮肤的炎症刺激。

（3）水杨酸可防止地蒽酚被氧化为蒽酮而具有保护地蒽酚的作用。

（4）碱性的胺能通过促进地蒽酚氧化而使其失活。短程接触治疗后，再涂以脂溶性胺可抑制存留在角质层中的地蒽酚所引起的炎症反应。

（5）与内服具有光敏性（例如四环素、氟喹诺酮、酚噻嗪、磺胺）的药物共用，能引起光敏感反应。

（6）与硅油合用比单用本品刺激性小，且不影响本品抗银屑病活性。

9. 规格

软膏剂：0.05%；0.1%；0.25%；0.5%；1%；2%；3%；蜡棒剂：0.3%；1%。

（三）他卡西醇

1. 其他名称

他骨化醇。

2. 药理作用

为活性维生素 D_3 衍生物，能抑制皮肤角质形成细胞的过度增生和诱导其分化，从而使银屑病表皮细胞的增生及分化异常得以纠正。局部应用本品后 2 ~ 3 周开始发挥作用。

3. 适应证

外用于寻常性银屑病。

4. 用法用量

涂患处，一日 2 次。有效后可减少为一日 1 次。

5. 不良反应

偶见皮肤瘙痒、发红、刺激、微痛、接触性皮炎及皮肤肿胀。

6. 禁忌

对本品过敏者禁用。

7. 注意事项

（1）不宜全身大面积、长期使用。

（2）避免涂于眼角膜、结膜上。

（3）大量涂搽有引起血清钙升高的可能性。

（4）老年人、孕妇、哺乳期妇女及婴幼儿慎用。

8. 药物相互作用

（1）本品不抑制表皮生长因子受体，与地蒽酚、维 A 酸及糖皮质激素局部合用，可增加疗效。

（2）与维生素 D 及其衍生物合用可能使血清钙升高。

9. 规格

软膏剂：0.000 2%。

（四）卡泊三醇

1. 其他名称

钙泊三醇。

2. 药理作用

维生素 D 的类似物，药效学性质与维生素 D_3 活性代谢物骨化三醇相似，能抑制皮肤细胞（角朊细胞）增生和诱导其分化，从而使银屑病皮损的增生和分化异常得以纠正。

3. 适应证

寻常性银屑病。

4. 用法用量

将本品少量涂于患处皮肤，每日 2 次。某些患者在生效后减少用药次数仍可维持疗效。本品仅供外用，每周用药不超过 100g。

5. 不良反应

少数患者用药后可能有暂时性局部刺激，极少数患者可能发生面部皮炎。

6. 禁忌

（1）对本品过敏者禁用。

（2）钙代谢性疾病者禁用。

7. 注意事项

（1）不宜用于面部、眼部及其他黏膜部位。

（2）涂药后应小心洗去手上残留之药物。

（3）不宜全身大面积、长期使用。

（4）FDA 对本药的妊娠安全性分级为 C 级。

8. 药物相互作用

禁止与水杨酸制剂合用。

9. 规格

软膏剂：15g：0.75mg。

（五）他扎罗汀

1. 其他名称

乙炔维甲酸、乙炔维 A 酸。

2. 药理作用

本品为皮肤外用的维生素 A 酸类的前体药，具有调节表皮细胞分化和增殖以及减小炎症反应等作用。在动物和人体中通过快速的脱酯作用而被转化为他扎罗汀酸，该活性产物可相对选择性地与维 A 酸受体的 β 和 γ 亚型结合，但其治疗银屑病和寻常痤疮的确切机理尚不清楚。

3. 适应证

用于治疗寻常性斑块型银屑病及寻常痤疮。

4. 用法用量

（1）银屑病

外用，每晚临睡前半小时将适量本品涂于患处。用药前，先清洗患处，待皮肤干爽后，将药物均匀涂布于皮损上，形成一层薄膜。涂药后应轻轻揉擦，以促进药物吸收，之后再用肥皂将手洗净。

（2）痤疮

清洁面部，待皮肤干爽后，取适量涂于患处，形成一层薄膜，每天1次，每晚用药。

5. 不良反应

（1）银屑病

本品外用后，主要不良反应为瘙痒、红斑和灼热，少数患者有皮肤刺痛、干燥和水肿，有的出现皮炎、湿疹和银屑病恶化。

（2）寻常痤疮

用药后主要的不良反应有脱屑、皮肤干燥、红斑、灼热，少数患者（1% ~ 5%）出现瘙痒、皮肤刺激、疼痛和刺痛。

6. 禁忌

（1）孕妇、哺乳期妇女及计划妊娠妇女禁用。

（2）对本品或其他维A酸类药物过敏者禁用。

（3）急性湿疹类皮肤病患者禁用。

7. 注意事项

（1）育龄妇女在开始他扎罗汀乳膏治疗前2周内，必须进行血清或尿液妊娠试验，确认为妊娠试验阴性后，在下次正常月经周期的第2天或第3天开始治疗。在治疗前、治疗期间和停止治疗后一段时间内，必须使用有效的避孕方法。FDA对本药的妊娠安全性分级为X级。

（2）避免药物与眼睛、口腔和黏膜接触，并尽量避免药物与正常皮肤接触。如果与眼接触，应用水彻底冲洗。

（3）如出现瘙痒等皮肤刺激作用，尽量不要搔抓，可涂少量润肤剂；严重时，停用本品或隔天使用一次。

（4）治疗期间，避免在阳光下过多暴露。

8. 药物相互作用

（1）患者在同时服用具有光敏性药物时（如四环素、氟喹诺酮、酚噻嗪、磺胺），应谨慎，因为该类药物增加光敏性。

（2）应避免同时使用能使皮肤变干燥的药物和化妆品。

9. 规格

凝胶剂：15g∶7.5mg；30g∶15mg。乳膏剂：15g∶15mg；30g∶30mg。

五、痤疮用药

（一）维A酸

1. 其他名称

维甲酸、维生素A酸、维生素甲酸。

2. 药理作用

（1）本品显著的药理活性之一是诱导表皮增生，使颗粒层和棘细胞层增厚，受作用的表皮细胞可见到DNA合成和有丝分裂指数增加。另一个重要作用是在表皮细胞分化后期通过影响K1、K10角蛋白酶解，影响丝聚蛋白原至丝聚蛋白过程及交联包膜形成促进表皮颗粒层细胞向角质层分化。维A酸可显著抑制实验性粉刺生成，通过调节毛囊皮脂腺上皮角化异常过程去除角质栓，从而起到防止及消除粉刺皮损作用。

（2）本品可影响黑色素细胞的黑色素生成，对酪氨酸羟化酶、多巴氧化酶及二羟基吲哚氧化酶等三型催化酶活性都有抑制作用，从而减少黑色素形成，减轻皮肤色素沉着。维A酸对正常人黑色素细胞酪氨酸酶活性和黑色素成分无影响。

（3）当皮肤发生生理性老化或受药物、紫外线辐射及创伤伤害时，维A酸可纠正或预防有害因素对真皮结缔组织生化成分及形态结构引起的异常，刺激皮肤细胞外基质蛋白合成，在真皮上部加速形成新的结缔组织带，并可提高伤口部位的张力强度。维A酸对正常皮肤胶原合成无影响。

（4）维A酸对白细胞趋化有抑制活性，从而起到抗炎作用。

3. 适应证

用于寻常痤疮、扁平苔藓、黏膜白斑、毛发红糠疹、毛囊角化病及银屑病的辅助治疗。还可用于治疗多发性寻常疣以及角化异常的各种皮肤病，如鱼鳞病、毛囊角化症等。

4. 用法用量

（1）口服

一日2～3次，一次10mg。

（2）外用

寻常痤疮，每晚1次，于睡前将药轻轻涂于患处；银屑病、鱼鳞病等皮疹位于遮盖部位的可一日1～3次。用毕应洗手。

5. 不良反应

（1）本品内服可产生头痛、头晕、肌肉关节疼痛、唇炎、结膜炎、甲沟炎、脱发、高血脂、口干、脱屑等不良反应，控制剂量，或同时服用谷维素、维生素 B_1、维生素 B_6 等药物，可使头痛等反应减轻或消失。

（2）外用本品可能会引起皮肤刺激症状，如烧灼感、红斑及脱屑，可能使皮损更明显，但同时表明药物正在起作用，不是病情的加重。皮肤多半可适应及耐受，刺激现象可逐步消失。若刺激现象持续或加重，可间歇用药，或暂停用药。

6. 禁忌

（1）哺乳期妇女及孕妇禁用。

（2）急性或亚急性皮炎、湿疹类皮肤病患者禁用。

（3）对本品任何成分过敏者禁用。

（4）严重肝肾功能损害者禁用。

7. 注意事项

（1）本品有致畸性，育龄妇女及其配偶在口服本品前3个月、服药期间及服药后1年内应严格避孕。

（2）不宜使用于皮肤皱褶部位。

（3）用药期间勿用其他可导致皮肤刺激及破损的药物、化妆品或清洁剂，以免加重皮肤反应，导致药物吸收增加，引起系统不良反应。

（4）日光可加重维A酸对皮肤的刺激，导致维A酸分解。动物实验提示维A酸可增强紫外线致癌能力。因此本品最宜在晚间及睡前应用，治疗过程应避免日晒，或采用遮光措施。

（5）本品不宜大面积应用，日用量不应超过20g。

（6）因本品有引起严重刺激和脱屑的可能，开始可采取隔天或每3天用药一次的治疗方案，最好先采用浓度低的制剂，待耐受后再改用较高浓度的制剂。

8. 药物相互作用

（1）与肥皂、清洁剂、含脱屑药制剂（如过氧苯甲酸、雷琐辛、水杨酸、硫黄）、含乙醇制剂（如剃须后搽洗剂）、异维A酸等共用，可加剧皮肤刺激或干燥。

（2）与光敏性药合用有增加光敏性的危险。

（3）避免与维生素A及四环素同服。

9. 规格

片剂：5mg；10mg；20mg。乳膏剂、乳膏剂、霜剂、凝胶剂：10g: 2.5mg；10g: 5mg；10g: 10mg。外用溶液：0.05%。

（二）异维A酸

1. 其他名称

13-顺维甲酸。

2. 药理作用

本品是维A酸的光学异构体，内服用于治疗痤疮时具有缩小皮脂腺组织，抑制皮脂腺活性，减少皮脂分泌，减轻上皮细胞角化及毛囊皮脂腺口的角质栓塞，并抑制痤疮丙酸杆菌数的生长繁殖。局部使用时，可以诱导表皮细胞增生，促进表皮颗粒层细胞向角质层分化，通过调节毛囊皮脂腺上皮角化异常过程去除角质栓，起到防治及消除粉刺皮损作用。

3. 适应证

用于重度难治性结节性痤疮。由于使用异维A酸后有明显的不良反应，故应该在其他常规治疗（包括系统性抗生素治疗）无效时才能考虑。

4. 用法用量

（1）外用

取少量涂于患处，每日1～2次，6～8周为一个疗程。用药前应清洁患处皮肤，等其干燥后再用药。

（2）口服

开始量为每日0.5mg/kg，4周后改用维持量，每日按0.1～1mg/kg计，视患者耐受情况决定，但每日不得超过1mg/kg，饭间或饭后服用，用量大时分次服，一般16周为一疗程。如需要，停药8周后，再进行下一疗程。

5. 不良反应

（1）外用可能会出现烧灼感或轻中度刺激感，也可能出现发红或脱皮现象，这些反应在停药后可能会消失。如果刺激感持续并很严重，需停止用药。

（2）口服时有下列不良反应：①常见的不良反应包括口唇及皮肤干燥、唇炎、脱屑、瘙痒、疼痛、皮疹、皮肤脆性增加、掌跖脱皮、瘀斑，还可出现继发感染等。②结膜炎、角膜混浊、视力障碍、视盘水肿、头痛、头晕、精神症状、良性颅压增高。③毛发疏松、指甲变软。④骨质疏松、肌肉无力、疼痛、胃肠道症状、鼻衄等。⑤妊娠期服药可导致自发性流产及胎儿发育畸形。⑥实验室检查可引起血沉快、肝酶升高、血脂升高、血糖升高、血小板下降等。

上述不良反应大多为可逆性，停药后可逐渐得到恢复。不良反应的轻重与本药的剂量大小、疗程长短及个体耐受性有关。

6. 禁忌

（1）妊娠或即将妊娠的妇女禁用。

（2）哺乳期妇女、肝肾功能不全、维生素A过量及高脂血症患者禁用。

（3）对本品任何成分过敏者禁用。

（4）有皮肤上皮细胞肿瘤（皮肤癌）个人史或家族史的患者禁用。

（5）破损、湿疹样或太阳灼伤区皮肤禁用。

7. 注意事项

（1）本品有致畸作用，育龄期妇女及其配偶服药期间及服药前、后3个月避孕。

（2）用药期间及停药后3个月内不得献血。

（3）避免太阳光及紫外线过度照射。

（4）糖尿病、肥胖症、酗酒及高脂血症、脂质代谢紊乱者慎用。

（5）治疗初期痤疮症状或许有短暂性加重现象，若无其他异常情况，可在严密观察下继续用药，不宜同时服用其他角质分离剂或表皮剥脱性抗痤疮药。

（6）服药期间应定期做血常规、尿常规、血脂、肝功能等检查。

（7）嘴唇、口、眼睛或其他黏膜部位以及鼻角处、皮肤皱褶处避免使用。

8. 药物相互作用

（1）与四环素类抗生素合用，可导致假脑瘤产生而引起良性颅压升高，临床表现为伴有头痛的高血压、眩晕和视觉障碍。

（2）与维生素A同时使用，可产生与维生素A超剂量时相似的症状。

（3）与卡马西平同时应用，可导致卡马西平的血药浓度下降。

（4）与华法林同时使用，可增强华法林的治疗效果。

（5）与甲氨蝶呤同时使用，可因甲氨蝶呤的血药浓度增加而增加对肝脏的损害。

（6）使用本品治疗期间，其他局部治疗粉刺的药物应慎用，特别是含有剥脱剂（如过氧化苯甲酰）或具有剥脱作用的清洁剂的药品。

（7）与光敏性药物合用，可加剧光敏性作用。

9. 规格

胶囊剂、胶丸剂：5mg；10mg。凝胶剂：10g：5mg。

（三）维胺酯

1. 其他名称

维甲酰胺。

2. 药理作用

本品为维A酸衍生物，结构式近似全反式维A酸，作用机制与13–顺维A酸及芳香维A酸较相似，但不良反应较全反式维A酸轻。口服具有调节和控制上皮细胞分化与生长，抑制角化，减少皮脂分泌，抑制角质形成细胞的角化过程，使角化异常恢复正常，抑制痤疮丙酸菌的生长，并有调节免疫及抗炎作用。还具有除皱褶、减轻色斑、增加皮肤弹性作用。

3. 适应证

用于治疗中重度痤疮，对鱼鳞病、银屑病、苔藓类皮肤病及某些角化异常性皮肤病也有一定疗效。

4. 用法用量

（1）口服

按每日1～2mg/kg计算，成人每次25～50mg，一日2～3次。治疗痤疮疗程为6周，治疗脂溢性皮炎疗程为4周。

（2）外用

涂搽患处，一日1次，宜夜间使用。

5. 不良反应

（1）常见的不良反应包括皮肤干燥、脱屑、瘙痒、皮疹、脆性增加、掌跖脱皮、瘀斑、继发感染等；口腔黏膜干燥、疼痛、结膜炎、角膜混浊、视力障碍、视盘水肿、头痛、头晕、精神症状、抑郁、良性颅压增高；骨质疏松、肌肉无力、疼痛、胃肠道症状、鼻衄等。

（2）妊娠期服药可导致自发性流产及胎儿发育畸形。

（3）实验室检查可引起血沉快、肝酶升高、血脂升高、血糖升高、血小板下降等。不良反应的轻重与本药的剂量大小、疗程长短及个体耐受有关。轻度不良反应可不必停药，或减量使用，重度不良反应应立即停药，并做相应处理。

6. 禁忌

（1）孕妇及哺乳期妇女禁用。

（2）对本品过敏者禁用。

（3）重症糖尿病、脂质代谢障碍、维生素A过量者禁用。

（4）肝肾功能严重不全者禁用。

7. 注意事项

（1）本品有强致畸性，女性患者服药期间及停药后半年内严禁怀孕。

（2）禁与维生素A同服。

（3）酗酒者慎用。

（4）避免强烈日光或紫外光过度照射。

（5）不宜用于急性和亚急性皮炎、湿疹类皮肤病及皮肤皱褶部位。

（6）避免接触眼和黏膜。

8. 药物相互作用

（1）与四环素类抗生素合用时，可导致假性脑瘤引起颅压增高、头痛和视力障碍。

（2）与维生素 A 合用时，可产生维生素 A 过量的相似症状。

（3）与甲氨蝶呤合用时可使甲氨蝶呤的血药浓度增加而加重肝脏的毒性。

9. 规格

胶囊剂、胶丸剂：25mg。乳膏剂：每 100g 含维胺酯 3g、维生素 E5g。

（四）阿达帕林

1. 药理作用

类似维 A 酸，具有抑制角质形成细胞过度增生作用，还具有抗炎作用，可抑制中性粒细胞趋化因子，并抑制花生四烯酸酯氧化酶的作用而减少白三烯形成。本品很少经皮吸收，对光和氧的稳定性较强。

2. 适应证

用于以粉刺、丘疹和脓疱为主要表现的寻常型痤疮的治疗。亦可用于治疗面部、胸和背部的痤疮。

3. 用法用量

睡前清洗患处，待干燥后涂搽适量，注意避免接触眼、嘴唇。

4. 不良反应

主要不良反应为皮肤刺激性，减少用药次数或停药后可恢复。

5. 禁忌

（1）对本药过敏者禁用。

（2）孕妇及哺乳期妇女禁用。

6. 注意事项

（1）本品不得用于皮肤破损处（割伤、摩擦伤），亦不得应用于十分严重的痤疮患者，或有湿疹样的皮肤创面。

（2）不能同时使用酒精或香水。

（3）用药期间避免过度日晒。

（4）避免将本品涂抹于眼、口腔、鼻黏膜及其他黏膜组织。

7. 药物相互作用

（1）不宜与含硫、雷锁辛或水杨酸制剂合用。

（2）不宜与其他有相似作用机制的药物（如维 A 酸）及磨砂膏、脱皮剂等物质合用。

8. 规格

凝胶剂：15g：15mg；30g：30mg。

六、其他皮肤科用药

（一）鬼臼毒素

1. 其他名称

足叶毒素、鬼臼酯素、鬼臼酸内酯。

2. 药理作用

本品是一种细胞毒性药物，活性成分为足叶草酯毒素。它容易穿过细胞膜，能抑制正常皮肤角质生成细胞的分裂增殖，抑制细胞对核苷酸的摄取和 DNA 的合成。外用时，通过抑制人乳头瘤病毒感染上皮细胞的分裂增殖，使其坏死脱落，起到治疗尖锐湿疣的作用。

3. 适应证

用于治疗生殖器或肛门周围的尖锐湿疣。

4. 用法用量

涂患处，一日 2 次，连续 3 天，然后停药观察 4 天。若疣体未见消退，可同法重复治疗，最多不超过 3 个疗程。

5. 不良反应

（1）对皮肤有较强的刺激性。

（2）本品涂在松脆、出血或接近活检疣的部位，可引起肾衰竭、肝脏中毒。

6. 禁忌

（1）对本药过敏者禁用。

（2）孕妇及哺乳期妇女禁用。

7. 注意事项

（1）疣体直径大于 2cm 或病损巨大、范围广泛者不宜使用。

（2）外用和误服可引起严重系统性毒性作用，正常是可逆的，但亦有致死的。口服本品 300mg，即可致死。

（3）本品能透过胎盘，且有致畸作用。

（4）本品不能接触眼和其他黏膜。

8. 药物相互作用

尚不明确。

9. 规格

酊剂、软膏剂：0.5%。

（二）咪喹莫特

1. 其他名称

咪喹莫德。

2. 药理作用

局部免疫反应调节剂。在体内外均能有效地诱导局部产生 α 干扰素、肿瘤坏死因子及细胞因子 IL–1、IL–6、IL–8、IL–10 等，从而产生抗病毒、抗增生及调节局部炎症反应的作用。

3. 适应证

用于治疗外生殖器或肛门周围的尖锐湿疣。

4. 用法用量

涂药前先将患处洗净、擦干，然后用棉签将本品均匀涂于疣体一层，保留 6 ~ 10 小时后用清水将药物洗净。睡前涂抹，隔日 1 次，8 ~ 12 周为一疗程，最多不超过 16 周。

5. 不良反应

可出现皮肤烧灼感、色素减退、瘙痒、潮红、刺痛、红斑、溃疡、皮肤剥脱、水肿等，停药后可迅速恢复。局部轻度红斑者，不必停药可持续用药；如出现全身不适或较为明显的皮肤局部反应，应停药数次，待反应减轻后再继续用药。

6. 禁忌

对本品过敏者禁用。

7. 注意事项

（1）局部破损时不宜使用。

（2）不适用于尿道、阴道内、子宫颈和肛管内尖锐湿疣的治疗。

（3）用药期间避免性生活。

（4）FDA 对本药的妊娠安全性分级为 B 级。

8. 药物相互作用

尚不明确。

9. 规格

乳膏剂：5%。

（三）克罗米通

1. 其他名称

巴酰乙胺。

2. 药理作用

本品具有局部麻醉作用，可治疗各型瘙痒症。并有特异性杀灭疥螨作用，可作用于疥螨的神经系统，从而使疥螨麻痹死亡。另外，对链球菌和葡萄球菌的生长也有抑制作用。

3. 适应证

用于治疗疥疮、皮肤瘙痒及继发性皮肤感染。

4. 用法用量

（1）用于疥疮时，治疗前洗澡、擦干，用本品涂搽颈以下全身皮肤，特别是皱折处、手足、指趾间、腋下和腹股沟，24 小时后涂第 2 次，再隔 48 小时后洗澡将药物洗去，穿上干净衣服，更换床单。配偶及家中患者应同时治疗。1 周后可重复 1 次。

（2）用于止痒时，局部涂于患处，每日 3 次。

（3）化脓性皮肤病，将患处用浸有本品的敷料覆盖。

5. 不良反应

可引起接触性皮炎，偶见过敏反应。

6. 禁忌

（1）对本品过敏者禁用。

（2）急性炎症性、糜烂性或渗出性皮肤损害者禁用。

7. 注意事项

（1）避免接触眼睛和其他黏膜。

（2）疥疮治疗期间不应洗浴，在完成治疗后再彻底清洗。与患者同居住的人应一起治疗。

（3）不能大面积用于婴儿及低龄儿童的皮肤。

（4）FDA 对本药的妊娠安全性分级为 C 级。

8. 药物相互作用

尚不明确。

9. 规格

乳膏剂、洗剂、霜剂：10%。

（四）林旦

1. 其他名称

丙体六六六。

2. 药理作用

本品与疥虫或虱体体表直接接触后，透过体壁进入体腔和血液，引起神经系统麻痹而致死。是杀灭疥虫的有效药物，亦有杀灭虱和虱卵的作用。

3. 适应证

用于疥疮和阴虱病。

5. 用法用量

（1）疥疮

自颈部以下将药均匀涂搽全身，无皮疹处亦需擦到，尤其应涂擦至皱褶部位。成人一次不超过 30g。擦药后 24 小时洗澡，同时更换衣被和床单。首次治疗 1 周后，如未痊愈，可进行第 2 次治疗。

（2）阴虱病

剃去阴毛后涂擦本品，一日 3 ~ 5 次。

6. 不良反应

（1）可有局部刺激症状，数日后消退。

（2）擦药后偶有头晕，1 ~ 2 日后消失。长期大量使用后，也可能由于药物经皮肤吸收后，对中枢神经系统产生较大的毒性作用，如癫痫发作等。

（3）少数患者可出现荨麻疹。

7. 禁忌

（1）对本品过敏者禁用。

（2）有癫痫病史者禁用。

（3）4 岁以下婴幼儿、孕妇及哺乳期妇女禁用。

8. 注意事项

（1）擦药前勿用热水和肥皂洗澡，以免增加吸收。

（2）避免眼和黏膜与药物接触。

（3）使用中若出现过敏症状或对中枢神经系统产生不良反应，应立即停药。

（4）勿用于皮肤破溃处。

（5）FDA 对本药的妊娠安全性分级为 C 级。

9. 药物相互作用

尚不明确。

10. 规格

乳膏剂、霜剂：1%。

（五）聚甲酚磺醛

1. 其他名称

施比灵。

2. 药理作用

聚甲酚磺醛是由亚甲基连接的甲酚磺酸聚合物，其链长短不一。作用机制为：①抗细菌、真菌和原虫感染。②选择性作用于坏死组织和柱状上皮并使之变性，但对正常鳞状上皮无作用。③通过使血浆蛋白凝固和显著的刺激血管收缩而起止血作用。聚甲酚磺醛具有广谱的抗菌作用，包括革兰阳性菌、革兰阴性菌和某些真菌，尤其值得一提的是对加那氏菌、厌氧菌和滴虫有效。本品无耐药性的报道。

3. 适应证

（1）妇科

用于治疗宫颈糜烂、宫颈炎、各类阴道感染（如细菌、滴虫和霉菌引起的白带增多）、外阴瘙痒及使用子宫托造成的压迫性溃疡、宫颈息肉切除或切片检查后的止血、尖锐湿疣及加速电凝治疗后的伤口愈合，还可用于乳腺炎的预防（乳头皲裂的烧灼）。

（2）外科与皮肤科

用于皮肤伤口与病变的局部治疗（如烧伤、肢体溃疡、褥疮、慢性炎症等），能加速坏死组织的脱落、止血和促进愈合过程，也用于尖锐湿疣的治疗。

（3）耳鼻喉科

用于治疗口腔黏膜和齿龈的炎症、口腔溃疡及扁桃体切除后的止血。

4. 用法用量

（1）妇科

①溶液剂：用于阴道冲洗时，溶液应按 1 ∶ 5 的比例以水稀释，而用于局部涂抹或敷贴时则无须稀释，通常敷贴每周进行 1 ~ 2 次。治疗前先彻底清洁宫颈及宫颈管，去除分泌物。为此可将浸有溶液的棉签插入宫颈管，转动数次取出，然后再将浸有药液的纱布块轻轻敷贴于病变组织，持续 1 ~ 3 分钟。一般敷贴 1 ~ 2 分钟即可达到止血目的。

②阴道栓：每 1 ~ 2 日将一粒栓剂放入阴道，如果采用聚甲酚磺醛浓缩液病灶烧灼，则于两次烧灼

间隔日放入一粒栓剂。为了使用方便，患者最好取仰卧位，先将栓剂用水浸湿，然后插入阴道深部，通常以晚间睡前用药为宜，配合使用卫生巾防止污染衣物和被褥。

（2）外科与皮肤科

终止伤口出血，可将浸有药液的纱布块压在出血部位 1 ~ 2 分钟，止血后最好擦干残留药液。治疗局部烧伤、褥疮和肢体溃疡也可采用同样的方法，以使其坏死组织易于脱落。口腔黏膜与牙龈的病变，在使用本品溶液治疗后必须彻底漱口。

5. 不良反应

用药后偶有局部刺激症状（如烧灼感或疼痛），通常可耐受并会很快消失。

6. 禁忌

（1）对本品过敏者禁用。

（2）孕妇及哺乳期妇女禁用。

7. 注意事项

（1）本品为外用药，切忌内服。

（2）本品应避免与眼睛接触。

（3）本品会加速和增强修复过程，如果用药后出现坏死组织从病灶处脱落，有时甚至是大片脱落，无须惊恐。

（4）经期停止治疗。治疗期间避免性生活。不要使用刺激性肥皂清洗患处。

（5）棉织物及皮革与该药液接触后，须在制剂未干前立即用水洗净。

8. 药物相互作用

聚甲酚磺醛只能局部应用，由于不能排除与其他药物的相互影响，故同一部位避免同时使用两种以上的药物。

9. 规格

阴道栓剂：90mg。

第三节　眼科用药

一、降眼内压药

（一）地匹福林

1. 其他名称

肾上腺素异戊酯、二匹福林。

2. 药理作用

本品是肾上腺素和异戊酸所形成的双酯化合物。地匹福林本身无生物活性，在眼内角膜酯酶的作用下，迅速水解成肾上腺素而发挥生物效应，引起散瞳、降眼压。本品具有高度脂溶性，滴眼液滴眼后极易透过角膜屏障进入眼内。

3. 适应证

用于治疗开角型青光眼和高眼压症。对闭角型青光眼虹膜切除后的残余性青光眼有效。对其他类型的继发性开角型青光眼和青光眼睫状体炎综合征也有效。

4. 用法用量

一次 1 ~ 2 滴，一日 1 ~ 2 次，滴于结膜囊内，滴后用手指压迫内眦角泪囊部 3 ~ 5 分钟。

5. 不良反应

本品浓度仅为肾上腺素的 1/10 ~ 1/20，因此不良反应的发生率要比肾上腺素低得多。

（1）溶液滴眼对血压和心率影响较小，但能引起散瞳（未经手术的闭角型青光眼禁用）和无晶体性黄斑病变。

（2）局部滴眼后有轻度烧灼和刺痛感，其他有滤泡性结膜炎、结膜血管收缩后反跳性充血、视物模糊、额痛及畏光和角结膜色素沉着等，停药后消失。

（3）全身不良反应一般不发生，偶有枕部疼痛、心律失常、心率增快、血压增高、脸色苍白、发抖和出汗等。

6. 禁忌

（1）未经手术的闭角型青光眼患者禁用。

（2）甲状腺功能亢进、高血压、冠状动脉供血不全、心律不齐、糖尿病等患者禁用。

（3）对本品过敏者禁用。

（4）配戴角膜接触镜者禁用。

7. 注意事项

（1）无晶体的患者应用肾上腺素 30% 出现黄斑水肿。

（2）无晶体青光眼者慎用。

（3）孕妇、哺乳期妇女和小儿慎用。FDA 对本药的妊娠安全性分级为 B 级。

8. 药物相互作用

与毛果芸香碱或 β 受体阻滞剂联合应用有相加作用。

9. 规格

滴眼液：5mL：5mg。

（二）卡替洛尔

1. 其他名称

卡特洛尔、喹诺酮心安。

2. 药理作用

本品为非选择性 β 受体阻滞剂，对 β_1 和 β_2 受体均有阻滞作用。主要是减少房水生成，对高眼压和正常眼压患者均有降眼压作用，可使眼压下降 22% ~ 25%。对房水经葡萄膜巩膜外流、房水流出易度及巩膜上静脉压无影响。此外，本品的主要代谢产物 8- 羟基卡替洛尔，是一种眼部 β 受体阻滞剂，也有降眼压作用，与降眼压作用持续时间较长有关。

3. 适应证

用于原发性开角型青光眼。部分继发性青光眼、高眼压症、手术后未完全控制的闭角型青光眼及其他药物和手术无效的青光眼，加用本品可进一步增强降眼压疗效。

4. 用法用量

滴眼，一日 2 次，一次 1 滴。滴于结膜囊内，滴后用手指压迫内眦角泪囊部 3 ~ 5 分钟。效果不明显时，改用 2% 制剂，每日 2 次，每次 1 滴。

5. 不良反应

（1）1/4 的患者出现暂时性眼烧灼、眼刺痛、流泪、结膜充血水肿。

（2）一些患者出现视物模糊、畏光、上睑下垂、结膜炎、角膜着色及中度角膜麻醉。

（3）长期连续用于无晶体眼或有眼底疾患者时，偶在眼底黄斑部出现浮肿、混浊，故需定期测定视力，进行眼底检查。

（4）一些患者出现心率减慢及血压下降。

（5）偶见下列不良反应：心律失常、心悸、呼吸困难、无力、头痛、头晕、失眠、鼻窦炎、皮肤过敏反应（包括局部和全身皮疹）、脱发。

6. 禁忌

（1）支气管哮喘或有支气管哮喘病史者及严重慢性阻塞性肺疾病者禁用。

（2）窦性心动过缓、Ⅱ或Ⅲ度房室传导阻滞、明显心衰和心源性休克者禁用。

（3）对本品过敏者禁用。

7. 注意事项

（1）本品慎用于 β 受体阻滞剂禁忌证的患者，包括异常心动过缓、Ⅰ度以上房室传导阻滞。

（2）对有明显心脏疾病患者应用本品应监测心率。

（3）本品慎用于对其他 β 受体阻滞剂过敏者。

（4）已有肺功能低下的患者慎用。

（5）本品慎用于自发性低血糖患者及接受胰岛素或降糖药治疗的患者，因 β 受体阻滞剂可掩盖低血糖症状。

（6）本品不宜单独用于治疗闭角型青光眼，只能与缩瞳药合用。

（7）与其他滴眼液联合使用时，应间隔 10 分钟以上。

（8）本品含氮化苯烷胺，戴软性角膜接触镜者不宜使用。

（9）定期复查眼压，根据眼压变化调整用药方案。

8. 药物相互作用

（1）与肾上腺素合用可引起瞳孔扩大。

（2）正在服用儿茶酚胺耗竭药（如利血平）者，使用本品时应严密观察，因可引起低血压和明显的心动过缓。

（3）不主张两种局部 β 受体阻断剂同时应用，对正在应用 β 受体阻滞剂口服治疗的患者应慎用本品。

（4）本品与钙通道拮抗剂合用应慎重，因可引起房室传导阻滞，左心室衰竭及低血压。对心功能受损的患者，应避免两种药合并使用。

（5）本品与洋地黄类和钙通道拮抗剂合用可进一步延长房室传导时间。

（6）酚噻嗪类药物可增加 β 受体阻滞剂的降血压作用，因可使相互的代谢途径受到抑制。

9. 规格

滴眼液：5mL：50mg；5mL：100mg；10mL：200mg。

（三）阿可乐定

1. 其他名称

阿拉可乐定、安普乐定。

2. 药理作用

本品为相对选择性 α_2 受体激动剂，是可乐定的衍生物。主要通过抑制房水生成达到降低眼压的目的。本品能降低血－房水屏障的通透性，故可显著抑制眼前节激光手术后的急性眼压升高和减轻内眼手术（如晶状体超声乳化和人工晶状体植入术）后的早期前房炎症反应。本品有收缩血管的作用，可用于眼部手术中的止血。本品还有轻度的散瞳作用，有利于白内障和玻璃体视网膜手术的进行。本品对血脑屏障的穿透力较低，难以进入中枢神经系统，因而不影响血压调节中枢，对血压不产生影响。

3. 适应证

（1）0.5% 的滴眼液用于其他药物不能将眼压降到预定目标的某些青光眼患者。

（2）1% 的滴眼液主要用于某些眼科手术（如激光小梁成形术、激光虹膜切除术、Nd：YAC 激光后囊切开术等）的前后，防止手术诱发的急性眼压升高。

4. 用法用量

（1）治疗青光眼

0.5% 滴眼液，滴眼，一日 2 ~ 3 次，一次 1 滴。滴于结膜囊内，滴后用手指压迫内眦角泪囊部 3 ~ 5 分钟。

（2）防止激光手术前后的眼压升高

1% 滴眼液，滴眼，术前 1 小时 1 滴，术后立即再滴 1 滴。

5. 不良反应

（1）激光手术时使用盐酸阿可乐定滴眼液的不良反应有眼刺激、上眼睑隆凸、心律不齐、鼻腔充血、眼炎、结膜变白、瞳孔放大，发生率均低于 2%。

（2）下列不良反应发生在使用盐酸阿可乐定滴眼液每天 1 次或 2 次，用药长达 28 天的非激光手术患者的研究中：①眼部：结膜变白、上眼睑隆凸、瞳孔放大、烧灼感、不适、异物感、干眼、痒、眼部肌张力减退、视物模糊或不清、过敏反应、结膜微血管出血。②胃肠道：腹痛、腹泻、胃部不适、呕吐。③心血管：心动过缓、血管迷走神经反应、心悸、直立性低血压、血压降低。④中枢神经系统：失眠、睡眠障碍、易怒、性欲减退。⑤其他：味觉异常、口干、鼻烧灼感或干燥、头痛、头冷、胸闷或烧心、手掌滑腻或出汗、体热、气促、咽分泌增多、四肢疼痛或麻木、疲倦、感觉异常、非疹性瘙痒。

6. 禁忌

（1）接受单胺氧化酶抑制剂治疗的患者以及严重心血管疾病者禁用。

（2）对本品或可乐定过敏者禁用。

7. 注意事项

（1）哺乳期妇女在眼科手术前后滴用 1% 本品时要停止哺乳。

（2）本品可使抑郁症、心血管疾患和高血压患者的病情加重，应慎用。

（3）肝、肾功能不全者慎用。

8. 药物相互作用

治疗开角型青光眼，用于毛果芸香碱的辅助治疗，两者合用有相加作用。

9. 规格

滴眼液：0.5%；1%。

（四）溴莫尼定

1. 药理作用

本品为一种眼用的相对选择性 α_2 受体激动剂，对 α_2 受体有高度选择性。可使房水生成率减少和葡萄膜巩膜外流增加，从而导致眼压下降。对青光眼和正常眼都有降压作用，对心血管系统和呼吸系统功能的影响很小。

2. 适应证

用于治疗开角型青光眼、高眼压症以及防治眼前节激光手术后的眼压升高。

3. 用法用量

滴眼，一日 3 次，一次 1 滴，滴于结膜囊内，滴后用手指压迫内眦角泪囊处 3 ~ 5 分钟。

4. 不良反应

（1）10% ~ 30% 的患者出现口干、眼部充血、烧灼及刺痛感、头痛、视物模糊、眼睛异物感、乏力倦怠、结膜滤泡、眼部过敏反应以及眼部瘙痒。

（2）3% ~ 9% 的患者出现角膜染色溃疡、干燥、流泪、上呼吸道感染症状、眼睑水肿、结膜水肿、头晕、睑炎、眼部刺激、胃肠道症状、虚弱无力、结膜变白、视物异常以及肌肉痛。

（3）有少于 3% 的患者出现结膜出血、味觉异常、失眠、结膜分泌物增多、精神抑郁、高血压、焦虑、心悸、鼻干以及晕厥。

5. 禁忌

（1）对本品过敏者禁用。

（2）使用单胺氧化酶抑制剂治疗者禁用。

（3）严重心血管疾病、肝脏疾病、精神抑郁、大脑或冠状动脉功能不全、雷诺病、体位性低血压、血栓闭塞性脉管炎患者，以及同时应用 β 受体阻滞剂、抗高血压药或糖苷类心脏病药物者禁用。

6. 注意事项

（1）滴眼剂中的防腐剂剂为苯扎氯铵，而苯扎氯铵有可能被软陛隐形眼镜所吸收，因此应在滴用本药后至少等待 15 分钟，再戴上软性隐形眼镜。

（2）对使用降低眼内压药物的患者，应按常规定期监测其眼内压。

（3）老年人、小儿、孕妇及哺乳期妇女慎用。FDA 对本药的妊娠安全性分级为 B 级。

7. 药物相互作用

（1）与其他降眼压药物联合应用有加强作用。

（2）不宜与肾上腺素受体拮抗药同时应用。

8. 规格

滴眼液：0.2%。

（五）布林佐胺

1. 药理作用

本品为局部应用的碳酸酐酶抑制剂，具有良好的眼部耐受性和对眼角巩膜缘的穿透性。进入眼内后集聚在睫状体内，通过抑制睫状体内的碳酸酐酶，减少房水生成，从而使眼压下降。

2. 适应证

用于治疗原发性和继发性开角型青光眼和高眼压症。也可用于防治激光手术后的眼压升高。

3. 用法用量

用前摇匀，滴眼，一日 2 ~ 3 次，一次 1 滴。滴于结膜囊内，滴后用手指压迫内眦角泪囊部 3 ~ 5 分钟。

4. 不良反应

（1）常见视物模糊、眼部不适（滴药时灼烧感或者刺痛）、异物感和眼部充血。

（2）少见眼干、眼疼、眼分泌物增多、瘙痒、角膜炎、睑炎、结膜炎、睑缘硬结、发黏感、流泪、眼疲惫、角膜病变、结膜滤泡和视力异常。

（3）滴眼后可全身吸收，常见不良反应有头痛、味觉异常（苦味、酸味和异味），还可能产生磺胺类药物的不良反应。

5. 禁忌

（1）对本品或磺胺类药物过敏者禁用。

（2）严重肝肾功能障碍者禁用。

6. 注意事项

（1）长期使用应进行血、尿常规检查和肝功能检查。

（2）本品能被全身吸收，因此磺胺药的不良反应在眼部滴用时仍然可能出现。如果出现严重的药物反应或者过敏，应立即停用。

（3）本品含有苯扎氯胺，它可能被软性角膜接触镜吸收，因此必须在滴用本品 15 分钟后才能配戴软性角膜接触镜。严禁在配戴角膜接触镜同时滴用本品。

7. 药物相互作用

本品不可与口服碳酸酐酶抑制剂同时使用。

8. 规格

滴眼液：1%。

（六）拉坦前列素

1. 其他名称

拉坦普罗、拉他诺前列腺素。

2. 药理作用

本品为前列素 F2a 异丙基酯前药的类似物。本品既不使房水生成减少，也不使通过小梁网的房水排出增加，而是通过松弛睫状肌，增宽肌间隙，使房水通过葡萄膜巩膜途径外流增加使眼压下降。降眼压作用比多佐胺、噻吗洛尔强，对视力、调节、瞳孔直径、泪液分泌均无影响，亦不影响全身的血压和心率。

3. 适应证

用于青光眼和高眼压症。

4. 用法用量

每日 1 次，每次 1 滴，最好在睡前使用。

5. 不良反应

眼部可有轻度刺激、异物感和结膜充血，少数出现皮疹。某些患者会出现加膜的棕色素沉着（6 个月后有 7%，12 个月后有 16%），停药后即可停止进展，但明显者不能恢复。

6. 禁忌

（1）对本品过敏者禁用。

（2）孕妇、准备怀孕及哺乳期妇女禁用。

（3）软性角膜接触镜配戴者禁用。

（4）严重哮喘和眼睛发炎充血期间禁用。

7. 注意事项

（1） 本品不适用于治疗闭角型或先天性青光眼、色素沉着性青光眼以及假晶状体症的开角型青光眼。

（2）本品含有苯扎氯胺，它可能被软性角膜接触镜吸收，因此必须在滴用本品 15 分钟后才能配戴角膜接触镜。

8. 药物相互作用

与噻吗洛尔、毛果芸香碱、地匹福林、碳酸酐酶抑制剂联合应用都能使降眼压作用增强。

9. 规格

滴眼液：2.5mL：125μg。

（七）曲伏前列素

1. 药理作用

本品是一种选择性的前列腺素类受体激动剂，可通过松弛睫状肌，增宽肌间隙，增加葡萄膜巩膜通路房水外流而降低眼压。

2. 适应证

用于降低开角型青光眼或高眼压症患者升高的眼压。

3. 用法用量

每晚 1 次，每次 1 滴，滴入患眼。剂量不能超过每天 1 次。同时使用不止一种眼药时，每种药物的滴用时间至少间隔 5 分钟。

4. 不良反应

常见眼充血，其他不良反应包括视力下降、眼部不适、异物感、疼痛、瘙痒、视力异常、眼睑炎、视力模糊、白内障、结膜炎、干眼、眼部不适、虹膜异色、角膜炎、睑缘结痂、畏光、结膜下出血和流泪等。

5. 禁忌

（1）对本品过敏者禁用。

（2）软性角膜接触镜配戴者禁用。

（3）急性眼部感染的患者禁用。

6. 注意事项

（1）具有眼部感染史（虹膜炎、葡萄膜炎）患者应谨慎使用本品。

（2）本品可引起虹膜色素颜色改变，主要针对混合色虹膜（蓝棕、绿棕、黄棕），但不会造成病理性改变，即不会引起色素细胞增生。

（3）本品含有苯扎氯胺，它可能被软性角膜接触镜吸收，因此必须在滴用本品 15 分钟后才能配戴角膜接触镜。

（4）FDA 对本药的妊娠安全性分级为 C 级。

7. 药物相互作用

尚不明确。

8. 规格

滴眼液：2.5mL：0.1mg，

（八）卡巴胆碱

1. 其他名称

氨甲酰胆碱、碳酰胆碱。

2. 药理作用

本品为人工合成的拟胆碱药，能直接作用于瞳孔括约肌产生即刻的缩瞳效果，同时具有抗胆碱酯酶作用，能维持较长的缩瞳时间。还能预防人工晶体植入、白内障摘除等眼科手术后眼内压的升高。

3. 适应证

适用于人工晶体植入、白内障摘除、角膜移植等需要缩瞳的眼科手术。

4. 用法用量

前房内注射，一次 0.2 ~ 0.5mL。

5. 不良反应

常见的不良反应为视力模糊，眼痛、眼刺激或烧灼感；偶见头痛、眼刺激或充血、眼睑颤搐。上述症状一般均可自行消失。

6. 禁忌

（1）对本品过敏者禁用。

（2）心血管疾患包括心律不齐、心搏徐缓、低血压的患者以及迷走神经兴奋、癫痫、甲亢、帕金森病、支气管哮喘、消化道溃疡和尿路梗塞的患者禁用。

7. 注意事项

（1）注射液为眼科使用药品，不得口服、肌肉注射和静脉注射。

（2）BDA 对本药的妊娠安全性分级为 C 级。

8. 药物相互作用

眼局部同时使用非甾体抗炎药治疗时，使用本品无效。

9. 规格

注射液：1mL：0.1mg。

二、白内障用药

（一）吡诺克辛

1. 药理作用

本品通过保持和改善晶状体膜的功能、阻止多元糖醇的积累而防止或减少晶状体混浊。此外，本品还可对抗自由基对晶状体损害而导致的白内障，减少白内障囊外摘除术后后囊膜混浊的发生率。

2. 适应证

用于初期老年性白内障、外伤性白内障、先天性白内障、轻度糖尿病性白内障或并发性白内障等。

3. 用法用量

将吡诺克辛钠 0.8mg 放入配套专用溶剂中使溶解，滴入眼睑内，每次 1 ~ 2 滴，一日 3 ~ 4 次。

4. 不良反应

极少数患者可有轻微眼部刺痛。

5. 禁忌

对本品过敏者禁用。

6. 注意事项

（1）使用前需将 1 药片投入 1 瓶溶剂中，待药物完全溶解后，方可使用。片剂溶解入溶剂后，应连续使用，在 20 天内用完。

（2）糖尿病引起的白内障患者，应在使用本品的同时，在医师指导下结合其他方法治疗。

（3）眼外伤及严重感染时，暂不宜使用。

7. 药物相互作用

尚不明确。

8. 规格

滴眼液：每粒药片含吡诺克辛钠 0.8mg，每瓶内装溶剂 15mL。

（二）苄达赖氨酸

1. 药理作用

本品是醛糖还原酶（AR）抑制剂，滴眼液能进入眼内组织和房水，并在晶体内浓集，对晶状体 AR 有抑制作用，抑制眼睛中 AR 的活性，达到预防或治疗白内障的目的。

2. 适应证

早期老年性白内障。

3. 用法用量

滴眼，一日 3 次，每次 1 ~ 2 滴。

4. 不良反应

常见一过性灼烧感、流泪等反应，但能随着用药时间延长而适应。极少可能有吞咽困难、恶心、呕吐、腹泻、流泪、接触性皮炎等。

5. 禁忌

对本品过敏者禁用。

6. 注意事项

（1）本品经冰箱冷藏（4℃左右）后使用可以降低刺激性的发生率和强度。

（2）一过性刺激的发生率和强度与眼部的其他感染或炎症有关，建议眼部有感染或炎症的白内障患者在使用本品时，最好在医师指导下同时治疗上述眼疾。

（3）眼外伤及严重感染时，暂不宜使用。

7. 药物相互作用

尚不明确。

8. 规格

滴眼液：5mL：25mg；8mL：40mg；10mL：50mg。

三、其他眼科用药

（一）羧甲基纤维素钠

1. 药理作用

本品为一种人工泪液，能润湿眼部，并在一定时间内保持眼部的水分。

2. 适应证

用于缓解眼部干燥或因暴露于阳光或风沙所引起的眼部烧灼、刺痛等不适感，也是防止进一步刺激的保护剂。

3. 用法用量

滴眼，每次 1 ~ 2 滴。

4. 不良反应

极少数人可能会出现眼部不适，如眼睛疼痛、视力模糊、持续结膜充血及眼睛刺激感。

5. 禁忌

（1）配裁角膜接触镜者禁用。

（2）对本品过敏者禁用。

6. 注意事项

如果应用时感觉眼痛、视力改变、眼睛持续充血或刺激感，或者症状加重或持续 72 小时以上，则应停止用药。

7. 药物相互作用

尚不明确。

8. 规格

滴眼液：0.4mL：2mg；0.4mL：4mg。

（二）羟糖苷

1. 其他名称

新泪然。

2. 药理作用

湿润眼部，并在一定时间内保持眼部的水分。

3. 适应证

减轻由于泪液分泌不足或暴露在风沙、阳光下、久视屏幕等原因所引起的眼部干涩、刺痛等不适症状，保护眼球免受刺激。

4. 用法用量

根据需要滴入患眼 1 ~ 2 滴。

5. 不良反应

偶见眼部不适，如眼睛疼痛、视力模糊、持续结膜充血及眼睛刺激感。

6. 禁忌

（1）配戴角膜接触镜者禁用。

（2）对本品过敏者禁用。

7. 注意事项

使用本品后如果感到眼部疼痛、视物模糊、持续充血及刺激感加重，或者滴眼后病情加重或持续 72 小时以上，应停用本品。

8. 药物相互作用

尚不明确。

9. 规格

滴眼液：5mL：右旋糖酐（70）5mg、羟丙甲纤维素（2910）15mg 和甘油 10mg。

（三）重组牛碱性成纤维细胞生长因子

1. 药理作用

本品对来源于中胚层和外胚层的细胞具有促进修复和再生作用，可促进角膜上皮细胞的再生，从而加速角膜愈合时间。

2. 适应证

用于各种原因引起的角膜上皮缺损和点状角膜病变、复发性浅层点状角膜病变、轻中度干眼症、大泡性角膜病变、角膜擦伤、轻中度化学烧伤、角膜手术及术后愈合不良、地图状（或营养性）单疱性角膜溃疡等。

3. 用法用量

滴眼，每次 1 ~ 2 滴，每日 4 ~ 6 次。

4. 不良反应

未见不良反应。

5. 禁忌

（1）配戴角膜接触镜者禁用。

（2）对本品过敏者禁用。

6. 注意事项

（1）本品为蛋白类药物，应避免置于高温或冰冻环境。

（2）对感染性或急性炎症期角膜病患者，须同时局部或全身使用抗生素或抗炎药，以控制感染和炎症。

（3）对某些角膜病，应针对病因进行治疗，如联合应用维生素及激素类等药物。

7. 药物相互作用

尚不明确。

8. 规格

滴眼液：5mL：21 000IU。眼用凝胶剂：5g：21 000IU。

（四）玻璃酸钠

1. 其他名称

透明质酸钠。

2. 药理作用

本品为大分子的黏多糖，分子量100万，在水中形成黏稠的透明液体，其黏稠度比房水或生理盐水高20万倍，具有生理性的酸碱度和离子强度，无毒，不引起炎症反应。在眼科手术中使用，可保护角膜内皮、虹膜、晶状体和视网膜，维持前房深度和手术野的高清晰度，使手术者有良好的视觉，便于操作。注入玻璃体腔有助于视网膜复位。青光眼手术时注入可防止粘连形成，保持滤枕隆起。

3. 适应证

（1）滴眼液

用于伴下列疾患的角结膜上皮损伤：①干燥综合征、Stevens-Johnson综合征、干眼综合征等内因性疾患。②手术后、药物性、外伤、配戴角膜接触镜等外因性疾患。

（2）注射液

用于白内障囊内或囊外摘除术、抗青光眼手术、角膜移植手术等眼科手术辅助用药。亦用于变形性膝关节病、肩关节周围炎等。

4. 用法用量

（1）眼科手术辅助用药

根据手术方式选择剂量，眼前节手术常用量约为每次0.2mL，前房内注射，术毕根据需要清除残留药液。

（2）角结膜上皮损伤

滴眼，每次1滴，每天5 ~ 6次。

（3）变形性膝关节病、肩关节周围炎

每次25mg，每周1次，连续5次注入膝关节腔内或肩关节腔内，根据症状轻重增减给药次数。

5. 不良反应

（1）骨骼肌肉

胀痛。关节内注射有大量关节渗出液时应停药。

（2）眼

刺激感、异物感、瘙痒、充血及弥漫性表层角膜炎等，出现上述症状时应停药。眼科手术后残留本药可引起炎症及眼压短暂升高。

（3）其他

过敏症，有时可能会发生眼睑炎、眼睑皮肤炎等，出现上述症状应停药。

6. 禁忌

（1）对本药过敏者禁用。

（2）配戴角膜接触镜者禁用。

（3）腿部静脉和淋巴回流障碍者禁用。

（4）膝关节感染或炎症患者禁用。

7. 注意事项

（1）注入前房后可引起暂时性眼压升高。

（2）眼科手术中不宜使用过多，以能充盈前房为度，手术结束时用平衡盐溶液取代。如果手术后眼压升高，可短期用噻吗洛尔滴眼和口服乙酰唑胺。

（3）眼科手术结束时，可采用注洗法或抽吸法清除残留玻璃酸钠。

8. 药物相互作用

本品勿与含苯扎氯铵药物接触，以免产生混浊。

9. 规格

注射液：0.5mL：5mg。滴眼液：0.1%。

（五）维替泊芬

1. 其他名称

维速达尔。

2. 药理作用

苯唑卟啉衍生物，为第二代卟啉类光敏剂，可选择性进入不正常的血管，通过非热能激光照射患者的视网膜而产生一种活性，闭塞不正常血管，从而终止血管的渗漏，而正常的视网膜血管不受影响。并可限制异常细胞生长而造成的视力损失。

3. 适应证

静脉注射本品配合激光，用于治疗年龄相关性黄斑变性、病理性近视和可疑眼组织胞浆菌病综合征等疾病引起的脉络膜新生血管形成等症，尚可用于治疗巴雷特瘤、近视眼、皮肤癌、牛皮癣等疾病。在光敏作用下，能产生有毒性的成分，导致癌细胞死亡，故也用于皮肤癌的治疗。

4. 用法用量

每支维替泊芬用7mL无菌注射用水配制成7.5mL浓度为2mg/mL的注射液。配制好的溶液必须避光保存，并且在4小时内使用。建议在注射前观察配制好的溶液是否出现沉淀和变色现象。配制好的溶液是一种深绿色的透明液体。按6mg/m^{2}体表面积剂量配制维替泊芬，溶解于5%的葡萄糖注射液，配成30mL溶液。用合适的注射泵和过滤器，以每分钟3mL的速度在10分钟完全经静脉输注完毕。激光治疗自输注开始后15分钟，用波长689nm激光照射患者。维替泊芬的光活化程度由所接受的激光总量决定。治疗脉络膜新生血管形成时，在病灶局部推荐使用激光剂量50J/cm^2，激光强度600mW/cm^2。此剂量在83秒内照射完毕。

5. 不良反应

头痛，注射局部反应（包括药液外渗和皮疹），视力障碍（视物模糊、视敏度下降、视野缺损）。

6. 禁忌

（1）卟啉症患者及已知对本品制剂中任何成分过敏者禁用。

（2）对本品或其他卟啉类衍生物过敏者禁用。

7. 注意事项

（1）有肝肾功能不全的患者和以前对光动力学疗法不适应的患者慎用。

（2）在注射本品后6天内，要避免阳光直接照射皮肤、眼睛。

（3）一旦在输注过程中出现药液外渗，外渗局部必须完全遮光，直到局部肿胀和变色完全消失，否则会出现严重局部灼伤。

（4）可能会出现短暂的视力紊乱，因此，患者不要驾驶车辆或者操作机械。

（5）本品会在其他溶液中发生改变，不要将本品和其他药物溶解于同一溶液中。

（6）避免药物受到直接光照。

8. 药物相互作用

目前尚无人体内维替泊芬药物相互作用的研究。维替泊芬主要以原形通过肝脏快速排泄。药物代谢局限于肝和血浆酯酶。细胞色素P450并不参与维替泊芬的代谢。根据维替泊芬的作用机理，许多药物联合使用会影响维替泊芬的疗效。比如：钙通道阻断剂、多黏菌素B或放疗会增加血管内皮细胞摄取维替泊芬；其他光敏剂（如四环素、磺胺类药物、酚噻嗪、磺脲类降血糖药、噻嗪类利尿药和灰黄霉素）可以增加皮肤光敏反应性；可以消除活性氧类或清除自由基的复合物，如二甲基亚砜，β-胡萝卜素、乙醇、甲酸盐和甘露醇可能会降低维替泊芬的活性；减少凝血、血管收缩和血小板聚集的药物如血栓素 A2 抑制剂，可以降低维替泊芬的疗效。

9. 规格

注射液：15mg（以维替泊芬计）。

（六）普罗碘铵

1. 其他名称

安妥碘。

2. 药理作用

本品为有机碘化物，是促进病理性混浊物吸收的辅助治疗药。注射后吸收缓慢，大部分存在于脂肪组织与神经组织中，在体内逐渐分解成为游离碘，分布于全身。能促进组织内炎症渗出物及其他病理沉着物的吸收和慢性炎症的消散。

3. 适应证

用于晚期肉芽肿或非肉芽肿性虹膜睫状体炎、视网膜脉络膜炎、眼底出血、玻璃体混浊、半陈旧性角膜白斑、斑翳，亦可作为视神经炎的辅助治疗。

4. 用法用量

（1）结膜下注射

一次 0.1 ~ 0.2g，每 2 ~ 3 日 1 次，5 ~ 7 次为一疗程。

（2）球后注射

一次 0.1 ~ 0.4g，每 1 ~ 2 日 1 次，5 次为一疗程，两疗程间隔 2 日。

（3）肌内注射

一次 0.4g，每日或隔日 1 次，10 次为一疗程. 每疗程间隔 7 ~ 14 日，一般用 2 ~ 3 个疗程，中间停药 1 ~ 2 周。

5. 不良反应

（1）眼部注射可引起局部疼痛。可在本药 2mL 中加入 2% 普鲁卡因 1mL，以预防注射局部疼痛。

（2）长期使用可引起轻度碘中毒，如恶心、瘙痒、皮肤红疹等。

6. 禁忌

（1）对本品或碘过敏者禁用。

（2）严重肝肾功能减退、活动性肺结核、消化道溃疡隐性出血者禁用。

7. 注意事项

（1）甲状腺肿大及有甲状腺功能亢进家族史者慎用。

（2）因本品能刺激组织水肿，一般不用于病变早期。

8. 药物相互作用

不得与甘汞制剂合并使用，以防生成碘化高汞毒性物。

9. 规格

注射液：1mL：0.2g；2mL：0.4g。

（七）酮洛酸氨丁三醇

1. 其他名称

酮咯酸氨丁三醇。

2. 药理作用

本品为非甾体类抗炎药。全身应用时，有镇痛、抗炎及退热作用。眼部应用可降低房水内 PGE2 的水平，阻止炎症介质对眼部的刺激及损害，而对眼内压无明显影响。全身应用本品，不会引起瞳孔收缩。

3. 适应证

用于暂时缓解因季节性过敏性结膜炎引起的眼部瘙痒，也可用于治疗内眼手术后（如白内障摘除术）

的炎症反应。

4. 用法用量

（1）治疗过敏性结膜炎

滴眼，一次1滴，一日3次。

（2）防治白内障摘除术后炎症

手术前24小时开始滴用，一次1～2滴，一日3～4次，术后继续用3～4周。

5. 不良反应

最常见的不良反应为用药后有一过性刺痛或灼热感。偶有过敏反应、角膜水肿、眼干、视力模糊等症状。罕有角膜溃疡、头痛、充血等反应。

6. 禁忌

（1）对非甾体类抗炎药过敏或对本品中任何成分过敏者禁用。

（2）配戴角膜接触镜者禁用。

7. 注意事项

（1）本品与乙酰水杨酸、苯乙酸衍生物及其他非甾体类抗炎药可能有交叉过敏反应，因此对上述药物有过敏反应者应慎用本品。

（2）有出血倾向或因接受其他药物致出血时间延长的患者慎用。

8. 药物相互作用

（1）由于酮洛酸氨丁三醇在酸性较强的情况下可析出酮洛酸，有可能引起眼部刺激，并影响药物的吸收，因此应避免与强酸性药物合用。

（2）避免合并应用可能延长出血时间的药物。

9. 规格

滴眼液：5mL：25mg。

（八）洛度沙胺

1. 其他名称

洛草氨酸氨丁三醇。

2. 药理作用

本品除含活性成分洛草氨酸氨丁三醇，尚含有泪膜成分羟丙基甲基纤维素。洛草氨酸、是一种肥大细胞稳定剂，通过抑制肥大细胞脱颗粒，降低靶细胞膜对钙离子的通透性，而抑制Ⅰ型速发性变态反应，防止致敏原导致的支气管痉挛及肺功能的降低，也可抑制由于反应素、IgE及抗原介导反应出现的皮肤血管通透性的增加。用本药点眼时，可对睑结膜血管产生同样的反应，用于治疗过敏性眼病。本品还可阻止受刺激后钙离子向肥大细胞内的转移，从而抑制组胺的释放，并且抑制嗜酸性粒细胞的趋化作用。

3. 适应证

（1）用于各种过敏性眼病，如春季卡他性角结膜炎、卡他性结膜炎、巨大乳头性睑结膜炎、过敏性或特异反应性角结膜炎，以及那些病因不明，但一般由空气传播的抗原及隐形眼镜引起的过敏反应。

（2）对由Ⅰ型速发性变态反应（或肥大细胞）引起的炎症性眼病有效。

4. 用法用量

滴眼，每日4次，每次1～2滴。

5. 不良反应

偶有短暂轻微不适感，如灼热、刺痛及流泪。

6. 禁忌

（1）配戴角膜接触镜者禁用。

（2）对本品过敏者禁用。

7. 注意事项

（1）经眼给药后症状改善通常需数天，有时需持续治疗达4周。用药后若症状减轻，应坚持用药至进一步改善，必要时可与皮质激素类药物同用。

（2）FDA 对本药的妊娠安全性分级为 B 级。

8. 药物相互作用

尚不明确。

9. 规格

滴眼液：5mL：5mg；8mL：8mg。

（九）酞丁安

1. 其他名称

酚丁安、增光素。

2. 药理作用

本品为抗病毒药。具有抗沙眼衣原体和抗疱疹病毒活性。其作用机制主要是抑制病毒 DNA 和早期蛋白质合成。酞丁安不能直接抑制疱疹病毒Ⅱ型 DNA 多聚酶，也不能直接灭活疱疹病毒。

本品对皮肤癣菌具有一定抗真菌作用。

3. 适应证

用于治疗各种沙眼，也可用于单纯疱疹病毒Ⅰ型与Ⅱ型及水痘—带状疱疹病毒引起的角膜炎。

4. 用法用量

滴眼，一次 1 滴，一日 2 ~ 4 次。

5. 不良反应

偶见过敏反应。

6. 禁忌

（1）配戴角膜接触镜者禁用。

（2）对本品过敏者禁用。

（3）孕妇禁用。

7. 注意事项

（1）用药部位如有烧灼感、瘙痒、红肿等情况应停药，并将局部药物洗净。

（2）育龄妇女慎用。

8. 药物相互作用

尚不明确。

9. 规格

滴眼液：8mL：8mg。

（十）丙美卡因

1. 药理作用

本品为表面麻醉剂，作用强度略大于相同浓度的丁卡因，作用开始迅速，约 20 秒即可有充分麻醉效果，可维持 15 分钟。

2. 适应证

用于眼科表面麻醉，如眼压计测量眼内压、手术缝合及取异物、结膜及角膜刮片、前房角膜检查、三面镜检查以及其他需表面麻醉的操作。

3. 用法用量

滴眼。

（1）短时间麻醉

操作前 1 ~ 2 滴，必要时可追加 1 滴。

（2）取异物或缝线拆除等小手术

每 5 ~ 10 分钟 1 ~ 2 滴，用 1 ~ 3 次。

（3）长时间麻醉如白内障摘除术等

每5～10分钟1～2滴，用3～5次。

4. 不良反应

可有过敏现象，若发生则停止使用本品。

5. 禁忌

对本品过敏者禁用。

6. 注意事项

（1）甲状腺功能亢进或心脏病患者使用本品应特别慎重。

（2）表面麻醉剂不宜长期使用，长期使用可能引起角膜损伤、视力减退或伤口愈合延迟。

（3）使用本品时应防止异物进入眼内并禁止揉擦眼睛。

7. 药物相互作用

尚不明确。

8. 规格

滴眼液：15mL：75mg。

第四节　耳鼻喉科及口腔科用药

一、羟甲唑啉

1. 其他名称

甲酚唑啉、氧甲唑啉。

2. 药理作用

本品为咪唑啉类衍生物，是 α 受体激动剂，具有良好的外周血管收缩作用，直接激动血管 α_1 受体引起鼻腔黏膜血管收缩，从而减轻炎症所致的充血和水肿。本品尚能抑制组胺等致敏致炎物质的释放，具有抗组胺作用，能抑制鼻、喉黏膜腐生菌生长，具有较强的抑菌消炎作用。

3. 适应证

适用于急慢性鼻炎、鼻窦炎、过敏性鼻炎、肥厚性鼻炎、鼻息肉、航空性鼻窦炎、航空性中耳炎、鼻出血、鼻阻塞打鼾和其他鼻阻塞性疾病。

4. 用法用量

（1）滴鼻

成人和6岁以上儿童一次1～3滴，早晨和睡前各1次。

（2）喷鼻

成人和6岁以上儿童每次每侧1～3喷，早晨和睡前各1次。

5. 不良反应

（1）个别患者可能有轻微的烧灼感、针刺感、鼻黏膜干燥等。

（2）喷雾过频易致反跳性鼻充血，久用可致药物性鼻炎。

6. 禁忌

（1）接受单胺氧化酶抑制剂治疗的患者禁用。

（2）对本品过敏的患者禁用。

（3）孕妇、哺乳期妇女及3岁以下小儿禁用。

（4）萎缩性鼻炎和干燥性鼻炎禁用。

7. 注意事项

（1）本品不宜大量长期连续应用，连续使用时间不宜超过7天。

（2）有冠心病、高血压、甲状腺功能亢进、糖尿病等疾病的患者慎用，

8. 药物相互作用

避免与单胺氧化酶抑制剂其他收缩血管类滴鼻剂同时应用。

9. 规格

滴鼻液：3mL：1.5mg；5mL：2.5mg；10mL：5mg。喷雾剂：5mL：2.5mg；10mL：5mg。

二、赛洛唑啉

1. 其他名称

丁苄唑啉。

2. 药理作用

本品为咪唑啉类衍生物，属于肾上腺素受体激动药，对 α_1 受体有特殊的兴奋作用。本品直接作用于鼻黏膜小血管上的 α_1 受体，产生血管收缩作用，从而减少血流量，减轻炎症所致的鼻黏膜充血和水肿。

3. 适应证

用于减轻急、慢性鼻炎鼻窦炎、过敏性鼻炎、肥厚性鼻炎等疾病引起的鼻塞症状。

4. 用法用量

（1）滴鼻

成人滴用0.1%溶液，一次2～3滴，一日2次；6～12岁儿童滴用0.05%溶液，一次2～3滴，一日2次。

（2）喷鼻

成人一次一侧2～3喷，早晨和睡前各1次。连续使用不得超过7日。长期大量使用疗程之间应有间隔。

5. 不良反应

（1）滴药过频易致反跳性鼻充血，久用可致药物性鼻炎。

（2）少数人有轻微烧灼感、针刺感、鼻黏膜干燥以及头痛、头晕、心率加快等反应。

6. 禁忌

（1）萎缩性鼻炎及鼻腔干燥者禁用。

（2）2岁以下小儿禁用。

（3）正在接受单胺氧化酶抑制剂（如异卡波肼、苯乙肼、异烟肼等）或三环类抗抑郁药治疗的患者禁用。

（4）对本药过敏者禁用。

7. 注意事项

（1）孕妇、高血压、冠心病、甲状腺功能亢进、糖尿病、闭角型青光眼等患者慎用。

（2）使用本品时不能同时使用其他滴鼻剂。

8. 药物相互作用

避免与单胺氧化酶抑制剂、三环类抗抑郁剂或其他收缩血管类滴鼻剂同时应用。

9. 规格

滴鼻液：10mL：5mg；10mL：10mg。喷雾剂：10mL：5mg；10mL：10mg。

三、地喹氯铵

1. 药理作用

本品为阳离子表面活性剂，能吸附于细菌的细胞壁改变其通透性，使菌体内酶、辅酶和代谢中间产物外漏，妨碍细菌的呼吸和糖酵解过程，并使菌体蛋白变性，从而发挥杀菌作用。其作用较广而快，效力较强，且不受血清等有机物影响。本品对革兰阳性菌、革兰阴性菌、抗酸菌及真菌均有较强的抗菌作用，对厌氧菌也有抑菌作用。

2. 适应证

用于急慢性咽喉炎、口腔黏膜溃疡、齿龈炎。

3. 用法用量

口含，一次 1 ~ 2 片，每 2 ~ 3 小时 1 次，必要时可重复用药。

4. 不良反应

偶见恶心、胃部不适，罕见皮疹等过敏反应。

5. 禁忌

对本品过敏者禁用。

6. 注意事项

（1）本品只用于体表及开放体腔，不用于体内给药。

（2）本品应逐渐含化，勿嚼碎口服。

（3）本品遇光易引起变质。

7. 药物相互作用

本品不宜与肥皂、苯酚、阳离子表面活性剂等配伍。

8. 规格

含片：0.25mg。

四、西地碘

1. 药理作用

本品活性成分为分子碘，在唾液作用下迅速释放，直接氧化和卤化菌体蛋白质，对多种微生物包括细菌繁殖体、真菌、芽孢、病毒等均有杀灭作用，且不易产生耐药性。本品尚有收敛、止痛、消除黏膜水肿、消除口臭等作用。

2. 适应证

用于慢性咽喉炎、白色念珠菌口炎、口腔溃疡、慢性牙龈炎、牙周炎及糜烂扁平苔藓等。

3. 用法用量

口含，成人一次 1 片，一日 3 ~ 5 次。

4. 不良反应

（1）偶见皮疹、皮肤瘙痒等过敏反应。

（2）长期含服可导致舌苔染色，停药后可消退。

5. 禁忌

（1）对本品过敏者或对其他碘制剂过敏者禁用。

（2）孕妇及哺乳期妇女禁用。

6. 注意事项

（1）本品可能影响甲状腺摄碘功能检查结果。

（2）连续使用 5 日症状未见缓解应停药。

（3）甲状腺疾病患者慎用。

7. 药物相互作用

尚不明确。

8. 规格

含片：1.5mg。

五、溶菌酶

1. 其他名称

胞壁质酶、细胞壁溶解酶。

2. 药理作用

本品是在生物体内广泛分布的一种黏多糖水解酶，能分解革兰阳性菌细胞壁的不溶性多糖，将其水解成可溶性黏肽，是一种具杀菌作用的天然抗感染物质，具有抗菌、抗病毒、抗炎、增强抗生素疗效及加快组织恢复的作用。还能分解稠厚的黏蛋白，使炎性分泌物和痰液液化而易排出。

3. 适应证

（1）含片

用于急慢性咽喉炎、口腔溃疡及咳痰困难。

（2）肠溶片

用于慢性鼻炎、急慢性咽喉炎、口腔溃疡、水痘、带状疱疹和扁平疣等。

4. 用法用量

（1）口含一次 20mg，一日 4 ~ 6 次。

（2）口服一次 50 ~ 100mg，一日 3 次。

5. 不良反应

偶见过敏反应、皮疹等。

6. 禁忌

（1）对本品过敏者禁用。

（2）对鸡蛋清过敏者禁用。

7. 注意事项

连续使用 5 天后炎症仍未消除，应向医师咨询。

8. 药物相互作用

与青霉素、氯霉素、呋喃妥因等合用时，可增强上述药物对细菌的渗透作用，提高其抗菌活性。

9. 规格

含片：20mg（12.5 万 U）。肠溶片：10mg（6.25 万 U）。

参考文献

[1] 杨宝学，张兰. 实用临床药物学. 北京：中国医药科技出版社，2018.
[2] 陈吉生. 新编临床药物学. 北京：中国中医药出版社，2013.
[3] 杨宝峰，陈建国. 药理学（第9版）. 北京：人民卫生出版社，2018.
[4] 李大魁，张石革. 药学综合知识与技能. 北京：中国医药科技出版社，2013.
[5] 祁公任，陈涛. 现代实用临床中药学（第3版）. 北京化学工业出版社，2018.
[6] 程德云，陈文彬. 临床药物治疗学（第4版）. 北京：人民卫生出版社，2012.
[7] 姜远英. 临床药物治疗学（第3版）. 北京：人民卫生出版社，2013.
[8] 李向荣. 药剂学. 杭州：浙江大学医学出版社，2010.
[9] 蔡映云，吕迁洲. 临床药物治疗学. 呼吸系统疾病. 北京：人民卫生出版社，2016.
[10] 崔福德. 药剂学（第7版）. 北京：人民卫生出版社，2011.
[11] 吴永佩，蒋学华，蔡卫敏，等. 临床药物治疗学总论. 北京：人民卫生出版社，2017.
[12] 赵海霞. 药理学与药物治疗学基础. 北京：科学出版社，2018.
[13] 钟赣生，杨柏灿. 中药学专论. 北京：人民卫生出版社，2017.
[14] 陈冠容. 临床常见疾病药物治疗学. 北京：人民卫生出版社，2016.
[15] 苑振亭，高培平，刘成刚. 临床用药指南与评价. 北京：金盾出版社，2016.
[16] 戴德银，卢海波，刘洋. 临床抗感染药物手册. 北京：科学出版社，2018.
[17] 吴梧桐. 酶类药物学. 北京：中国医药科技出版社，2011.
[18] 宋金春，蔡华，谢腾芳，等. 抗微生物药物学. 北京：科学出版社，2016.
[19] 杨世杰. 药理学（第2版）. 北京：人民卫生出版社，2012.
[20] 方亮. 药剂学（第8版）. 北京：人民卫生出版社，2016.